Christian Asche

Avapritinib
die Chemie und der Wirkmechanismus eines neuen
wirksamen Tyrosinkinase-Inhibitors

Christian Asche

Avapritinib

die Chemie und der Wirkmechanismus eines neuen, selektiv wirksamen Tyrosinkinase-Inhibitors

Rediroma-Verlag

Bibliografische Information der Deutschen Nationalbibliothek:
Die Deutsche Nationalbibliothek verzeichnet diese Publikation in der Deutschen Nationalbibliografie; detaillierte bibliografische Daten sind im Internet über http://portal.dnb.de abrufbar.

ISBN 978-3-98527-015-6

www.rediroma-verlag.de
39,95 Euro (D)

Inhalt

Abbildungsverzeichnis:

Abbildung 4.1: Schematische Darstellung der beiden transmembranären Stammzellfaktoren SCF^{220} und SCF^{248}, die durch alternatives Splicing des Exons 6 entstehen sowie des durch hydrolytische Spaltung gebildeten löslichen Stammzellfaktors (sSCF).

Abbildung 4.2: Dimerisierung der löslichen monomeren Stammzellfaktoren $sSCF^{165}$ zu $(sSCF^{165})_2$-Homodimeren sowie der monomeren membrangebundenen „kurzen“ (Exon 6 und die Spaltungsstelle fehlen) Stammzellfaktoren $mSCF^{220}$ zu Homodimeren der Art $(mSCF^{220})_2$ (nach Lennartsson und Rönnstrand 2012).

Abbildung 4.3: Kristallstruktur des dimeren humanen löslichen SCF mit den für die Interaktion am c-kit-Rezeptor wichtigen Aminosäuren 1- 141. Darstellung des $(sSCF^{141})_2$-Homodimers (nach Zhang et al. 2000).

Abbildung 4.4: Das Interface des dimeren Stammzellfaktors $(sSCF^{141})_2$ mit den wichtigsten Aminosäuren, die Interaktionen zum jeweiligen gegenüberliegenden SCF-Protomer ausbilden (Zhang et al. 2000).

Abbildung 4.5: H-Brücken-Kreis zwischen Tyr26-Asp25‘ und Tyr26‘-Asp25 (Zhang et al. 2000).
Die Aminosäuren sind in der Abbildung im Ein-Buchstaben-Code angegeben (Tyr entspricht Y; D entspricht Asp).

Abbildung 4.6: Schematische Darstellung des c-kit-Rezeptors (nach Lannartsson und Rönnstarand 2012).

Abbildung 4.7: Die c-kit-Rezeptor-Dimerisierung induziert durch Bindung des dimeren Liganden, dem löslichen Stammzellfaktor $(sSCF^{165})_2$ (nach Lennartsson und Rönnstrand 2012).

Abbildung 4.8: Monomere, extrazelluläre Domäne des c-kit-Rezeptors mit den 5 Immunoglobulin-ähnlichen Domänen Ig-like 1 – 5 (nach Yzawa et al. 2007, PDB-ID: 2EC8).
Blau: Asn-N-verknüpfte Oligosaccharidketten.

Abbildung 4.9: Kristallstruktur des $(SCF\text{-}c\text{-}kit)_2$-homodimeren Komplex zwischen der extrazellulären Domäne zweier c-Kit Monomere und dem SCF-Dimer (nach Yzawa et al. 2007, PDB-ID: 2E9W).

Abbildung 4.10: Dimerisierung zweier PDGF-Rezeptoren α (PDGFRA) durch Bindung des dimeren Liganden, z. B. $(PDGFA)_2$.
Die Bindung des Liganden erfolgt über die beiden Subdomänen Ig-like 2 und 3 eines jeden PDGFRA-Protomers. Der gesamte Komplex wird durch direkte Interaktionen zwischen den Ig-like-4-Subdomänen der beiden PDGFRA-Protomere stabilisiert. Die Liganden-Bindung und die Dimerisierung führen die Kinase-Domänen zusammen, sodass sie aktiviert und autophosphoryliert werden. Dadurch werden Bindungsstellen für SH2-Domänen-enthaltenede Signalmoleküle geschaffen. Drei der weitaus mehr Signaltransduktionswege, die nach dem Rezeptor-Dimer die Wachstumssignale weiterleiten, sind dargestellt: der Phospholipase-γ-Proteinkinas-C-Signalweg (PLCγ-PKC), der Phosphatidylinositol-3-kinase-Signalweg (PI3K) und der Raf-MEK-ERK-Signalweg. Insgesamt wird die Proliferation der Zellen angeregt, die Migra-

tion und die Differenzierung gefördert sowie die Angiogenese gesteigert.
PDGF: Thrombozyten-Wachstumsfaktor; PDGFRA: Thrombozyten-Wachstumsfaktor-Rezeptor-alpha; Ig-like: Immunoglobulin-ähnliche Subdomäne innerhalb der extrazellulären Domäne; PKC: Proteinkinase C; PI3K: Phosphatidylinositol-3-kinase; AKT: Proteinkinase B; MEK: Mitogen-activated kinase kinase: ERK: extracellular signal regulated kinase

Abbildung 4.11: Kristallstruktur des dimeren PDGFA-Propeptid-Komplexes (nach Shim et al. 2010, PDB-ID: 3MJK).

Abbildung 4.12: Kristallstruktur des PDGFBB-Dimers (nach Oefner et al. 1992, PDB-ID: 1PDG).
Der monomere PDGFB hat 109 Aminosäuren (Josephs et al. 1984). Ein Monomer ist grün, das andere orangefarben dargestellt. Charakteristisch sind die zwei langen, antiparallelen β-Stränge pro Monomer.

Abbildung 4.13: Kristallstruktur des dimeren Komplexes des PDFRB-Rezeptors mit seinen ersten drei Subdomänen Ig-like 1 – 3 und dem dimeren Liganden PDGFBB (nach Shim et al. 2010, PDB-ID: 3MJG)

Abbildung 5.1: Strukturformeln der Tyrosinkinase-Hemmer, die beim fortgeschrittenen und/oder metastasierten GIST ohne Resektionsmöglichkeit eingesetzt werden.

Abbildung 5.2: Schematische Darstellung der Kontrolle der Tyrosinkinase-Aktivität (nach Avendaño und Menéndez 2015).

Abbildung 5.3: Entwicklung des Imatinibs ausgehend von 2-Anilinopyrimidinen als Leitsubstanzen und Schritt-für-Schritt-Strukturoptimierung (nach Avendaño und Menéndez 2015).

Abbildung 5.4: Strukturvergleich Indol - Indolin-2-on
Literatur: Eicher und Hauptmann 1994, Elguero und Katritzky 2000.

Abbildung 5.5: Die drei initialen Hits aus der Substanzklasse der 3-substituierten Indolin-2-one (nach Sun et al. 2009).

Abbildung 5.6: 3-substituierte Indolin-2-one vom Typ des SU5042 binden nur als Z-Diastereomer in der ATP-Bindungstasche. Größtenteils E-konfigurierte 3-substituierte Indolin-2-one müssen vor der Bindung eine Isomerisierung zur Z-Konformation durchführen. Unten ist die Kristallstruktur der Tyrosinkinase-Domäne des FGFR1 (fibroblast growth factor receptor 1) im Komplex mit dem Inhibitor mit zusätzlichem Piperazin-Ring sowie zusätzlicher Formyl-Gruppe in 4''-Position gezeigt. Dieser Inhibitor liegt größtenteils in der E-Konfiguration vor, die Bindung erfolgt aber in der Z-Konfiguration (Mohammadi et al. 1997, PDB-ID: 1AGW).

Abbildung 5.7: Strukturformel des 3-Pyrrol-substituierten Indolin-2-ons SU5416.

TIE2-Oberflächen-Rezeptoren, deren natürliche Liganden die Angiopoetine sind, regulieren Angiogenese, endotheliales Zellüberleben, Proliferation, Migration und auch die vaskuläre Stilllegung von Blutgefäßen.

Abbildung 5.22: Strukturformel des Pazopanibs.

Abbildung 5.23: Struktureller Aufbau des Repritinib-Moleküls.

Abbildung 6.1: Strukturformel des Avapritinibs (BLU-285).

Abbildung 6.2: Strukturerläuterung des Avapritinibs.
Beim Avapritinib handelt es sich nicht um ein lineares, gestrecktes Molekül. Der 4-Fluorphenyl-Rest und der auf der anderen Seite des Moleküls gelegene 1-Methylpyrazol- und der sich anschließende Pyrrolotriazin-Heterozyklus ragen aus der Ebene des Piperazinylpyrimidin-Ringsystems heraus und sind etwa 30 ° gegeneinander versetzt.
Bildnachweis: PubChem [Internet]. Bethesda (MD): National Library of Medicine (US), National Center for Biotechnology Information; 2004-. PubChem Compound Summary for CID 118023034, Avapritinib; [cited 2020 Dec. 24]. Available from: https://pubchem.ncbi.nlm.nih.gov/compound/Avapritinib

Abbildung 6.3: Die Ähnlichkeit der Typ-III-Rezeptor-Tyrosinkinasen c-kit und PDGF-Rezeptor α wird bei Betrachten des humanen Proteinkinase-Kinoms deutlich (nach Cell Signaling Technology Inc., www.cellsignal.com).
Unten: Avapritinb (BLU-285) im Vergleich zu wenig selektiven RezeptorTyrosinkinase-Inhiboren, wie Imatinib, oder Multikinase-Hemmern, wie Sunitinib und Regorafenib.

Abbildung 6.4: Polare Interaktionen des Wild-Typ-PDGF-Rezeptors α mit Asp842 (links). Hier ist eine Salzbrücke zwischen der Seitenketten-Carboxylat-Gruppe des Asp842 und His845 möglich, die bei der Asp842Val-mutierten Isoform des PDGF-Rezeptors α nicht mehr möglich ist (nach Gardino et al. 2018).

Abbildung 6.6: Strukturformel des ersten Typ-I-Rezeptor-Tyrosinkinase-Inhibitors Crenolanib.

Abbildung 6.7: Strukturformel des semisynthetischen Staurosporin-Derivats Midostaurin (Rydapt®), das ein nichtselektiver Typ-I-Inhibitor ist. Therapeutisch wird v. a. seine inhibitorische Aktivität gegenüber der mutierten Flt3-Kinase ausgenutzt.

Abbildung 6.8: Zuordnung der *KIT*- bzw. *PDGFRA*-Exons zur translatierten Proteinregion des c-kit und des PDGF-Rezeptor α, für die sie codieren, sowie Angabe der qualitativen inhibitorischen Aktivität des Avapritinibs innerhalb der verschiedenen Regionen und bei speziellen, wichtigen Mutationen bei GIST.

Abbildung 6.9a: Model der Bindungskonformationen des Midostaurins (gelb) und des Avapritinibs in der ATP-Bindungstasche des c-kit(Asp816Valin)-Rezeptors (nach Winger et al. 2019).

Abbildung 6.9b: Schematische Darstellung der einzelnen Bindungsmodi des Midostaurins (oben) und des Avapritinibs (unten) mit Angabe der wichtigsten Aminosäuren des c-kit (Asp816Val)-Rezeptors und der H-Brücken mit den in der Bindungstasche fixierten Typ-I-Tyrosinkinase-Hemmern (nach Winger et al. 2019).

Abbildung 6.10: Hydrophobizitäten verschiedener Gatekeeper-Reste am c-kit-Rezeptor (Hydrophobizitätsskala nach Kyte-Doolittle) (Kyte und Doolittle 1982).
Eine größere Hydrophobizität an der Gatekeeper-Aminosäure korreliert mit einer größeren Resistenz gegenüber Avapritinib. Das Ausmaß hat auf die inhibitorische Wirksamkeit des Midostaurins nur einen minimalen Effekt (nach Winger et al. 2019).

Abbildung 6.11: Herleitung der Strukturformel des Cabozantinibs und Salzbildung mit dem Dianion der Apfelsäure zum Cabozantinib-L-malat.

Abbildung 6.12: Eine mögliche Strukturformel des Phosphatidylinositols.
Es besteht aus der polaren Kopf-Gruppe, dem myo-Inositol, das an Position 3 eine Phosphat-Gruppe trägt, die wiederum mit der SN_3-OH-Gruppe des Glycerol-Backbones verestert ist. Die beiden anderen OH-Gruppen des Glycerols SN_1 und SN_2 sind mit gesättigten oder ungesättigten Fettsäuren verestert (am häufigsten: die C_{18}-Fettsäure Stearinsäure (18:0) sowie die 4-fach ungesättigte C_{20}-Fettsäure Arachidonsäure (20:4)). Insgesamt ergibt sich ein amphiphiles Molekül. In der Regel sind Phosphatidylinositole ein mengenmäßig kleiner Bestandteil auf der zytosolischen Seite eukaryotischer Zellmembranen.

Abbildung 6.13: Strukturformeln des physiologischen Phosphat-Donors ATP sowie der PI3K-Inhibitoren Idealisib, ein selektiver Inhibitor der δ-Isoform, Alpelisib, ein selektiver Inhibitor der α-Isoform sowie des pan-PI3K-Inhibitors Buparlisib.

Abbildung 6.14: Ausschnitt aus der ATP-Bindungstasche der Phosphatidylinositol-3'-kinase α, in der ein Derivat des selektiven PI3Kα-Inhibitors Alpelisib gebunden ist (nach Furet et al. 2013, PDB-ID: 4JPS).
Ausschlaggebend für die Selektivität des Alpelisibs für die α-Isoform sind die starken Interaktionen in Form von H-Brücken der Pyrrolidin-1,2-dicarboxamid-Partialstruktur des Alpelisibs mit der Seitenketten-Carbonsäureamid-Struktur des Glutamin an Position 859 sowie des Serin-Rückgrats an Position 854.

Abbildung 6.14: Ausschnitt aus der ATP-Bindungstasche der Phosphatidylinositol-3'-kinase α, in der ein Derivat des selektiven PI3Kα-Inhibitors Alpelisib gebunden ist (unten) (nach Furet et al. 2013, PDB-ID: 4JPS). Oben sind die spezifischen Interaktionen mit Gln859 und Ser854 noch einmal schematisch wiedergegeben.
Ausschlaggebend für die Selektivität des Alpelisibs für die α-Isoform sind die starken Interaktionen in Form von H-Brücken der Pyrrolidin-1,2-dicarboxamid-Partialstruktur des Alpelisibs mit der Seitenketten-Carbonsäureamid-Struktur des Glutamin an Position 859 sowie des Serin-Rückgrats an Position 854.

Abbildung 6.15: Anforderungen an einen „next-generation"-Inhibitor bei GIST (nach Banks et al. 2020).

Abbildung 6.16: Medizinisch-chemische Entwicklung des AZD3229 (nach Hettle et al. 2018, Banks et al. 2020).
Ausgehend von Chinazolin- und Chinolin-Grundgerüsten als Leitstrukturen kam es in ständigen Wiederholungen zu medizinisch-

chemischen Optimierungen unter Aufstellung von Struktur-Wirkungs-Beziehungen.
Anstelle des nur 1 N-Atom tragenden Chinolins wählte man das 1,3-Chinazolin als Grundgerüst (oben). Dieses trägt insgesamt 3 Substituenten: an C5 ein Fluor-Atom, an C7 eine 2-Methoxyethoxy-Gruppe und an C4 zunächst einen Anilin-Ring. Dadurch wird aus dem Pyridin-artigen N3 Teil einer Amidin-Gruppierung. Der Phenyl-Ring erhält in para-Position (C4) eine primäre Amino-Substitution, um eine Verknüpfung zum weiteren Baustein des Chinazolin-C4-Substituenten sicherstellen zu können. Die C4-Amino-Gruppe wird mittels eines Essigsäure-Derivats, das an C2 einen aromatischen, heterozyklischen Rest enthält, zur Amid-Gruppe verknüpft, sodass man ein Chinazolin-acetamid-Derivat erhält. Am C2 des Acetamids ist über dessen N1 ein 1H-1,2,3-Triazol-Ring mit einem Isopropyl-Rest an C4 verbunden. Natürlich wurden hier auch andere heterozyklische 5er-Ringe, wie z. B. Pyrazole, Imidazol, stellungsisomere Triazole oder Tatrazole getestet, wobei sich die schließlich erhaltene Kombination aus 1H-1,2,3-Triazol mit 4-Isopropyl-Substitution als optimal erwies (nach Kettle et al. 2018, Banks et al. 2020).

Abbildung 6.17: Ausschnitte aus der Co-Kristallstruktur der Tyrosinkinase-Domäne des c-kit und dem Chinazolinacetanid AZD 3229 (nach Kettle et al. 2018, Banks et al. 2020) (PDB-ID: 6GQM).
Oben: die über ein H_2O-Molekül vermittelte spezifische Interaktion des Chinazolin-N3 mit dem Gatekeeper-Rest Thr670.
Unten: die Positionierung des Phenyl-Ringes des Phe811 aus dem DFG-Motiv ist exakt so, dass spezifische „Stacking“-Interaktionen mit dem zentralen Benzen-Ring möglich sind.

Abbildung 6.18: Säure-Base-Eigenschaften des Avapritinibs und die Auswirkungen auf Löslichkeit und Resorption.

Abbildung 6.19: Primärer aktiver Efflux-Transport von Arzneistoffen (grün, AS) entgegen eines Arzneistoff-Konzentrationsgradienten durch hydrolytische Spaltung der terminalen Phosphat-Gruppe vom ATP.

Abbildung 6.20: Schematische Darstellung der Domänenabfolge des P-gp (ABCB1) mit H_2N-TMD-NBD-TMD-NBD-COOH (oben) und des BCRP (ABCBG2) mit H_2N-NBD-TMD-COOH) (unten).
NBD: Nukleotid-bindende Domäne; TMD: transmembranäre Domäne; BCRP: breast cancer resistance protein.

Abbildung 6.22: Erstgenerationen-ABCB1-, ABCC1- und ABCG2-Transporter-Inhibitoren: (R/S)-Verapamil, Chinin und Ciclosporin A.
Vom Verapamil wir das Razemat eingesetzt. Es enthält jeweils terminal einen Dimethoxyphenyl-Rest (rot). Zusätzlich ist am chiralen C-Atom eine Cyano-Gruppe, sodass Verapamil ein 2-Isopropyl-pentannitril ist (blau). Als Ca^{2+}-Kanal-Blocker gehört es zur Serie der Phenylalkylamine mit einem basischen tertiären Amin.
Das Malariamittel Chinin enthält zwei basische Stickstoff-Heterozyklen, das Methoxychinolin (rot) mit einem basischen N1 und einem pk_{S1}-Wert der korrespondierenden Säure von 4,2. Der überbrückte Chinuclidin-Ring (blau) enthält an Position 1 ein stärker basisches tertiäres Amin mit einem pk_{S2}-Wert von 8,8. Chinin

enthält 5 chirale C-Atome mit der absoluten Konfiguration 1R, 3R, 4S, 8S, 9R. Das Malariamittel Chinin hemmt an der Blut-Hirn-Schranke das P-gp. Viele, die ein Malariamittel einnehmen, klagen gerade bei Fernreisen über Durchfall. Nehmen diejenigen dann Chinin, ist der Efflux-Transporter ABCB1 gehemmt. Für den Durchfall wird meist auf Loperamid zurückgegriffen. Loperamid ist ein Opioid und gleichzeitig ein ABCB1-Substrat. Ist der ABCB1-Transporter nicht durch Chinin gehemmt, dringt Loperamid nicht ins ZNS vor und zeigt lediglich die peripheren Wirkungen eines Opioids (Verstopfung). Ist ABCB1 gehemmt, wird Loperamid nicht mehr direkt an der Blut-Hirn-Schranke durch ABCB1 in den entrazellulären Raum transportiert, sondern gelangt durch Diffusion ungehindert ins ZNS. Somit zeigt Loperamid plötzlich für Opioide typische zentrale Wirkungen und aus dem harmlosen Mittel gegen Diarrhoe ist ein stark wirksames Opioid geworden.
Das Immunsuppressivum Ciclosporin A ist ein Naturstoff, der als Stoffwechselprodukt des Pilzes *Tolypocladium inflatum* anfällt. Ciclosporin A ist ein lipophiles Cyclopolypeptid bestehend aus 11 Aminosäuren, von denen 10 (S)-konfiguriert sind und nur das Alanin an Position 8 (R)-konfiguriert ist. Die aliphatischen Seitenketten der Aminosäuren sind lipophil und zeigen nach außen, das Rückgrat des Polypeptids enthält sieben methylierte N-Atome (blau), was wesentlich zur Lipophilie, aber auch zur hohen Stabilität gegenüber Proteasen beiträgt. Die vier nicht methylierten NH-Gruppen stabilisieren die Tertiärstruktur durch H-Brücken mit Backbone-Carbonyl-Gruppen.

Abbildung 6.23: Struktureller Vergleich des nichtselektiven Erstgenerationen-ABC-Transporter-Inhibitors mit dem selektiven P-gp-Inhibitor Valspodar (PSC-833) der 2. Generation.
Beide zyklischen Polypeptide enthalten 11 aliphatische proteinogene und nichtproteinogene Aminosäuren, deren lipophile Seitenketten mach außen gerichtet sind und die beiden Polypeptide sehr lipophil werden lässt. Beide sind an den Backbone-N-Atomen 7-mal methyliert, was eine große Protease-Stabilität mit sich bringt. Die restlichen vier NH-Gruppen im Backbone sorgen durch vier intramolekulare NH-O=C-Wasserstoff-Brücken für eine korrekte Faltung und die Aufrechterhaltung der Tertiärstruktur. Beide enthalten an Position 7 einen (S)-Alanin-Rest, an Position 8 einen (R)-Alanin-Rest. Auch diese nichtproteinogene Aminosäure trägt zur Stabilität gegenüber Proteasen bei.
Unterschiede zwischen Ciclosporin A und Valspodar sind gelb unterlegt. In der Regel ist das (S)-Leucin des Ciclosporin A gegen einen (S)-Isoleucin-Rest beim Valspodar ersetzt. Zusätzlich gibt es leichte Veränderungen beim nichtproteinogenen, strukturell auffälligen Aminosäure-Rest an Position 1: die primäre Hydroxyl-Gruppe an C2 ist beim Valspodar zur Carbonyl-Gruppe oxidiert, sodass das chirale C2 des Ciclosporin A beim Valspodar wegfällt.

Abbildung 6.24: Strukturformel mit Erläuterung des Zweitgenerationen-Inhibitors Biricodar (VY-710) der beiden ABC-Efflux-Transporter ABCB1 (P-gp) und ABCC1 (MDR1).

Abbildung 6.25: Beispielhaft die Strukturformeln zweier Drittgenerationen-ABC-Transporter-Inhibitoren: Elacridar, ein starker

Inhibitor von ABCB1 (P-gp) und ABCG2 (BCRA) sowie Zosuquidar, ein starker und selektiver ABCB1-Inhibitor.

Abbildung 6.26: Bindung des Avapritinibs an den ABCG2-Multi-Drug-Efflux-Transporter (nach Wu et al. 2019, PDB-ID: 5NJ3, oben) und schematische Darstellung der Konsequenzen dieser Bindung des Avapritinibs an die Substrat-Bindungsstelle des ABCG2-Transporters (nach Wu et al. 2019, unten).
Avapritinib bindet exakt zentral zwischen den beiden Monomeren des ABCG2-Multi-Drug-Efflux-Transporters in der Substrat-Bindungsstelle. Dadurch können die Zytostatika-Substrate nicht mehr an ihre Bindungsstelle des ABCG2 andocken, da diese durch Avapritinib besetzt ist. Die Bindungsstelle der Substrate mündet in einen hydrophoben Weg aus der Zelle heraus. Durch die Fixierung des Avapritinibs ist dieser Weg für die ABCG2-Substrate sterisch auch blockiert. Es kommt zu einer Akkumulation im Zytosol der Zelle. Derselbe Mechanismus wird nach Wu et al. durch Molekular-Modeling-Studien auch für den ABCB1-Multi-Drug-Efflux-Transporter postuliert (Wu et al. 2019).

Abbildung 6.27: Zweidimensionale Avapritinib (Ligand)-ABC1B1 (human)-Interaktionen (nach Gupta et al-.2019).
Die Aminosäuren mit einem Abstand von 3 Å sind als runde Kreise gezeichnet. Eine blaue Farbe indiziert eine Aminosäure mit polarer Seitenkette, eine rote Farbe indiziert hydrophobe Aminosäuren. Nur polare Interaktionen oder Aromat-Aromat-Wechselwirkungen sind eingezeichnet, keine unpolaren, hydrophoben Wechselwirkungen.

Tabellenverzeichnis:

Tabelle 5.3: Inhibition von Target-Rezeptor-Tyrosinkinasen durch SU11248 (nach Mendel et al. 2003, Sun et al. 2009).

Tabelle 5.4: *In-vitro*-inhibitorische Aktivitäten gegen angiogene, onkogene, stromale und „downstream“ Signal-weiterleitende Kinasetypen (nach Goel 2018).

Tabelle 5.5: *In-vitro*-antiproliferative Aktivität des Regorafenibs gegenüber vaskulären und Tumorzelllinien (nach Goel 2018).

Tabelle 5.6: Vergleich der inhibitorischen Aktivitäten der Multikinase-Inhibitoren vom Diphenylharnstoff-Typ Regorafenib und Sorafenib (nach Wilhelm et al. 2006).

Tabelle 5.7: Kinaseprofil des Nilotinibs (Fachinformation Tasigna® 2019).

Tabelle 5.8: Inhibitorische Aktivitäten des Amuvatinibs gegenüber verschiedenen Proteinkinasen.
Literatur: Wenqing et al. 2009.

Tabelle 5.9: Inhibition einer Auswahl an Proteinkinasen durch Pazopanib (nach Harris und Stafford 2009).

Tabelle 6.1: *In-vitro*-Aktivitäten des Avapritinibs gegen punktmutierte, rekombinante Varianten der Typ-III-Rezeptor-Tyrosinkinasen PDGFRA (PDGF-Rezeptor α und den c-kit-Rezeptor (nach Smith et al. 2019).

Tabelle 6.2: Hemmung der PDGFRA- und c-kit-Autophosphorylierung in transfizierten Zellen (nach Smith et al. 2019).

Tabelle 6.3: Charakteristische Inhibitor-Profile von PDGF-Rezeptor-Kinase-Inhibitoren (nach Heldin 2013).
Abl: Abelson-Kinase; c-kit: Stammzellfaktor-Rezeptor, CD117, „kit“ für Kätzchen, „c“ für cellular; FGFR: fibroblast growth factor receptor; Flt3: fms like tyrosine kinase 3; CSF1R: Kolonie-stimulierender-Faktor-1-Rezeptor; Raf: rat fibrosarcoma, rapidly accelerated fibrosarcoma; Ret: rearranged during transfection, VEGFR: vascular endothelilal growth factor receptor, PDGFR: platelet-derived growth factor receptor; Src: auch c-Src, Akronym für cellular sarcoma.
Sekundäre Target-Kinasen sind solche, die bei mind. 10-fach höheren Konzentrationen an Inhibitor gehemmt werden.

Tabelle 6.4: IC_{50}-Konzentrationen der Typ-I- und Typ-II-Rezeptor-Proteinkinasen-Inhibitoren gegenüber der innerhalb ihrer Aktivierungsschleifen mutierten Kinasen, des PDGF-Rezeptors α mit der Mutation Asp842Val (D842V) und des c-kit-Rezeptors mit der entsprechenden Mutation Asp816Val (D816V). Auch gegenüber *KIT*-Tandem-Mutationen (D842V/V560G) zeigen Typ-I-Inhibitoren starke Aktivitäten.
Orangefarben: nichtselektive Typ-I-Inhibitoren; blau: Typ-II-Inhibitoren; weiß: selektiver Typ-I-Inhibitor.

Tabelle 6.5: IC_{50}-Werte der Typ-I-Tyrosinkinase-Inhibitoren Avapritinib und Midostaurin gegenüber der in der Aktivierungsschleife Asp617Val-mutierten c-kit Variante und solchen c-kit-Varianten, die zusätzlich eine Gatekeeper-Mutation an Position 670 aufweisen (nach Winger et al. 2019).

Tabelle 6.6: Inhibitorische Aktivitäten des Avapritinibs gegenüber primären und/oder sekundären *KIT*- und *PDGFRA*-Mutationen (nach Smith et al. 2019).
Gemessen wurde die Hemmung der Phosphorylierung in transfizierten Zellen (CHO oder Ba/F3).
Gelb unterlegt sind die für Avapritinib Indikations-relevanten Mutationen im PDGFRA-Rezeptor Asp842X bzw. die entsprechenden Mutationen im c-kit-Rezeptor Asp816X.

Tabelle 6.7: Die wichtigsten Unterschiede zwischen den beiden Cabozantinib-Präparaten Cometriq® und Cabometyx®.
c-MET: syn. hepatocyte growth factor receptor (HGFR), gehört zur MNNG HOS transforming gene family; VEGFR2: vascular endothelial groewth factor receptor 2; AXL-Rezeptor: adhesion related kinase receptor; RET: rearranged during transfection receptor; ROS1: c-Ros Oncogene 1, receptor tyrosine kinase, TRKB: tropomyosin receptor tyrosine kinase B; TYRO3: gehört zur Familie der TAM-Rezeptor-Tyrosinkinase-Familie; MER: syn. TYRO12, ist (wie TYRO3 und AXL) einer der drei TAM-Rezeptoren; c-kit: Stammzellfaktor-Rezeptor, syn. CD117; Flt3: FMS-like tyrosine kinase 3; TIE-2: tunica internal endothelial cell kinase.

Tabelle 6.8: Hemmung der Viabilität von Ba/F3-Zellen (nach Kettle et al. 2018, Banks et al. 2020).

Tabelle 6.9: Eine kleine Auswahl an Transporter-Datenbanken (nach Viereck et al. 2017).

Tabelle 6.10: Übersicht der Erstgenerationen-ABC-Transporter-Inhibitoren, die nicht selektiv für nur einen Efflux-Transporter sind und die aus anderen Anwendungen bekannt sind („repurposed drugs“).

Tabelle 6.11: Avapritinib durchbricht die ABCB1-vermittelte Multi-Drug-Resistenz (MDR) beim ABCB1-Substrat Paclitaxel (nach Gupta et al. 2019).

Tabelle 6.12: Avapritinib durchbricht die ABCB1-vermittelte Multi-Drug-Resistenz (MDR) beim ABCB1-Substrat Doxorubicin (nach Gupta et al. 2019).

Tabelle 6.13: Avapritinib durchbricht die ABCG2-vermittelte Multi-Drug-Resistenz beim ABCG2-Substrat Mitoxantron (nach Gupta et al. 2019).

Tabelle 6.14: Avapritinib führt zu einer konzentrationsabhängigen Sensitivierung der Multi-Drug-resistenten NCI-H460/MX20-Zelllinien. Die Resistenz gegenüber Mitoxantron nimmt deutlich ab, der Resistenzquotient sinkt von 131,05 (keine Zugabe von Avapritinib) auf 5,19 (Zugabe von 5 µM Avapritinib) (nach Gupta et al. 2019).

Tabelle 6.15: Übersicht über Midostaurin-Indikationen und die dazugehörigen Dosierungen, die Dosierungsintervalle, die Anwendungen, die Dauer der Anwendung und den Wirkmechanismus.

Tabelle 6.16: Charakteristische Organsymptomatik der AdvSM nach Leitlinie 2020 (Leitlinie Mastozytose, systemische 2020).

Tabelle 6.17: WHO-Einteilung der Mastozytosen aus dem Jahr 2016 (nach Leitlinie Mastozytosen, systemische 2020).

Tabelle 6.18: Subtypen der systemischen Mastozytose nach WHO-Klassifikation aus dem Jahr 2016 (Leitlinie Mastozytose, systemische 2020).

1. Einleitung

Mit dem Tyrosinkinase-Hemmer Avapritinib (Ayvakyt®) steht nun erstmals eine medikamentöse Therapieoption für Patienten mit einem lokal fortgeschrittenen Gastrointestinalem Stromatumor (GIST) und geleichzeitiger Imatinib-Resistenz hervorgerufen durch eine Asp842Val-Mutation (D842V) im Codon 842 des *PDGFRA*-Gens (platelet-derived growth factor receptor alpha, Thrombozyten-Wachstumsfaktor-Rezeptor-alpha) zur Verfügung (Fachinformtion Ayvakyt® 2020). Weiterhin stellt für die medikamentöse Behandlung fortgeschrittener oder metastasierter gastrointestinaler Stromatumoren der Tyrosinkinase-Inhibitor Imatinib (Glivec®, u. a.) die Erstlinientherapie dar (Verweij et al. 2004, Blanke et al. 2008, Onkopedia Leitlinie Gastrointestinale Stromatumoren (GIST) 2019). Als Zweitlinientherapie bei Imatinib-Intoleranz bzw. Imatinib-Versagen steht als Zweitlinientherapie Sunitinib (Sutent®) bereit (Demetri et al. 2006, George et al. 2009, Onkopedia Leitlinie Gastrointestinale Stromatumoren (GIST) 2019). Als Drittlinientherapie ist Regorafenib (Stivarga®) bei Imatinib- und Sunitinib-Unverträglichkeit bzw. -Unwirksamkeit vorgesehen. Nachdem der Gemeinsame Bundesausschuss allerdings keinen Zusatznutzen ausmachen konnte, zog Bayer Regorafenib im Jahr 2016 vom deutschen Arzneimittelmarkt zurück (DAZ.online 2016).

Patienten mit der Asp842Val-Mutation im für den Thrombozyten-Wachstumsfaktor-Rezeptor-alpha (PDGFRA) codierenden Gen sprechen auf keine der drei zugelassenen Optionen an. Sofern keine Studienoption verfügbar war, wurden solche Patienten mit

BSC (best supportive care) weiterbehandelt (Onkopedia Leitlinie Gastrointestinale Stromatumoren (GIST) 2019).

Seit November 2019 gibt es für diese Patienten mit dem Tyrosinkinase-Inhibitor Avapritinib (Ayvakyt®) eine erste medikamentöse Therapieoption. Avapritinib ist in Form von Filmtabletten im Handel, die 100 mg, 200 mg oder 300 mg des Proteinkinase-Hemmers enthalten. Er wird in Form einer Monotherapie bei erwachsenen Patienten mit inoperablem oder metastasiertem gastrointestinalem Stromatumor eingesetzt, sofern sich bei diesen Patienten die Asp842Val-Mutation findet, d.h. die aliphatische Aminosäure Valin ersetzt an Position 842 des Thrombozyten-Wachstumsfaktor-Rezeptors-alpha die saure Aminosäure Asparaginsäure.

Bei GIST gehört die Bestimmung des *KIT*- bzw. *PDGFRA*-Mutationsstatus bei Patienten, bei denen eine medikamentöse Therapieform indiziert ist, zur obligatorischen Initialdiagnostik (Corless et al. 2008, Lasota et al. 2008, Martin-Broto et al. 2010). Das Protoonkogen *KIT* codiert für die Typ-III-Rezeptor-Tyrosinkinase c-kit (CD117, Stammzellfaktor-Rezeptor), dem zellulären Homologen des Onkogens *v-kit*, das im Katzensarkom-Virus nachgewiesen werden konnte (kit: kitten, Kätzchen) (Yarden et al. 1987, Hohenberger et al. 2003). Der Thrombozyten-Wachstumsfaktor-Rezeptor-alpha (PDGFRA) gehört wie c-kit ebenfalls zu den Typ-III-Rezeptor-Tyrosinkinasen (Szucs et al. 2017). 80 – 85 % aller GIST haben eine Mutation im *KIT*-Gen, bei 10 – 15 % der GIST findet sich eine Mutation im PDGF-Rezeptor alpha (Onkopedia Leitlinie Gastrointestinale Stromatumoren (GIST) 2019). Die Mutationsanalysen sollten mit einem geeigneten, validierten Testsystem durch entsprechend geschultes Personal durchgeführt werden. Die Ergebnisse sollten in jedem Fall die Art der durchgeführten Analyse, die Gen-Regionen, die getestet wurden, sowie die Mutationen, nach denen gesucht wurde, spezifizieren (Martin-Broto et al. 2017).

Literatur:

Blanke, C.D. et al. J Clin Oncol 2008, 26, 626, doi: 10.1016/S0140-6736(04)17098-0

Corless, C.L. et al. Annu Rev Pathol 2008, 3, 557

DAZ.online 2016, https://deutsche-apotheker-zeitung.de/news/artikel/2016/04/15/bayer-nimmt-stivarga-vom Markt

Demetri, G.D. et al. Lancet 2006, 368, 1329, doi: 10.1016/S0140-6736(06)69446-4

Fachinformation Ayvakyt®2020, Blueprint Medicines (Netherlands) B.V.

George, D. et al. Eur J Cancer 2009, 45, 1959, doi: 10.1016/j.ejca.2009.02.011

Hohenbegrer, P. et al. Dtsch Ärztebl 2003, 100: A 1612 [Heft23]

Lasota, J. et al. Mod Pathol 2008, 21, 476

Martin-Broto, J. et al. Clin Transl Oncol 2010, 12, 670

Martin-Broto, J. et al. Clin TRansl Oncol 2017, 19, 536

Onkopedia Leitlinie Gastrointestinale Stromatumoren (GIST) 2019, Deutsche Gesellschaft für Hämatologie und Medizinische Onkologie e.V.

Szucs, Z. et al. Future Oncol 2017, 13, 93

Verweij, J. et al. Lancet 2004, 364, 1127, doi: 10.1016S0140-6736(04)17098-0
Yarden, Y. et al. EMBO J 1987, 6, 3341

2. Gastrointestinale Stromatumoren (GIST)

2.1 Allgemeine Informationen und Epidemiologie

Anders als bei Darm- und Magenkrebs handelt es sich bei GIST im Gastrointestinaltrakt nicht um Karzinome, die aus Schleimhautzellen entstehen, sondern gastrointestinale Stromatumoren gehören zu den Sarkomen mit embryonal-mesenchymalen Ursprung (Hohenberger et al. 2003). Sarkome sind maligne Tumoren hoher Heterogenität, die etwa 1 % aller Malignome ausmacht. Männer und Frauen sind etwa gleich häufig betroffen. Das mediane Alter bei Erkrankung beträgt 65 – 70 Jahre. Am häufigsten tritt es im Bereich des Magens mit ca. 50 – 60 % auf, gefolgt vom Dünndarm mit ca. 20 – 30 % (Onkopedia Leitlinie Gastrointestinale Stromatumoren (GIST) 2019). Seltener finden sich GIST im Kolorektum mit etwa 5 – 10 % aller GIST oder im Ösophagus (ca. <1 %). Das Vorkommen extragastrointestinaler GIST (E-GIST) wird laut Leitlinie mehr und mehr bezweifelt. Stattdessen geht man heutzutage davon aus, dass es sich um Metastasen eines nicht entdeckten gastrointestinalen Primärtumors handelt (Joensuu et al. 2019, Onkopedia Leitlinie Gastrointestinale Stromatumoren (GIST) 2019).

Hinsichtlich der Epidemiologie ist zu berücksichtigen, dass GIST nicht zu den Standardauswertungen der Krebsregister unserer südlichen Nachbarn Österreich und Schweiz zählt, weshalb hier keine flächendeckenden Zahlen vorliegen (Mazzola et al. 2008, Ducimetiére et al. 2011). Daten zur Häufigkeit beruhen auf Auswertungen der Gesellschaft der Krebsregister in Deutschland e.V. (GEKID) (Ressing et al. 2018, Onkopedia Leitlinie Gastrointestinale

Stromatumoren (GIST) 2019). GIST stellen die häufigsten Tumoren mesenchymalen Ursprungs des Gastrointestinaltraktes dar. Sie machen ungefähr bis zu einem Viertel der Sarkome aus (Onkopedia Leitlinie Gastrointestinale Stromatumoren (GIST) 2019). Ihre Inzidenz beträgt etwa 10 – 15 Fälle/10^6 Einwohner und Jahr. Dabei ist allerdings zu beachten, dass GIST erst seit 2003 mit Einführung einer eigenständigen Codierung ICD-03 eine eigene Tumorentität bilden. Pro Jahr diagnostiziert man etwa 1000 Neuerkrankungen (Joensuu et al. 2013). Die absolute 5-Jahres-Überlebensrate wird mit 73,5 % bei Männern und 73,9 % bei Frauen angegeben, die relative 5-Jahre-Überlebensrate (berücksichtigt die Sterblichkeit in der Allgemeinbevölkerung) liegt bei 83,8 % bei den Männern und 82,0 % bei den Frauen. Die 10-Jahre-Überlebensrate ist bei den beiden Geschlechtern mit 75 % gleich (Onkopedia Leitlinie Gastrointestinale Stromatumoren (GIST) 2019). Betrachtet man die aktuellen Fallzahlen und zieht die Entwicklung der Altersstruktur der Bevölkerung hinzu, ist in den nächsten 25 Jahren – allein aufgrund der älter werdenden Bevölkerung – mit einer Zunahme der GIST-Erkrankungen um ca. 15 % zu rechnen (Onkopedia Leitlinie Gastrointestinale Stromatumoren (GIST) 2019).

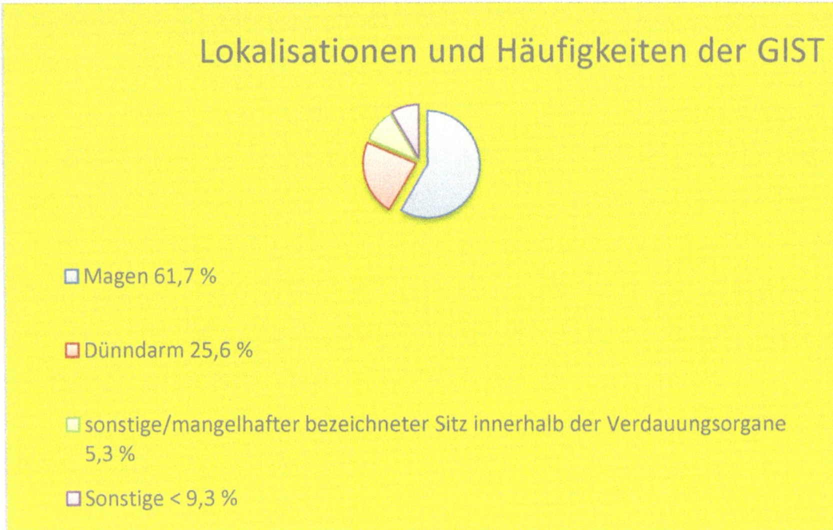

Abbildung 2.1: Lokalisationen und Häufigkeiten der GIST (nach Onkopedia Leitlinie Gastrointestinale Stromatumoren (GIST) 2019).
Sonstige: Kolon: 2,2 %; Rektum: 2,1 %; Ösophagus: < 1 %; Anus/Analkanal: < 1 %

Unabhängig von der Bevölkerungsentwicklung scheint sich das Erkrankungsrisiko deutlich erhöht zu haben. Diese Vermutung bestätigen zwei retrospektive Studien. In einer populationsbasierten Auswertung, die zwischen 2000 und 2014 29 Kohortenstudien zu GIST mit insgesamt über 13000 Patienten aus 29 Ländern einbezieht, wird diese Vermutung genauso bestätigt (Søreide et al. 2016) wie aus Daten von 1458 Patienten aus dem SEER-Programm (Surveillance, Epidemiology, and End Results) der Jahre 1992 – 2000 des National Cancer Institutes in den USA (Tran et al. 2005).

Literatur:

Ducimetiére, F. et al. PloS One 2011, 6: e20294, doi: 10.1371/journal.pone.0020294

Mazzola, P. et al. Histol Histopathol 2008, 23, 1379, doi: 10.14670/HH-23.1379

Joensuu, H. et al. Lancet 2013, 382, 973, doi: 10.1016/50140-6736(13)60106-3

Onkopedia Leitlinie Gastrointestinale Stromatumoren (GIST) 2019, Deutsche Gesellschaft für Hämatologie und Medizinische Onkologie e.V.

Ressing, M. et al. BMC Public Health2018, 18, 235, doi: 10.1186/s12889-018- 5131-4

Søreide, K. et al. Cancer Epidemiol 2016, 40, 39, doi: 10.1016/j.canep.2015.10.031

Tran, T. et al. Am J Gastroenterol 2005, 100, 162

2.2 Die Pathogenese

GIST sind die häufigsten mesenchymalen Tumoren, d.h. Sarkome, des Gastrointestinaltraktes. Der Nachweis des c-kit-Protoonkogens hat entscheidend dazu beigetragen, GIST als eigene Tumorentität zu charakterisieren. Die interstitiellen Zellen von Cajal (ICC) sind wesentlich an der Regulation und Kontrolle der Magen-Darmmotilität beteiligt. Sie exprimieren die Rezeptor-Tyrosinkinase c-kit. ICCs oder entsprechende Vorläuferzellen werden als der histogenetische Ursprung eines GIST angesehen (Onkopedia Leitlinie Gastrointestinale Stromatumoren (GIST) 2019). Das charakteristische immunohisto-chemische Merkmal der GIST ist die Expression der beiden Proteine c-kit und DOG-1 (deletion of guanine-rich MOLEKULAR bzw. discovered on GIST) auf den Oberflächen der ICCs (West et al. 2004). Die gemeinsame Expression auf der Zelloberfläche lässt sich bei etwa 95 % der GIST nachweisen und bekräftigt die Diagnose eines gastrointestinalen Tumors (Quek et al. 2009, Joensuu et al. 2013). DOG-1 wird zudem auch in c-kit-negativen GIST exprimiert (West et al. 2004). Das 948 Aminosäuren umfassende transmembranäre Protein DOG-1, das auch als Anoctamin 1 bezeichnet wird, wird durch das Gen *ANO-1* auf Chromosom 11q13.3 codiert (Katoh und Katoh 2003). DOG-1 ist ein spannungsabhängiger Ca^{2+}-aktivierter Anionen-Kanal, der als Chlorid- und Hydrogencarbonat-Kanal fungiert und für eine normale tracheale Entwicklung wichtig ist (Yang et al. 2008, Jung et al. 2013).

In 80 – 85 % aller GIST findet sich eine Mutation im *KIT*-Gen. Am häufigsten sind Mutationen in der transmembranären Region (entspricht Exon 11). Hier sind ca. 70 % aller Mutationen lokalisiert. Auch die extrazelluläre Domäne (entspricht Exon 9) weist noch 10 – 15 % an Mutationen auf. Selten sind dagegen Primärmutationen in der Kinase-I- (entspricht Exon 13) und der Aktivierungsdomäne (entspricht Exon 17) mit jeweils etwa 1 % (Schildhaus et al. 2009, Onkopedia Leitlinie Gastrointestinale Stromatumoren (GIST) 2019).

10 - 15 % aller GIST weisen eine Mutation des Thrombozyten-Wachstums-Rezeptors-alpha (PDGFRA) auf. Die Mutationen finden sich vorwiegend innerhalb der juxtamembranären Domäne (entspricht Exon 12), der Tyrosinkinase-I-Domäne (entspricht Exon 14) sowie um die Aktivierungsdomäne herum (entspricht Exon 18) (Onkopedia Leitlinie Gastrointestinale Stromatumoren (GIST) 2019).

Die restlichen 10 % der gastrointestinalen Stromatumoren besitzen weder eine Mutation im *KIT*- noch im *PDGFRA*-Gen. Man spricht hier etwas leichtfertig vom Wild-Typ-GIST (Schildhaus et al. 2009). Hier setzt sich immer mehr der Begriff des „quadrupel-negativen" GIST durch. Quadrupel-negativ bedeutet, dass keine der etablierten aktivierenden Mutationen nachgewiesen werden kann (non-*KIT*, non-*PDGFRA*, non-*RAS*, non-*SDH* (SDH: „Komplex II", succinate dehydrogenase complex)). Die Bezeichnung des quadrupel-negativen GIST (q-wt-GIST) ist präziser als die des Wild-Typ-GIST (wt-GIST), da inzwischen auch seltene aktivierende Mutationen in nachgeschalteten oder parallel verlaufenden Signaltransduktionskaskaden nachgewiesen sind, die ebenfalls pathogenes Potenzial besitzen (z, B. in *BRAF* (V-raf murine sarcoma viral oncogene homolog B1)) (Huss et al. 2017).

Eine hereditäre Disposition ist bei den gastrointestinalen Stromatumoren selten zu finden. Ein Beispiel ist der familiäre GIST, wo eine Mutation der Keimbahn im *KIT*-Gen vorliegt (Agarwal et al. 2009).

Literatur:

Agarwal, R. et al. Hematol Oncol Clin North Am 2009, 23, 1, doi:10.1016/j.hoc.2008.12.003

Huss, S. et al. Hum Pathol 2017, 62, 206, doi: 10.1016/j.humpath.2017.01.005

Jung, J. et al. Proc Natl Acad Sci USA 2013, 110, 360, doi: 10.1073/pnas.1211594110

Katoh, M. und Katoh, M. Intern J mOncol 2003, 22, 1375, doi: 10.3982/ijo.22.6.1375

Joensuu, H. et al. Lancet 2013, 382, 973, doi: 10.1016/50140-6736(13)60106-3

Onkopedia Leitlinie Gastrointestinale Stromatumoren (GIST) 2019, Deutsche Gesellschaft für Hämatologie und Medizinische Onkologie e.V.

Quek, R. et al. Hematol Oncol Clin North Am 2009, 23, 69, doi: 10.1016/j.hoc.2008.11.006

Schildhaus, H.-U. et al. Der Radiologe 2009, 49, 1104, https://link.springer.com/article/10.1017/s00117-009-1850-y

West, R.B. et al. Am J Pathol 2004, 165, 107

Yang, Y.D. et al. Nature 2008, 455, 1210, doi: 10.1038/nature07313

2.3 Prognose

Die 5-Jahres-Übelebensrate für Patienten mit operiertem Primärtumor vor der Etablierung des c-kit-Inhibitors Imatinib lag bei 50 %, bei Patienten mit einem Primärtumor > 10 cm etwa bei 20 – 35 %. Derzeit beträgt die mediane Überlebenszeit bei Patienten, deren Primärtumor bereits metastasiert ist, ca. 60 Monate (Onkopedia Leitlinie Gastrointestinale Stromatumoren (GIST) 2019).

Klinisch relevante prognostische Faktoren sind die Mitoserate, die Tumorgröße und die Lokalisation des Primärtumors. Mitosen werden anstelle der früher üblichen 50 HPF (High Power Field, Gesichtsfeld bei 400-facher Vergrößerung im Mikroskop) nur noch in 5 mm^2 gezählt werden (entspricht bei modernen Mikroskopen 18 – 20 HPF) (Miettinen und Lasota 2006, Joensuu et al. 2012, Onkopedia Leitlinie Gastrointestinale Stromatumoren (GIST) 2019).

Von entscheidender Bedeutung für die Prognose ist der *KIT*-Genotyp. Patienten mit einer Exon-11-Deletion im *KIT*-Gen zeigen ein signifikant erhöhteres Rezidivrisiko als solche, die ein Wild-Typ-Exon 11 besitzen oder auch als die, die eine Punktmutation im Exon 11 oder eine Exon-11-Insertion aufweisen. Das Risiko für ein Rezidiv ist bei einer Exon-11-Deletion ebenso höher als bei einer *PDGFRA*-Mutation (Lasota und Miettinen 2006). Die Bedeutung von Mutationen innerhalb des Exons 9 von *KIT* ist bislang Gegenstand zahlreicher Diskussionen. Solche Mutationen treten fast ausschließlich außerhalb des Magens im intestinalen Bereich auf. Die Malignität solcher intestinaler GIST ist in der Regel höher als das der gastralen GIST. Außerdem wachsen sie aggressiver, zeigen eine schnellere Infiltration benachbarter Gewebe genauso wie eine schnellere Metastasierung (Onkopedia Leitlinie Gastrointestinale Stromatumoren (GIST) 2019). Patienten, bei denen es zu einer intraperitonealen Tumorblutung, zur Verletzung oder sogar zur Ruptur des Tumors kommt, zeigen in der Folge fast durchgehend eine peritoneale Metastasierung (Hohenberger et al. 2010, Onkopedia Leitlinie Gastrointestinale Stromatumoren (GIST) 2019). Tabelle 2.1 zeigt die Risikoklassifizierung hinsichtlich der prognostisch bedeutsamen Parameter Mitosezahl, Tumorgröße und der Lokalisation des GIST (nach Miettinnen und Lasota 2006).

		Progressionsrisiko/Rezidivrisiko							
Mitose-zahl	**Tumor-größe**	**Ma-gen**	**%**	**Duodenum**	**%**	**Dünndarm**	**%**	**Rek-tum**	**%**
≤ 5 pro 50 HPF[2]	≤ 2 cm	kein Risi-ko	0	kein Risiko	0	kein Risiko	0	kein Risiko	0
	> 2 cm ≤ 5 cm	sehr ge-ring	1,9	gering	8,3	gering	4,3	gering	8,5
	> 5 cm ≤ 10 cm	ge-ring	3,6	hoch	34	moderat	24	hoch	57

	> 10 cm	moderat	12	hoch	52	hoch	52	k.A.	k.A.
> 5 pro 50 HPF[2]	≤ 2 cm	kein Risiko[1]	0[1]	k.A.	k.A.	hoch	50	hoch	54
	> 2 cm ≤ 5 cm	moderat	16	hoch	50	hoch	73	hoch	52
	> 5 cm ≤ 10 cm	hoch	55	hoch	86	hoch	85	hoch	71
	> 10 cm	hoch	86	hoch	k.A.	hoch	90	hoch	k.A.

Tabelle 2.1: Klassifikation des Risikos primärer gastrointestinaler Tumoren aufgrund Mitosezahl, Tumorgröße und der Lokalisation im Gastrointestinaltrakt (nach Miettinen und Lasota 2006).
[1]sehr geringe Fallzahlen; [2]HPF (High Power Field), heutzutage erfolgt die Zählung der Mitosen auf 5 mm^2

Literatur:

Hohenberger, P. et al. Br J Surg 2010, 97, 1854, , doi: 10.1002/bjs.7222

Joensuu, H. et al. Lancet Oncol 2012, 13, 265, doi: 10.1016/S1470-2045(11)70299-6

Lasota, J. und Miettinen, M. Semin Diagn Pathol 2006, 23, 91, doi: 10.1053/j.semdp.2006.08.006

Miettinen, M. und Lasota, J. Semin Diagn Pathol 2006, 23, 70, doi: 10.1053/j.semdp.2006.09.001

Onkopedia Leitlinie Gastrointestinale Stromatumoren (GIST) 2019, Deutsche Gesellschaft für Hämatologie und Medizinische Onkologie e.V.

3. Therapie der GIST

Die Therapie der GIST ist abhängig vom Tumorstadium, vom Grading, von patientenindividuellen Faktoren wie der Zahl der Mitosen, der Größe, der Lokalisation und vom Stadium des Tumors. Außerdem spielen individuelle Faktoren des Patienten in die Therapieentscheidung mit hinein. Ziel der GIST-Therapie sollte es sein, das Wachstum des Primärtumors unter Kontrolle zu halten oder ihn zu entfernen sowie die Verhinderung bzw. – sofern bereits geschehen – die Therapie und Kontrolle einer GIST-Fernmetastasierung (Onkopedia Leitlinie Gastrointestinale Stromatumoren (GIST) 2019).

Für die Behandlung der GIST spielen die operative sowie die medikamentöse Therapie eine entscheidende Rolle. Bezüglich der Strahlentherapie liegen laut Leitlinie keine aussagekräftigen Daten vor, sodass sie für die eigentliche GIST-Therapie keine Rolle spielt. Denkbare palliative Indikationen wären seltenst auftretende Knochenmetastasen oder eine ungünstige Lage des Tumors (z. B. Rektum, Ösophagus), die eine Resektion unmöglich macht bei gleichzeitiger Resistenz gegenüber einer medikamentösen Therapie (Onkopedia Leitlinie Gastrointestinale Stromatumoren (GIST) 2019). Sehr kleine GIST insbesondere des Magens mit einer Größe < 2 cm haben eine äußerst geringe Rezidivrate nach Resektion, sodass patientenindividuell (z. B. das Alter des Patienten in Betracht ziehend, seine Komorbiditäten bzw. Risiken während der Operation) durchaus im Einzelfall abgewogen werden kann zwischen engmaschigen endoskopischen und endosonografischen Untersuchungen alle 3 – 6 Monate und einer Primärtumorresektion. Dieses Vorgehen erfordert allerdings, dass bei den Kontrolluntersuchungen kein Tumorwachstum festgestellt wird. Außerdem ist diese Vorgehensweise nur bei Magen-GIST mit einer Größe unter 2 cm laut Leitlinie vorgesehen. Ebenfalls kleine GIST anderer Lokalisationen, z. B. im Rektum, weisen deutlich erhöhte Progressions- und Metastasierungstendenzen auf, sodass hier primär die chirurgische Resektion des Tumors in Erwägung gezogen werden sollte (Onkopedia Leitlinie Gastrointestinale Stromatumoren (GIST) 2019). Sofern eine Resektion eines Tumors inklusive des Sicherheitsabstands initial möglich erscheint, ist das Mittel der Wahl die Primärresektion. In der Regel erfolgt dies bei gastralen GIST. Eine Entfernung der Lymphknoten ist aufgrund der Seltenheit von Metastasen an Lymphknoten nicht in jedem Fall erforderlich. Falls die primäre R0-Resektion nicht möglich ist, ist auch zunächst eine präoperative, neoadjuvante medikamentöse Therapie des Tumors zur Verkleinerung mit Imatinib möglich (Chaudhry et al. 2009, Eriksson et al. 2016, Onkopedia Leitlinie Gastrointestinale Stromatumoren (GIST) 2019). Hierfür kann die Mutationsanlyse des *KIT/PDGFRA*-Genotyps als prädikativer Parameter therapierelevant sein, weshalb sie in jedem Fall erfolgen sollte. Für den Fall der Asp842Val-*PDGFRA*-Mutation, die eine Imatinib-Resistenz bedingt, war bislang keine neoadjuvante Therapie verfügbar. Nun könnte hier der neue Tyrosinkinase-Inhibitor Avapritinib sicherlich für eine Tumorverkleinerung sorgen. Ob der Tumor resektabel ist, sollte bei Imatinib in 3 – 4-monatigen Abständen kontrolliert werden (Onkopedia Leitlinie Gastrointestinale Stromatumoren (GIST) 2019)

Zugelassen wurde Imatinib in 2002 in Europa. Die Zulassung für die adjuvante Therapie erfolgte im Jahr 2009. Die Vorteile einer adjuvanten medikamentösen Therapie sind durch drei randomisierte Studien eindrucksvoll belegt worden. DeMatteo und Mitarbeiter zeigten in einer doppelblinden, Placebo-kontrollierten Phase-III-Studie mit 713 Patienten bei einer Imatinib-Therapiedauer von einem Jahr eine signifikante Verlängerung des rezidivfreien Überlebens im Vergleich zu Placebo (98 % vs. 83 %) (DeMatteo et al. 2009). Aufgrund dieses eindeutigen Vorteils der adjuvanten Therapie wurde die Studie vorzeitig abgebrochen. Retrospektive Auswertungen zeigten, dass insbesondere Patienten mit erhöhtem Risiko von dieser Therapieform profitierten. Das 2-Jahres-Follow-up zeigte für Patienten mit hohem Risiko einen noch größeren Vorteil: 77 % vs. 41 %, bei mittlerem Risiko 98 % vs. 76 %. Bei niedrigem Risiko lagen die Werte für die Imatinib-Gruppe bei 98 % genauso wie die der Placebo-Gruppe (DeMatteo et al. 2009, Onkopedia Leitlinie Gastrointestinale Stromatumoren (GIST) 2019). Die EMA präzisiert die Indikation für Imatinib in der adjuvanten Therapie dahin gehend, dass nur Patienten mit signifikant erhöhtem Rezidivrisiko mit Imatinib behandelt werden sollten, Patienten mit niedrigem bzw. sehr niedrigem Risiko sollten keine Imatinib-Therapie erhalten (Fachinformation Glivec® 2020).

Eine weitere Studie mit 400 Patienten, die ein hohes Rezidivrisiko hatten, verglich eine Imatininib-Behandlungsdauer von einem Jahr mit einer von drei Jahren. Hier zeigte sich die 36-monatige Behandlung mit Imatinib der 12-monatigen signifikant überlegen. Nach 5 Jahren lebten in der Patientengruppe, die drei Jahre Imatinib erhielt, noch 65,6 % der Patienten rezidivfrei, wohingegen in der Patientengruppe, die nur ein Jahr lang Imatinib erhielt, nur 47,9 % ohne Rezidiv überlebten (Joensuu et al. 2012). Auch im Gesamtüberleben erwies sich die 3-Jahres-Therapie der 1-Jahres-

Therapie signifikant überlegen. Nach 5 Jahren lebten im 1-Jahresarm noch 81,7 % gegenüber 92 % im 3-Jahresarm. Weiterhin aktualisierte Ergebnisse zeigen auch bei einer Follow-up-Dauer von 7,5 Jahren einen deutlichen Vorteil für die dreijährige Behandlungsdauer (Joensuu et al. 2012).
In der dritten randomisierten Studie der Phase III wurden insgesamt 900 Patienten untersucht (Casali et al. 2013). Eingebunden wurden Patienten mit einem mittleren und einem hohen Rezidivrisiko. Randomisiert wurde in einen Therapiearm mit 400 mg Imatinib pro Tag für 2 Jahre gegen einen Beobachtungsarm. Primärer Endpunkt war das „Imatinib failure-free survival", also die Zeitdauer bis zur Progression der Erkrankung unter erneuter Therapie mit Imatinib nach Auftreten eines Rezidivs trotz adjuvanter Therapie oder ohne. Für die Gruppe mit hohem Rezidivrisiko ergab sich ein nichtsignifikanter Trend. Allerdings konnte für den sekundären Endpunkt „relapse-free survival" ein hochsignifikanter Unterschied registriert werden (Casali et al. 2013, Onkopedia Leitlinie Gastrointestinale Stromatumoren (GIST) 2019).
Hinsichtlich der optimalen Behandlungsdauer herrscht nach wie vor eine gewisse Unklarheit. Hier läuft derzeit eine Studie (SSG XXII-Studie), die untersucht, ob bei Patienten mit hohem Rezidivrisiko und dreijähriger Imatinib-Therapie (Abbildung 3.1) 2 weitere Jahre unter Imatinib einen Vorteil gegenüber keiner weiteren medikamentösen Behandlung bieten (Onkopedia Leitlinie Gastrointestinale Stromatumoren (GIST) 2019).
Die Mutationsanalysen der *KIT*- und *PDGFRA*-Gene sind mittlerweile zum elementaren Bestandteil in der adjuvanten Situation geworden und für eine Therapieentscheidúng essenziell (Onkopedia Leitlinie Gastrointestinale Stromatumoren (GIST) 2019).

Ungeklärt ist die optimale Imatinib-Dosierung in der adjuvanten Situation bei Patienten mit Exon-9-Mutation im *KIT*-Gen. Bei Patienten mit metastasiertem GIST führt die doppelte Dosierung von 800 mg Imatinib pro Tag gegenüber der 400-mg-Dosierung zu einer Verdreifachung von Ansprechrate und progressionsfreiem Überleben. Überträgt man dieses Ergebnis auf die adjuvante Situation, würde einiges für die höhere Dosierung von 800 mg/Tag sprechen. Allerdings wurde dies bislang noch nicht in einer randomisierten Studie getestet (Onkopedia Leitlinie Gastrointestinale Stromatumoren (GIST) 2019).
Für Patienten, die eine Asp842Val-Mutation innerhalb des Exons 18 des *PDGFRA*-Gens aufweisen, galt bislang, dass sie unabhängig vom Rezidivrisiko nicht adjuvant behandelt werden sollten, da dieser Genotyp weder *in vitro* noch *in vivo* auf eine Imatinib-Therapie anspricht (Abbildung 3.1). Nun gibt es also erstmals für dieses GIST-Patientenkollektiv mit Avapritinib eine wirkliche Therapieoption (Abbildung 3.2) (Gardino et al. 2018, Florou et al. 2019, Smrke et al. 2020). Indiziert ist Avapritinib allerdings bei Patienten mit inoperablem oder metastasiertem GIST, die die Asp842Val-Muation im *PDGFRA*-Gen aufweisen (Fachinformation Ayvakyt® 2020). Die Abbildungen 3.1 und 3.2 geben die Therapie-Algorithmen der Leitlinie ohne Einbeziehung des neuen Avapritinibs (Abbildung 3.1) und unter Einbeziehung des Avapritinibs (Abbildung 3.2) wieder.

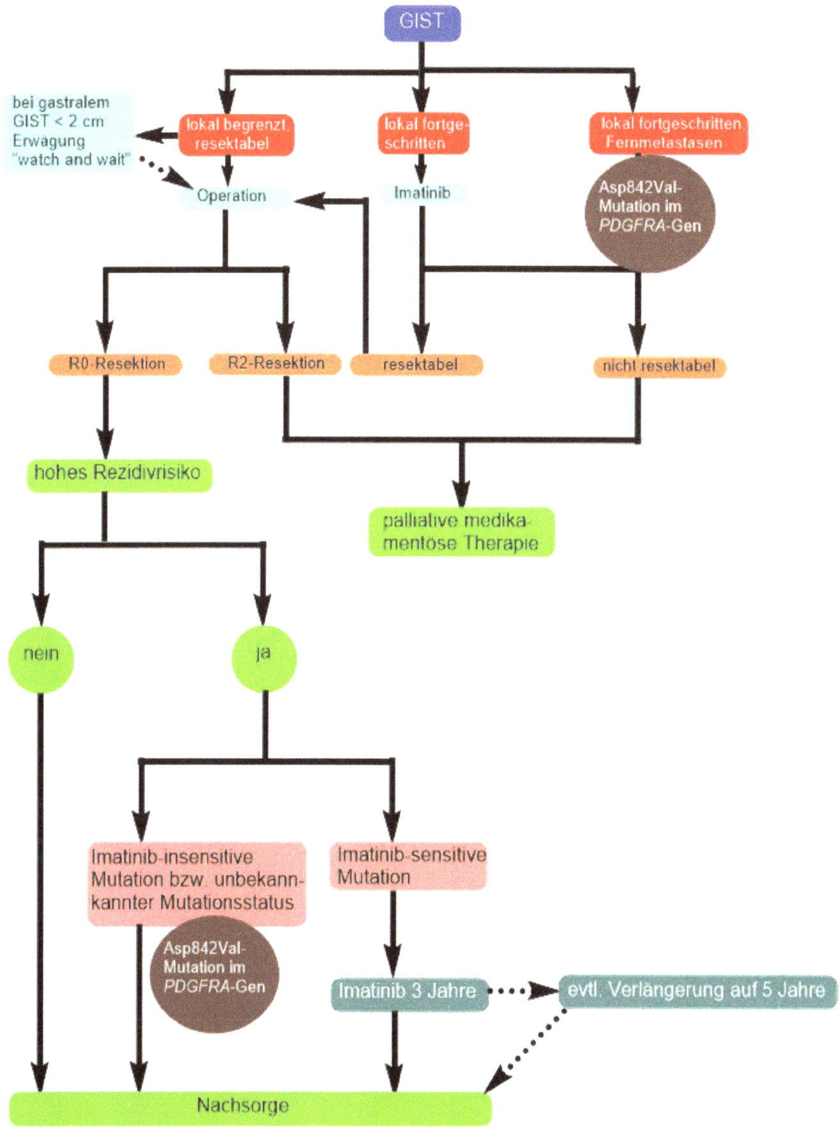

Abbildung 3.1:Therapie-Algotithmus für das GIST laut Leitlinie vor Zulassung des Avapritins (Onkopedia Leitlinie Gastrointestinale

Stromatumoren (GIST) 2019). Für Patienten mit derAsp842Val-Mutation im *PDFGRA*-Gen, die zu einer Imatinib-Rsistenz führt, gab es vor Avapritinib – wenn überhaupt – bei lokal fortgeschrittenen oder metastasierten Tumoren nur eine palliative medikamentöse Behandlung.

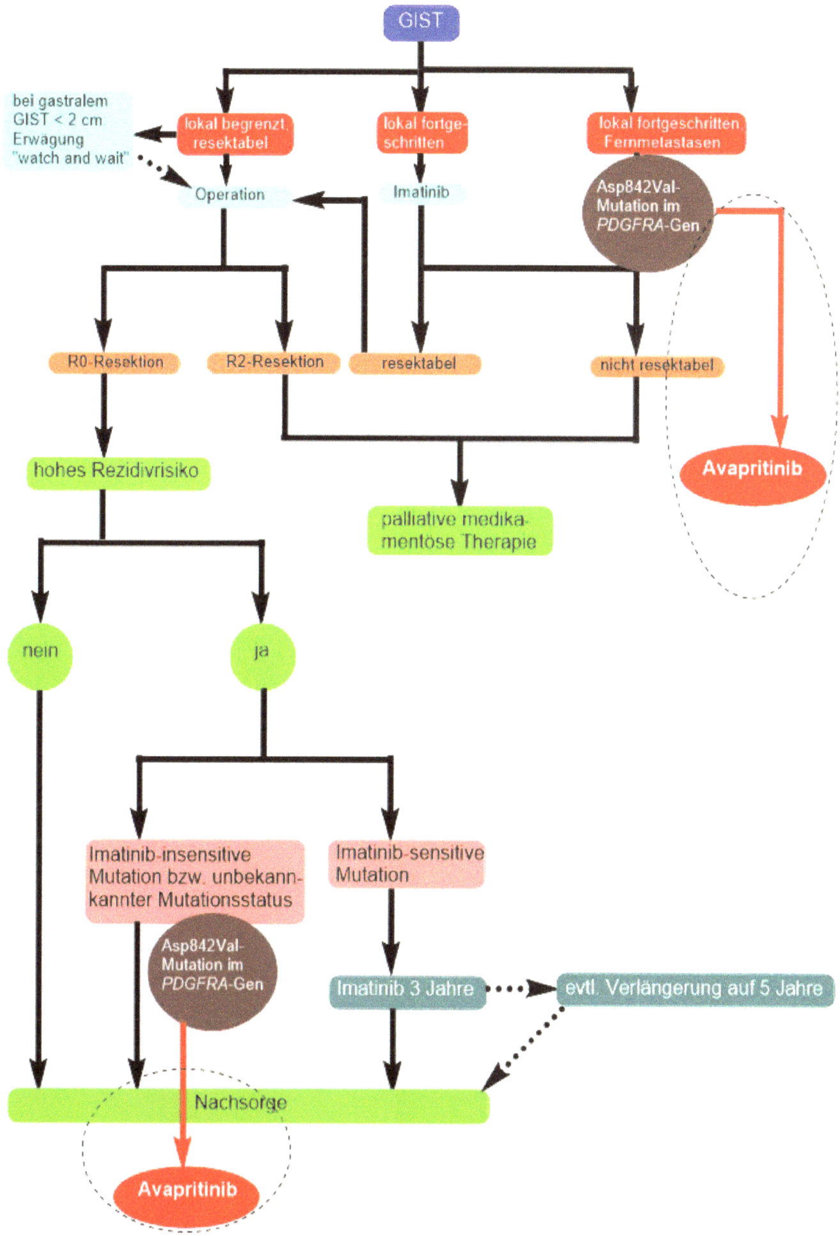
GIST
bei gastralem GIST < 2 cm Erwägung "watch and wait"
lokal begrenzt, resektabel
lokal fortgeschritten
lokal fortgeschritten, Fernmetastasen
Operation
Imatinib
Asp842Val-Mutation im PDGFRA-Gen
R0-Resektion
R2-Resektion
resektabel
nicht resektabel
Avapritinib
hohes Rezidivrisiko
palliative medikamentöse Therapie
nein
ja
Imatinib-insensitive Mutation bzw. unbekannkannter Mutationsstatus
Imatinib-sensitive Mutation
Asp842Val-Mutation im PDGFRA-Gen
Imatinib 3 Jahre
evtl. Verlängerung auf 5 Jahre
Nachsorge
Avapritinib

Abbildung 3.2:Mit der Zulassung des Avapritinibs steht für Patienten mit der Imatinib-insensitiven Asp842Val-*PDGFRA*-Mutation in Form einer Monotherapie auch bei lokal fortgeschrittenem oder metastasiertem GIST eine echte medikamentöse Behandlungsmöglichkeit zur Verfügung (Bauer und Joensuu 2015, Onkopedia Leitlinie Gastrointestinale Stromatumoren (GIST) 2019, Banks et al. 2020, Fachinformation Ayvakyt®2020).

Sofern der Tumor initial operabel und esektierbar erscheint, ist die primäre Resektion das Mittel der Wahl bei der Therapie des GIST. Üblicherweise erfolgt eine solche Primärresektion bei gastralen GIST. Die Lymphknoten sind meist nicht befallen, Metastasen sehr selten, sodass diese nicht regelhaft entfernt werden müssen (R0-Resektion) (Onkopedia Leitlinie Gastrointestinale Stromatumoren (GIST) 2019). Sofern eine R0-Resektion zunächst nicht möglich erscheint, steht zunächst eine präoperative neoadjuvante Imatinib-Therapie zur Verkleinerung des Tumors im Vordergrund (Abbildung 3.1). Prospektive Daten zur Metastasenreduktion liegen laut Leitlinie nicht vor. Einige retrospektive Analysen zeigten eine günstigere Prognose bei Patienten nach Vorbehandlung mit Imatinib und einem Therapieansprechen, wenn eine sekundäre Resektion erfolgte. Andere retrospektive Studien lassen keine günstigere Prognose erkennen (Onkopedia Leitlinie Gastrointestinale Stromatumoren (GIST) 2019). Wenn eine vollständige Tumor- bzw. Metastasenresektion möglich erscheint, hat diese möglichst in der Zeit des Imatinib-Therapieansprechens – z. B. bei partieller Remission – zu erfolgen. Bereits eine geringfügige Progression unter Imatinib verschlechtert die Prognose. Bei generalisierter Progression ist eine Operation ob der ungünstigen Prognose nicht in Erwägung zu ziehen, es sei denn, man möchte mögliche Komplikationen unter Kontrolle halten. Allerdings ist eine medikamentöse Therapiefortsetzung auch bei vollumfänglicher Entfernung der Fernmetastasen dringend erforderlich (Beuer et al. 2014, Onkopedia Leitlinie Gastrointestinale Stromatumoren (GIST) 2019).

Literatur:

Banks, E. et al. Sci Transl Med 2020, 12, eaaz2481

Bauer, S. et al. Eur J Surg Oncol 2014, 40, 312, doi: 10.1016/j.ejso.2013.^12.020

Bauer, S. und Joensuu, H. Drugs 2015, 75, 1323, doi: 10.1007/s40265-015-0440-8

Casali, P.G. et al. J Clin Oncol 2013, 31: Abstract 10500, doi: 10.1200/jco.2013.31.15_suppl.10500

Chaudhry, U.I. et al. Hematol Oncol Clin North Am 2009, 23, 79, doi: 10.1016/j.hoc.2009.01.001

Eriksson, M. et al. Eur J Cancer 2016, 59, 128, doi: 10.1016/j.ejca.2016.02.021

Fachinformation Ayvakyt®2020, Blueprint Medicines (Netherlands) B.V.

Fachinformation Glivec® 2020, Novartis Europharm Limited

Florou, V. et al Discov Med 2019, 28, 267

Gardino, A.K. et al. Mol Cell Oncol 2018, 5, e1435183, doi: 10.1080/23723556.2018.1435183

Joensuu, H. et al. JAMA 2012, 307, 1265, doi: 10.1001/jama.2012.347

DeMatteo, R.P. et al. Lancet2009, 373, 1097, doi: 10.1016/s0140-6736(09)60500-6

Onkopedia Leitlinie Gastrointestinale Stromatumoren (GIST) 2019, Deutsche Gesellschaft für Hämatologie und Medizinische Onkologie e.V.

Smrke, A. et al. Future Oncol 2020, 16, 1639, doi: 10.2217/fon-2020-0348

3.1. Medikamentöse Therapie – Arzneistoffauswahl

3.1.1. Erstlinientherapie mit Imatinib

Die initiale medikamentöse Erstlinientherapie bei Patienten mit metastasiertem GIST erfolgt mit dem Tyrosinkinase-Inhibitor Imatinib (Glivec®), der nach wie vor als Goldstandard gilt und seit 2002 als erster Proteinkinase-Inhibitor auf dem Markt ist (Verweij et al. 2004, Blanke et al. 2008, Onkopedia Leitlinie Gastrointestinale Stromatumoren (GIST) 2019). Mit Imatinib erreicht man eine Rate objektiver Remissionen von 50 – 65 %. Prognostisch gleichwertig zu beurteilende Tumorstabilisierungen liegen bei einer Rate von ca. 30 % unter Imatinib (Onkopedia Leitlinie Gastrointestinale Stromatumoren (GIST) 2019).

Die ersten Studien mit Imatinib zeigten für Patienten mit metastasiertem bzw. nichtresektablem GIST mediane Gesamtüberlebenszeiten von etwa 52 %. Abhängig vom jeweiligen Genotyp fand man mediane Überlebenszeiten von etwa 66 Monaten für GIST mit einer *KIT*-Exon-11-Mutation, von etwa 38 Monaten für GIST mit einer Exon-9-Muation im *KIT*-Gen sowie von ca. 40 Monaten für GIST mit *KIT/PDGFRA*-Wild-Typgenotyp. Bei einer *KIT*-Exon-9-Mutation beträgt die Ansprechrate bei einer Dosierung von 400 mg Imatinib pro Tag nur ca. 20 %. Eine Verdopplung der Tagesdosis führt dagegen zu einer signifikanten Erhöhung des Ansprechens auf ca. 50 – 65 % (800 mg Imatinib/d). Diese Beobachtung konnte bei Patienten mit *KIT*-Exon-11-Mutation nicht gemacht werden. Hier führt eine Verdopplung der Dosierung von 400 mg auf 800 mg/d zu keiner Erhöhung des Ansprechens. Die 9-Jahres-Überlebensrate wurde mit 35 %, die 10-Jahres-

Überlebensrate mit 23 % beziffert. Das mediane progressionsfreie Überleben betrug in der SWOG S0033-Studie ca. 25 Monate für Patienten mit GIST und einer *KIT*-Exon11-Mutation, ca. 17 Monate für diejenigen mit *KIT*-Exon-9-Mutation und ca. 13 Monate für Patienten mit *KIT/PDGFRA*-Wild-Typ-GIST (Heinrich et al. 2017, Onkopedia Leitlinie Gastrointestinale Stromatumoren (GIST) 2019). Die Mehrheit der Patienten mit Wild-Typ-*KIT/PDGFRA*-GIST wird ein Defizit an SDH aufweisen, seltener *NF1*- oder *BRAF*-mutierte Tumoren. Ansprechraten auf Imatinib liegen bei SDH-defizitären Patienten nur bei ca. 2 – 8 % (Heinrich et al. 2017). Für Sunitinib und Regorafenib sollten die Ansprechraten etwas höher liegen (Onkopedia Leitlinie Gastrointestinale Stromatumoren (GIST) 2019). In Tabelle 3.1 sind die empfohlenen Dosierungen für Imatinib als Erstlinientherapeutikum bei metastasierten GIST laut Leitlinie zusammengefasst (Onkopedia Leitlinie Gastrointestinale Stromatumoren (GIST) 2019).

Genotyp bzw. genotypische Aberration bei initialer Therapie	**Imatitinib-Dosis pro 24 h**
KIT Exons 11, 13, 17	400 mg
KIT/PDGFRA-Wild-Typ (meist SDH-defizitär	400 mg
KIT Exon 9	800 mg
PDGFRA Exons 12, 18	400 mg
PDGFRA Exon18 Asp842Val)-Mutation	Imatinib-resistent

Tabelle 3.1:Imatinib-Dosierung in der Erstlinientherapie metastasiereter GISTin Abhängigkeit vom KIT/PDGFRA-Genotyp nach Leitlinie (Onkopedia Leitlinie Gastrointestinale Stromatumoren (GIST) 2019).

SDH: „Komplex II“, succinate dehydrogenase complex“

Imatinib wird bei einer Vielzahl maligner Erkrankungen eingesetzt, nicht nur bei *KIT*-positiven gastrointestinalen Stromatumoren, die nicht resezierbar und/oder metastasiert sind oder in der adjuvanten Behandlung des GIST, wenn ein signifikantes Risiko eines Rezidivs nach Resektion eines *KIT*-positiven GIST vorliegt, sondern auch verschiedenen malignen Bluterkrankungen. So ist es indiziert bei neu diagnostizierter Philadelphia-Chromosom-positiver (Ph+) chronischer myeloischer Leukämie (CML), wenn eine Knochenmarktransplantation als Erstbehandlung nicht in Frage kommt, oder in der chronischen Phase einer Ph+ CML nach Versagen einer Interfron-α-Therapie, genauso wie in der akzelerierten Phase und in der Blastenkrise. Auch bei neu diagnostizierter Ph+ akuter lymphatischer Leukämie (ALL) in Kombination mit einer zytotoxischen Chemotherapie oder einer rezidivierten bzw. refraktären Ph+ ALL als Monotherapie wird Imatinib eingesetzt. Zusätzlich ist es indiziert bei Patienten mit myelodysplastischen/myeloproliferativen Erkrankungen, wenn zusätzlich eine Genumlagerung des PDGF-Rezeptors vorliegt und beim fortgeschrittenem hypereosinophilen Syndrom (HES) und/oder bei chronischer eosinophiler Leukämie mit *PDGFRA*-Umlagerung. Schließlich wird es auch noch beim nicht resezierbaren Dermatofibrosarcoma procumbens (DFSP) sowie beim rezidivierenden und/oder metastasierten DFSP eingesetzt, wenn eine chirurgische Therapie nicht in Frage kommt (Fachinformation Glivec® 2020).

Eine primäre Imatinib-Resistenz kann bei etwa 10 % der GIST-Patienten beobachtet werden (Gramza et al. 2009). Definiert ist sie durch eine Tumorprogression in den ersten 3 - 6 Therapiemonaten. Prinzipiell kann eine primäre Resistenz bei allen Genotypen auftreten, wird aber meist nur beim *KIT/PDGFRA*-Wild-Typ, bei einer *KIT*-Exon-9-Mutation sowie bei der *PDGFRA*-Asp842Val-Mutation (Onkopedia Leitlinie Gastrointestinale Stromatumoren (GIST) 2019) festgestellt, für die nun Avapritinib zur Verfügung steht.

Eine sekundäre Resistenz wird im Mittel bei etwas weniger als 50 % der Patienten nach etwa 2 Jahren in Form einer Tumorprogression beobachtet. <eine weitere Progression konventioneller Art wird meistens in der Folge 5 Monate danach registriert. Bei bis zu 80 % der Patienten liegen sekundäre Mutationen vor. Diese betreffen v. a. die ATP-Bindungsdomäne (entsprechend der Exons 13 und 14) und die Kinasedomäne (entsprechend der Exons 17 und 18). Sekundäre *KIT*-Mutationen finden sich meist bei GIST mit primärer Exon-11-Mutation, seltener bei Exon-9-Mutationen und kaum bei *KIT/PDGRFA*-Mutationen. In Metastasen finden sich unterschiedliche Mutationen in unterschiedlichen Metastasen. Bei etwa einem Drittel finden sich innerhalb einer Metastase 2 verschiedene sekundäre Mutationen. Weitere Resistenzmechanismen für Imatinib beinhalten die *KIT*-Amplifikation, die Deletion des Wild-Typ-Allels, eine IGF-1R-Amplifikation (insulin-like growth factor-1 receptor) sowie Mutationen in nachgeschalteten Signaltransduktionswegen (Onkopedia Leitlinie Gastrointestinale Stromatumoren (GIST) 2019).

Auch pharmakokinetische Resistenzen können beim Imatinib vorkommen, die dazu führen, dass die Affinität für die Bindung in der ATP-Tasche der Kinase abnimmt. Dies ist v.a. bei *KIT*-Exon-9-Mutationen sowie bei *KIT*-Amplifikationen und verschiedenen sekundären Mutationen die Kinasedomäne betreffend der Fall. Da Imatinib vorwiegend über das CYP3A4/5-Isoenzym in der Leber metabolisiert wird, sind Wechselwirkungen mit Comedikationen denkbar, die den Imatinib-Plasmaspiegel beeinflussen können. Das Azolantimykotikum Fluconazol sowie das Makrolid-Antibiotikum Erythromycin sind in der Lage, die Imatinib-Biotransformation über CYP3A4/5 zu hemmen, was wesentlich höhere Imatinib-Plasmaspiegel bedingt und von klinischer Relevanz sein könnte (Fachinformation Glivec® 2020). Imatinib ist ein Inhibitor von Markersubstanzen der CYP-Isoenzyme CYP2C9, CYP2D6 und CYP3A4/5. Daher kann es den Metabolismus dieser gleichzeitig verabreichten Arzneistoffe hemmen, sofern diese über dieselben Isoenzyme metabolisiert werden (Fachinformation Glivec® 2020). Dass die Imatinib-Biotransformation selber durch andere Arzneistoffe beschleunigt wird, zu einem verstärkten Abbau des Tyrosinkinase-Hemmers führt und damit zu deutlich geringeren Plasmaspiegeln, ist bei starken CYP3A4/5-Induktoren wie z. B. Rifampicin der Fall, Es resultieren deutlich geringere Imatinib-Plasmaspiegel. Geringere Plasmaspiegel des Imatinibs sind mit signifikant kürzeren progressionsfreien Intervallen assoziiert. Die Kombination eines starken Induktors des CYP3A4/5-Isoenzyms mit Imatinib ist zu vermeiden (Fachinformation Glivec® 2020, Onkopedia Leitlinie Gastrointestinale Stromatumoren (GIST) 2019).

Bei einer Tumorprogression unter Therapie mit Imatinib in einer Dosierung von 400 mg/d sollte zunächst die Dosis auf das 1,5-fache erhöht oder verdoppelt werden (600 – 800 mg/d) (Gronchi et al. 2010). Hierdurch kann bei etwa 30 % der GIST-Patienten eine Stabilisierung des Tumors für ca. 3 – 4 Monate erreicht werden, bei 10 – 20 % sogar für wesentlich längere Zeiträume. Das gilt insbesondere für Patienten mit *KIT*-Exon-9-Mutationen. Bei Patienten mit einer *KIT*-Exon-11-Mutation beträgt die Ansprechrate ca. 7 % (Onkopedia Leitlinie Gastrointestinale Stromatumoren (GIST) 2019). Sofern die Dosiserhöhung keinen Erfolg (mehr) hat, ist ein Arzneistoffwechsel auf das Zweitlinientherapeutikum Sunitinib indiziert (Fachinformation Sutent®2020, Onkopedia Leitlinie Gastrointestinale Stromatumoren (GIST) 2019).

3.1.2. Zweitlinientherapie mit Sunitinib

Sunitinib wird bei erwachsenen GIST-Patienten als Zweitlinientherapie eingesetzt, wenn der Tumor nicht resezierbar ist und/oder bereits Fernmetastasen gebildet hat, sofern eine vorangegangene Therapie mit Imatinib wegen Unverträglichkeit oder einer Imatinib-Resistenz unwirksam ist (Demetri et al. 2006, George et al. 2009, Reichardt et al. 2015, Fachinformation Sutent® 2020). Außer bei GIST ist Sunitinib auch noch zur Behandlung fortgeschrittener, metastasierter Nierenzellkarzinome (mRCC) sowie zur Therapie nicht resezierbarer oder metastasierter und gut differenzierter pankreatischer neuroendokriner Tumoren (pNET) mit Krankheitsprogression indiziert (Fachinformation Sutent® 2020). Die Wirksamkeit bei Imatinib-Resistenz wurde in klinischen Phase-I/II/III-Studien nachgewiesen. Eine Phase-III-Studie zeigte, dass es unter Sunitinib zu einer Stabilisierungsrate des Tumors von etwa 58 % und zu einer Remissionsrate von etwa 7 % kommt. Das mittlere progressionsfreie Überleben betrug unter Sunitinib 6,8 Monate, unter Placebo nur 1,6 Monate (Demetri et al. 2006). Zudem konnte durch den Wechsel von Imatinib auf Sunitinib das Gesamtüberleben gesteigert werden. Das Ansprechen auf eine Sunitinib-Therapie korreliert mit dem *KIT*-Mutationsstatus. Das progressionsfreie Überleben (PFS: progression-free survival) und das Gesamtüberleben (OS: overall survival) sind nach Imatinib unter Sunitinib bei GIST-Patienten mit *KIT*-Exon-9-Mutation und *KIT*-Wild-Typ signifikant höher als bei einer *KIT*-Exon-11-Mutation (PFS: 19 Monate vs. 5 Monate; OS: 28 Monate vs. 12 Monate (George et al. 2009, Reichardt et al. 2015). Während Imatinib bei sekundären Mutationen innerhalb der ATP-Bindungstasche (entsprechend *KIT*-Exons 13 und 14) in der Regel seine Aktivität komplett verliert, kann Sunitinib hier durchaus Aktivität zeigen (Reichardt et al. 2015). Allerdings ist Sunitinib genauso wie Imatinib bei sekundären Mutationen innerhalb der Aktivierungsdomäne (entsprechend KIT-Exons 17 und 18) wirkungslos. Die Sunitinib-Dosierung beträgt bei GIST 50 mg einmal täglich als Hartkapsel peroral appliziert über einen Zeitraum von 4 Wochen gefolgt von einer 2-wöchigen Therapiepause (4/2-Schema). Ein kompletter Behandlungszyklus beträgt beim Sunitinib damit 6 Wochen (Fachinformation Sutent® 2020). Die Dosis kann patientenindividuell in 12,5-mg-Schritten angepasst werden, wobei die Tagesdosis 75 mg nicht überschreiten und 25 mg nicht unterschreiten sollte (Fachinformation Sutent® 2020).

3.1.3. Drittlinientherapie mit Regorafenib

Versagt auch eine Sunitinb-Therapie, ist der nicht auf dem deutschen Arzneimittelmarkt verfügbare Tyrosinkinase-Hemmer Regorafenib als Drittlinientherapie indiziert. Regorafenib ist als Monotherapeutikum indiziert bei nicht resezierbaren oder metastasierten gastrointestinalen Stromatumoren, die unter einer früheren Behandlung mit Imatinib und Sunitinib progredient waren oder wenn Imatinib und Sunitinib nicht vertragen wurden (Fachinformation Stivarga® 2020). Zusätzliche Indikationen bestehen für das hepatozelluläre Karzinom (HCC), wenn zuvor eine Behandlung mit Sorafenib stattgefunden hat, sowie für das metastasierte Kolorektalkarzinom, wenn zuvor mit verfügbaren Therapien wie einer Fluorpyrimidin-basierten Chemotherapie, einer Anti-VEGF- oder einer Anti-EGFR-Therapie Therapieversuche unternommen wurden (Fachinformation Stivarga® 2020). Die Dosis beträgt 160 mg (4 Filmtabletten zu 40 mg) einmal täglich über einen Zeitraum von 3 Wochen gefolgt von einer einwöchigen Therapiepause (3/1-Schema). Diese 4-wöchige Periode entspricht einem Therapiezyklus. Auch hier sind patientenindividuell Dosisanpassungen möglich. Änderungen der Dosis erfolgen in 40-mg-Schritten (eine Filmtablette). Die maximale Tagesdosis entspricht 160 mg Regorafenib, welche nicht überschritten werden sollte. Die niedrigste empfohlene Dosis für einen Tag beträgt 80 mg Regorafenib (Fachinformation Stivarga® 2020).

Innerhalb einer randomisierten Studie wurden mittels eines PDOX-Modells (patient-derived orthotopic xenograft) explizit regionale, gastrale, Imatinib-resistente GIST mit *KIT*-Exon-11 und *KIT*-Exon-17-Mutationen auf ihr Ansprechen gegenüber einer

Erstlinien-, Zweitlinien- und Drittlinientherapie untersucht (Miyake et al. 2018). Die GIST-PDOX-Modelle wurden randomisiert in 5 Gruppen: G1: Kontrollgruppe, G2: Imatinib-Gruppe mit peroraler Applikation täglich über 3 Wochen, G3: Sunitinib-Gruppe, ebenso wie Imatinib tägliche perorale Applikation über 3 Wochen, G4: Regorafenib-Gruppe, ebenso wie Imatinib tägliche perorale Applikation über 3 Wochen und G5: Pazopanib-Gruppe, ebenso wie Imatinib tägliche Applikation über 3 Wochen. Das GIT-Volumen wurde an den Tagen 0 und 22 ermittelt. Obwohl Regorafenib nur die Drittlinientherapie beim GIST ist, war es unter den 5 Tyrosinkinase-Inhibitoren die effektivste Substanz und verkleinerte den Tumor signifikant. Sunitinib verkleinerte – jedoch in deutlich geringerem Ausmaß als Regorafenib – das Tumorvolumen im Vergleich zur Kontrollgruppe. Das Erstlinientherapeutikum Imatinib sowie der Multikinase-Inhibitor Pazopanib, der u.a. die Kinasen EGFR (epidermal growth factor receptor), VEGFR (vascular endothelial growth factor receptor) und c-kit hemmt und seit 2010 als Erstlinientherapie beim Nierenzellkarzinom indiziert ist, zeigten sich wirkungslos (Miyake et al. 2018, Fachinformation Votrient® 2020).

Eine Phase-II-Studie untersuchte Regorafenib bei Patienten mit metastasiertem und/oder nicht resezierbarem GIST und einer Imatinib-resistenten *KIT*-Exon-17-Mutation. Präklinische Studien lassen für Regorafenib eine deutliche inhibitorische Aktivität gegen Exon-17-Mutationen, die die Aktivierungsschleife bilden, vermuten. Das basiert wahrscheinlich auf seiner einzigartigen charakteristischen Struktur. Die Patienten erhielten 160 mg Regorafenib oral täglich über 3 Wochen mit einer anschließenden einwöchigen Pause (Yeh et al. 2017). Das Ergebnis dieser Studie zeigt, dass Regorafenib das progressionsfreie Überleben (PFS) signifikant verlängert. Ein im Anschluss vorgenommenes Follow-up zeigte, dass das mediane PFS bei 7 von 17 Patienten von 5,5 Monaten auf 22,1 Monate gesteigert werden konnte. Außerdem deutete diese Studie an, dass Regorafenib einen PFS-Vorteil haben könnte, wenn es neoadjuvant bei Patienten mit *KIT*-Exon 17-Mutation angewendet wird. Regorafenib könnte bei diesen *KIT*-Exon-17-Mutationen unabhängig von Imatinib und Sunitinib angewendet werden Allerdings war das kleine Patientenkollektiv (18 Patienten) ein Nachteil dieser Studie. Abbildung 3.3 zeigt einen Algorithmus laut Leitlinie für die medikamentöse Therapie des fortgeschrittenen, metastasierten GIST (Onkopedia Leitlinie Gastrointestinale Stromatumoren (GIST) 2019). Abbildung 3.3 zeigt die medikamentöse Abfolge und das Vorgehen beim fortgeschrittenen bzw. metastasierten GIST (Onkopedia Leitlinie Gastrointestinale Stromatumoren (GIST) 2019).

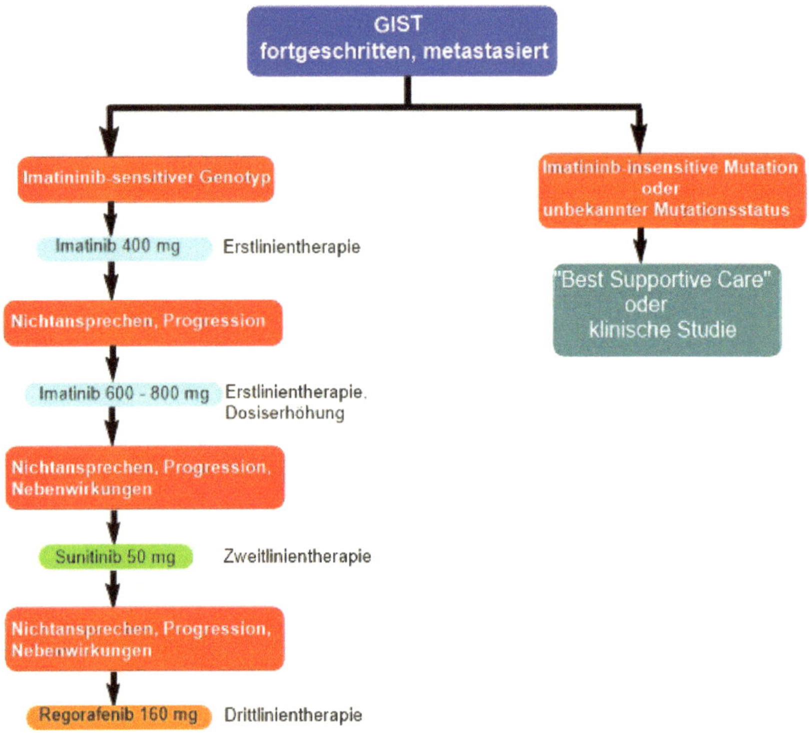

Abbildung 3.3:Medikamentöses Vorgehen beim fortgeschrittenen bzw. metastasierten GIST (nach Onkopedia Leitlinie Gastrointestinale Stromatumoren (GIST) 2019).

Literatur:

Blanke, C.D. et al. J Clin Oncol 2008, 26, 626, doi: 10.1200/JCO.2007.13.4452

Demetri, G.D. et al. Lancet 2006, 368, 1329, doi: 10.1016/S0140-6736(06)69446-4

Fachinformation Glivec® 2020, Novartis Europharm Limited

Fachinformation Stivarga® 2020, Bayer AG

Fachinformation Sutent® 2020, Pfizer Europe MA EEG

Fachinformation Votrient® 2020, Novartis Europharm Limited

George, S. et al. Eur J Cancer 2009, 45, 1959, doi: 10.1016/j.ejca.2009.02.011

Gramza, A.W. et al. Clin Cancer Res 2009, 15, 7510, doi: 10.1158/1078-0432.CCR-09-0190

Gronchi, A. et al. Cancer 2010, 116, 1847, doi: 10.1002/cncr.24944

Heinrich, M.C. et al. JAMA Oncol 2017, 3, 944, doi: 10.1001/jamaoncol.2016.6728

Heinrich, M.C. et al. JAMA Oncol 2017, 28, 1247, doi: 10.1001//jamaoncol.2016.6728

Miyake, K. et al. Cell Cycle 2018, 17, 722, doi: 10.1080/15384101.2017.1423223

Onkopedia Leitlinie Gastrointestinale Stromatumoren (GIST) 2019, Deutsche Gesellschaft für Hämatologie und Medizinische Onkologie e.V.

Reichardt, P. et al. Cancer 2015, 121, 1405, doi: 10.1002/cncr.29220

Verweij, J. et al. Lancet 2004, 364, 1127, doi: 10.1016/S0140-6736(04)17098-0

Yeh, C.-N. et al. Oncotarget 2017, 8, 44121

4. Die Rezeptortyrosinkinasen c-kit und PDGFRA

4.1 Der Stammzellfaktor (SCF) als c-kit-Ligand

Der physiologische Ligand der Rezeptor-Tyrosinkinase c-kit ist der Stammzellfaktor (SCF), ein Wachstumsfaktor, der sowohl in einer membrangebundenen als auch in einer löslichen Form existiert (Lennartsson und Rönnstrand 2012). Der Stammzellfaktor wird von Fibroblasten und endothelialen Zellen im gesamten Körper expressiert. Durch die Bindung an seinen Rezeptor c-kit wird eine Signaltransduktionskaskade in Gang gesetzt, die im Zellkern mündet und zur Aktivierung bzw. Deaktivierung von Transkriptionsfaktoren führt. Letztlich führt die SCF-c-kit-Bindung zur Förderung der Zellproliferation, einer verstärkten Migration, einem längeren Überleben und zur Differenzierung hämatopoetischer Vorläuferzellen, von Melanozyten und Keimzellen. Beim Menschen liegt das Gen, das für den Stammzellfaktor codiert, auf Chromosom 12 (Ropers und Craig 1989). Insgesamt wird derSCF durch 9 Exons codiert (Martin et al. 1990). Ob die membrangebundene oder die lösliche Form des SCFs gebildet wird, entscheidet sich auf dem m-RNS- und dem Protein-Level. Die beiden Splice-Formen unterscheiden sich nur im Exon 6 (Abbildung 4.1). Beide Isoformen codieren zunächst für den membrangebundenen Stammzellfaktor, der eine extrazelluläre Domäne, eine transmembranäre Domäne und eine intrazelluläre Region enthält. Diese längere Splice-Form des SCF wird schnell hydrolytisch in die lösliche Splice-Form mit insgesamt 165 Aminosäuren gespalten (Abbildung 4.1). Das kürzere Transkript, dem Exon 6 fehlt, bleibt in der Membran verankert. Beide Splice-Formen, der membrangebundene genauso wie der lösliche SCF binden an ihren Rezeptor c-kit und aktivieren durch die Bindung die intrinsische Tyrosinkinase-Aktivität. Allerdings existieren Differenzen sowohl qualitativer als auch quantitativer Natur in der Art, wie die beiden Splice-Formen Signale weiterleiten. Die Proteasen, die den membrangebundenen SCF in den löslichen SCF spalten, sind die Matrixmetalloprotease-9 (Heissig et al. 2002), die Chymase-1 (Mastzell-Serin-Proteinase (Longley et al. 1997) sowie einige Mitglieder aus der ADAM-Familie (**a** **d**isintegrin **a**nd **m**etalloproteinase), die allesamt Metalloendoproteinasen darstellen, wie z. B. ADAM17 und ADAM33 (Zou et al. 2004). Interessanterweise ist ADAM19 ein negativer Regulator der SCF-Spaltung (Abbildung 4.1) (Chesneau et al. 2003). Insgesamt sind bisher 6 durch alternatives Splicing in Exon 6 unterschiedliche Transkripte des Stammzellfaktors beim Menschen identifiziert worden. 4 dieser 6 codieren für ein Protein.

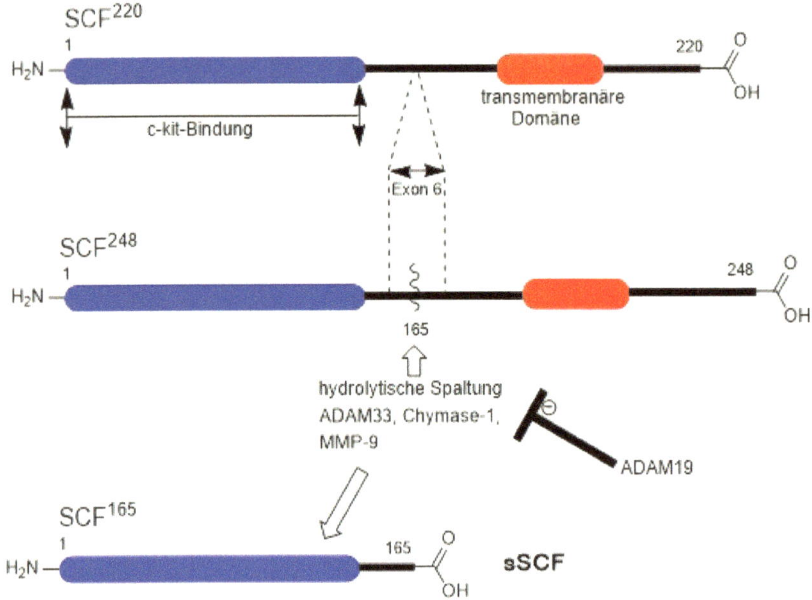

Abbildung 4.1: Schematische Darstellung der beiden transmembranären Stammzellfaktoren SCF^{220} und SCF^{248}, die durch alternatives Splicing des Exons 6 entstehen sowie des durch hydrolytische Spaltung gebildeten löslichen Stammzellfaktors (sSCF). Nur in SCF^{248} ist Exon 6 erhalten, nicht im kürzeren SCF^{220}. Damit enthält auch nur der längere der beiden transmembranären Stammzellfaktoren eine Spaltungsstelle an Position 165. Durch proteolytische Enzyme wird der lösliche Stammzellfaktor gebildet aus SCF^{248} gebildet. Die Metalloendoproteinase ADAM19 ist ein natürlicher Regulator der Bildung des sSCF (nach Lennartsson und Rönnstrand 2012).

Der lösliche Stammzellfaktor ($sSCF^{165}$) dimerisiert Kopf-an-Kopf in Lösung zu einem durch zahlreiche Interaktionen stabilisierten

Homodimer (Abbildung 4.2). Auch membrangebundene $mSCF^{220}$-Monomere können dimerisieren zu $(mSCF^{220})_2$-Homodimeren (Abbildung 4.2). Gerade die Dimerisierung der löslichen Form des Stammzellfaktors ist ein dynamischer Prozess, der eine wichtige regulatorische Rolle bei der Dimerisierung und Aktivierung des c-kit-Rezeptors spielen könnte (Zhang et al. 2000). Der Stammzell-faktor des Menschen und der von anderen Säugetieren wird post-translational stark glykosyliert an den Asparagin-Resten Asn120, Asn65 und Asn93 (Zhang et al. 2000). Der Stammzellfaktor, der in CHO-Zellen (Chines hamster ovary) expressiert wird, enthält nur etwa 30 % der Zucker, die der humane Stammzellfaktor besitzt. Allerdings scheint die Anwesenheit oder Abwesenheit von Oligo-sacchariden keinen Einfluss für die Affinität zum c-kit-Rezeptor zu haben und seine biologische Aktivität nicht zu beeinflussen (Ara-kawa et al. 1991).

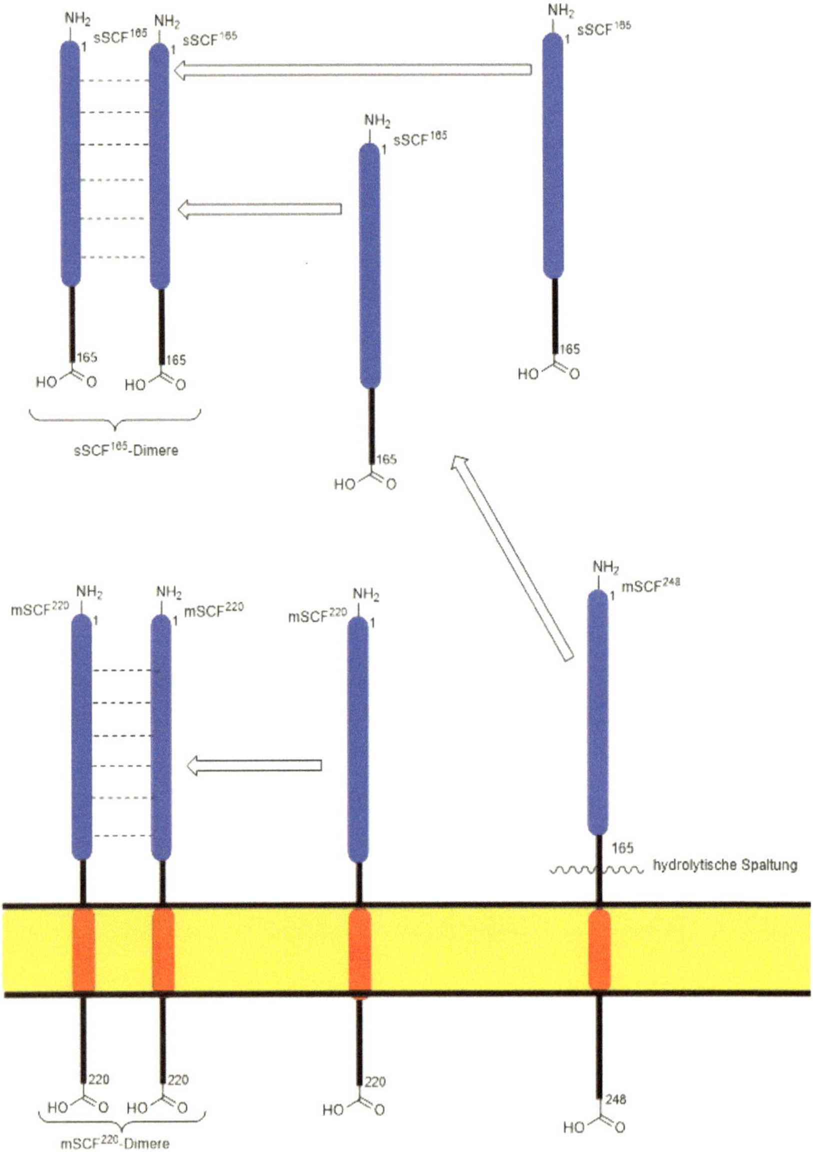

Abbildung 4.2: Dimerisierung der löslichen monomeren Stammzellfaktoren sSCF^{165} zu (sSCF^{165})$_2$-Homodimeren sowie der

monomeren membrangebundenen „kurzen" (Exon 6 und die Spaltungsstelle fehlen) Stammzellfaktoren $mSCF^{220}$ zu Homodimeren der Art $(mSCF^{220})_2$ (nach Lennartsson und Rönnstrand 2012).

In Abbildung 4.3 ist die Kristallstruktur eine $(sSCF^{141})$-Homodimers dargestellt. Man erkennt sehr gut die Kopf-zu-Kopf-Interaktion, sodass das Dimer fast doppelt so lang wie ein einzelnes Protomer, dafür aber leicht gebogen ist (Zhang et al.2000). Zhang und Mitarbeiter expressierten den funktionellen Kern des SCF mit den Aminosäuren 1 – 141 (Langley et al. 1994) in *E.coli*-Bakterien als Inklusionskörper und die Faltung erfolgte durch Denaturierung und Renaturierung. Die Topology des SCF-Dimers zeigt eine antiparallele Vier-Helix-Bündel-Faltung ähnlich derer anderer kurzkettiger helicaler Zytokine (Rozwarski et al. 1994). Die Helices verlaufen up-up und down-down, wobei sich zwei β-Faltblätter auf einer Seite überkreuzen. Jedes Protomer enthält zwei intramolekulare Disulfid-Brücken mit Cys4-Cys89 und Cys43-Cys138. Beide Disulfid-Brücken sind an einem Ende eines jeden Protomers lokalisiert auf der entgegengesetzten Seite des Dimer-Interfaces (Zhang et al. 2000).

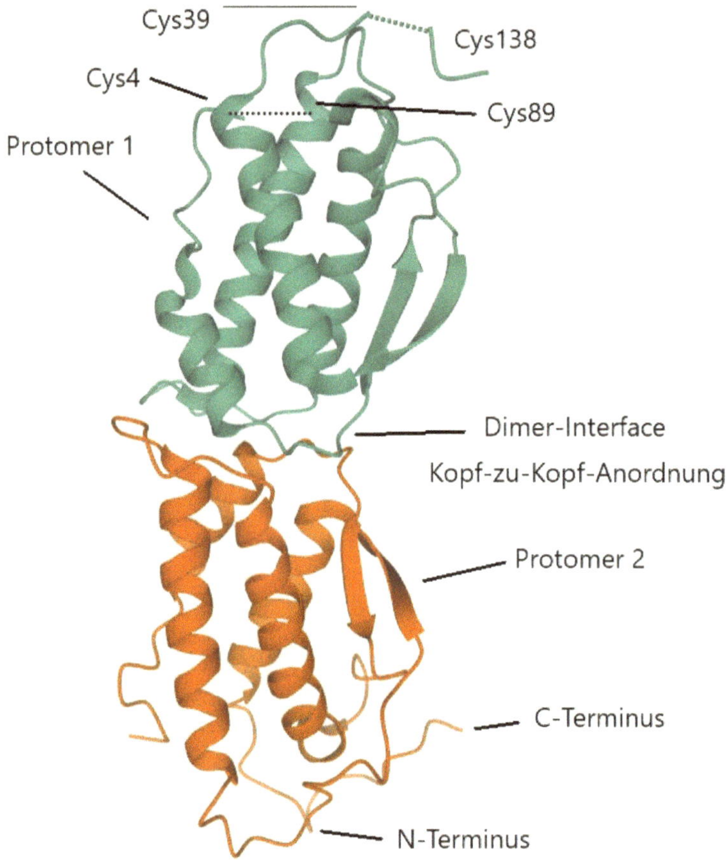

Abbildung 4.3: Kristallstruktur des dimeren humanen löslichen SCF mit den für die Interaktion am c-kit-Rezeptor wichtigen Aminosäuren 1- 141. Darstellung des $(sSCF^{141})_2$-Homodimers (nach Zhang et al. 2000).
Protomer 1: orangefarben, Protomer 2: grün

Im Gegensatz zum PDGF, dem Thrombozyten-Wachstumsfaktor und Liganden des PDGFRA, der über eine Disulfid-Brücke ein kovalentes Homodimer bildet, bildet der Stammzellfaktor nichtkovalente Homodimere. Betrachtet man das Dimer-Interface, also die Stelle der stärksten Interaktionen zwischen den beiden SCF-Protomeren, erkennt man extensive Wechselwirkungen zwischen den beiden Protomeren über eine Fläche von ungefähr 1700 $Å^2$.

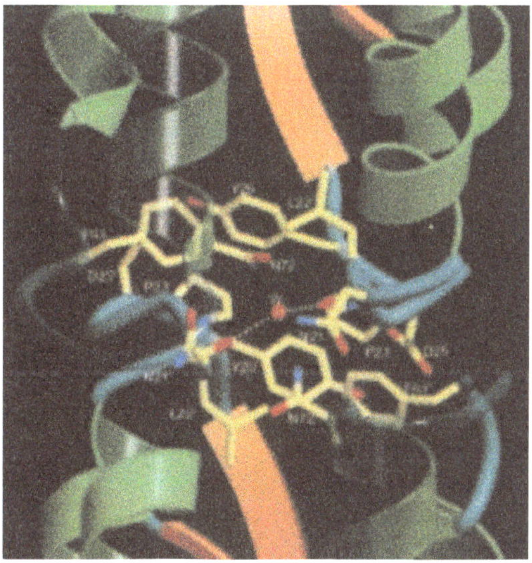

Abbildung 4.4: Das Interface des dimeren Stammzellfaktors $(sSCF^{141})_2$ mit den wichtigsten Aminosäuren, die Interaktionen zum jeweiligen gegenüberliegenden SCF-Protomer ausbilden (Zhang et al. 2000).

Das SCF-Dimer-Interface besteht aus Schleifen zwischen αA und β_1 und αB und αC und kann auch in drei verschiedene Lagen aufgeteilt werden (Abbildung 4.4) (Zhang et al. 2000). Die unterste

Lage auf der Seite der β-Faltblattstruktur ist v.a. in hydrophobe Interaktionen eingebunden. Die Seitenketten von Tyr26, Pro23, Phe63 und Leu22 eines Protomers sind dicht an korrespondierende Seitenketten des anderen Protomers gepackt. Tyr26-Asp25′ und Tyr26′-Asp25 bilden einen H-Brücken-Kreis (Abbildung 4.5). Im Kern des Interfaces bilden die Seitenketten von 4 Asparagin-Resten (Asn72 und Asn21 eines jeden Protomers) H-Brücken untereinander oder über ein Wasser-Molekül aus. Dieses Wasser-Molekül bildet H-Brücken mit den beiden Seitenketten-Carbonyl-Gruppen der zwei Asn21-Reste. Die oberste Lage beinhaltet Interaktionen zwischen der Schleife αB-αC des einen Protomers zu der Schleife des anderen Protomers. Diese beiden Schleifen dienen als „Klemme", um das Dimer in Richtung der β-Faltblattstruktur zu drücken (Abbildung 4.4) (Zhang et al. 2000).

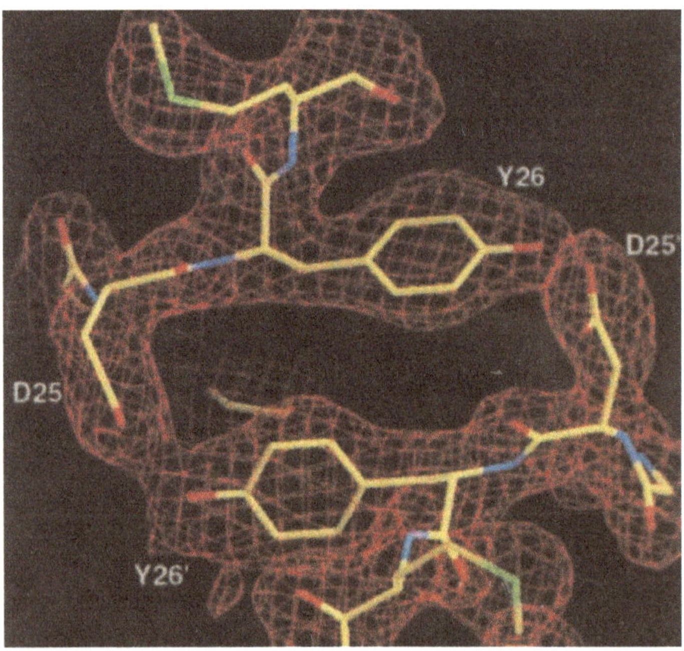

Abbildung 4.5: H-Brücken-Kreis zwischen Tyr26-Asp25′ und Tyr26′-Asp25 (Zhang et al. 2000).
Die Aminosäuren sind in der Abbildung im Ein-Buchstaben-Code angegeben (Tyr entspricht Y; D entspricht Asp).

Zusätzlich zu einem Dutzend H-Brücken zwischen den beiden Protomeren sind auch 4 Salzbrücken möglich zwischen Lys17-Glu68′, Lys24-Asp61′ und ihren entsprechenden korrespondierenden Partnern des jeweiligen anderen Protomers (Zhang et al. 2000).

4.2 Der c-kit-Rezeptor

Der Stammzellfaktor leitet seine Signale durch die Bindung an eine Klasse-III-Rezeptor-Tyrosinkinase, den c-kit-Rezeptor weiter. Die Klasse der Rezeptor-Tyrosinkinasen beinhaltet neben c-kit u.a. auch den Rezeptor für den Thrombozyten-Wachstumsfaktor (PFGDRA) weiter (Jiang et al. 2000). Das virale Onkogen *v-KIT* wurde 1986 als das transformierende Gen von Hardy-Zuckermans 4 Katzen-Sarkom-Virus identifiziert (Blume-Jensen et al. 1991). Kurz danach ist auch das zelluläre homologe Gen *KIT*, dessen Proteinprodukt c-kit (c von „cellular" und kit von Kätzchen, „kitten") geklont und sequenziert worden (Yarden et al. 1987). Das Gen des c-kit-Proteins liegt auf dem Chromosomensegment 4q11 beim Menschen und beinhaltet 21 Exons. Es reicht über mehr als 34kb DNS (Yarden et al. 1987, d'Auriol et al. 1988). Die Promoto-Region des humanen *KIT*-Gens ist ausführlich untersucht worden. Eine etwas neuere Studie zum KIT-Promotor konnte zeigen, dass eine Region etwa 139 Nukleotide aufwärts der Translations-Initiierungsposition essenziell für die Promotor-Aktivität ist (Ratajczak et al. 1998). Innerhalb dieser Sequenz wurden funktionelle Bindungsstellen für die Transkriptionsfaktoren Myb und Ets-2 entdeckt. Myb und Ets-2 fungieren als Regulatoren der c-kit-Expression in hämatopoetischen Zellen. Park und Mitarbeiter konnten die Bedeutung einer selektiven Sp1-Bindung für eine maximale Aktivität des c-kit-Promotors beweisen (Park et al. 1998). Der c-kit-Promotor enthält drei funktionelle Ap-2-Bindungsstellen (Huang et al. 1998). In malignen Melanomen beruht der Verlust der c-kit-Expression auf dem Verlust der Ap-2-Expressison (Huang et al. 1998). Auch MITF (microphthalmiaassociated transcription factor) ist ein wichtiger regulatorischer Transkriptionsfaktor der c-kit-Expression in Mastzellen und Melanozyten (Tsujimura et al. 1996, Opdecamp et al. 1997). MITF bindet an ein CACCTG-Motiv innerhalb des *KIT*-Promotors. Außer durch Transkriptionsfaktoren wird die Expression des c-kit-Proteins zusätzlich durch miRNS reguliert, miR-193b in leukämischen Zellen und miR-221 in Melanozyten (Igoucheva und Alexeev 2009, Gao et al. 2011). Des weiteren sind miR-221 und miR-222 als Regulatoren der Expresssion von c-kit in hämatopoetischen Zellen sowie in gastrointestinalen Stromatumoren beschrieben worden (Felli et al. 2005,Koelz et al. 2011).

Die c-kit-Protein-Struktur ist eine klassische Typ-III-Rezeptor-Tyrosinkinase-Struktur, nah verwandt zum PDGFRA. Die Klasse-III-Rezeptor-Tyrosinkinasen besitzen als charakteristisches Merkmal 5 extrazelluläre Immunoglobulin-like-Domänen (Ig-like) sowie intrazellulär einen Einschub einer Kinase-Sequenz von ca. 70 – 100 Aminosäuren, der sich ungefähr in der Mitte der Kinase-Domäne befindet. Beim c-kit-Rezeptor umfasst dieser Kinase-Einschub etwa 80 Aminosäuren. Die c-kit-Rezeptor-Tyrosinkinase, die durch das *KIT*-Gen codiert wird, ist ein transmembranäres Protein. Die 5 Ig-like-Domänen bilden die extrazelluläre Domäne gefolgt von einer transmembranären Region. Der intrazelluläre Part des c-kit Rezeptors beginnt mit der juxtamembranären Region, die etwa 30 Aminosäuren umfasst und von der Plasmamembran bis zum Beginn der Kinase-Domäne reicht.

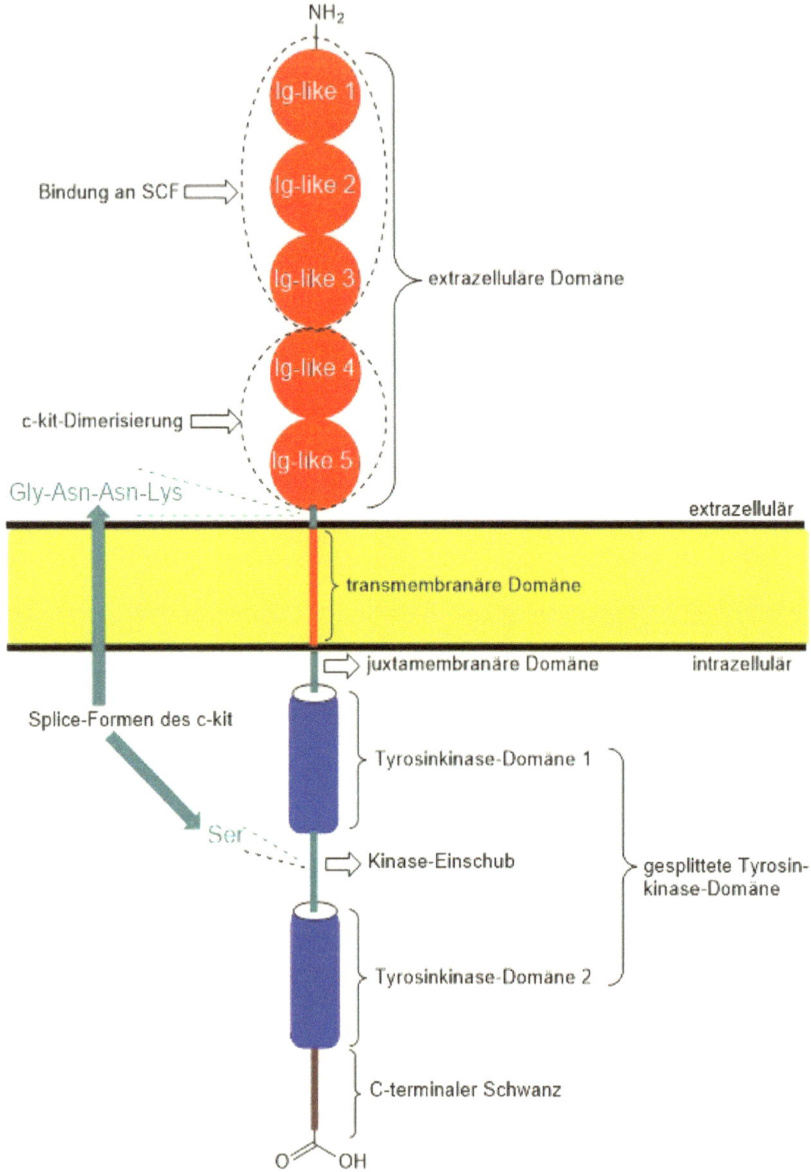

Abbildung 4.6: Schematische Darstellung des c-kit-Rezeptors (nach Lannartsson und Rönnstarand 2012).

Die extrazelluläre Domäne besteht bei der typischen Klasse-III-Rezeptor-Tyrosinkinase aus 5 Immunoglobulin-like-Domänen. Die Domänen Ig-like 1,2 und 3 binden den physiologischen Liganden SCF. Die Ig-like-Domänen 4 und 5 sind am Dimerisierungsprozess beteiligt. Die intrazelluläre Domäne enthält eine aufgesplittete Tyrosinkinase-Domäne in die Subdomänen 1 und 2. Hervorgerufen wird die Aufsplittung durch einen Aminosäure-Einschub (ca. 30 Aminosäuren). Die etwa 30 Aminosäuren zwischen Plasmamembran und Beginn der Tyrosinkinase-1-Domäne wird als juxtamembranäre Domäne mit regulatorischer Funktion bezeichnet. Die ca. 50 letzten intrazellulären Domänen bilden den C-terminalen Schwanz. Wenn es zu einer Tyrosinphosphorylierung in der juxtamembranären Region kommt, rekrutieren der Kinase-Einschub sowie der C-terminale Schwanzteil Signaltransduktionsproteine.
4 Splice-Formen des c-kit-Rezeptors sind identifiziert. Sie unterscheiden sich durch die Anwesenheit oder Abwesenheit des tetrapeptidischen Einschubs Gly-Asn-Asn-Lys gerade außerhalb der Plasmamembran im extrazellulären Raum sowie das Vorhandensein bzw. Nichtvorhandensein eines Seins im Kinase-Einschub zwischen den beiden Tyrosinkinase-Subdomänen (Lennartsson und Rönnstrand 2012).

Diese Region besitzt großen Einfluss auf die C-kit-Kinase-Aktivität. Die sich anschließende Kinase-Domäne wird unterteilt in 2 Subdomänen: die Tyrosinkinase-Domänen 1 und 2. Diese Subdomänen werden nur durch den Einschub der oben erwähnten Kinase-Sequenz von ca. 80 Aminosäuren unterbrochen. Der C-terminale Rest ist das intrazelluläre Ende des Proteins. Die meisten der

Phosphorylierungsstellen, die durch Bindung des SCF-Liganden und c-kit-Aktivierung freigelegt werden, sind entweder in der juxtamembranären Region, dem Kinase-Einschub oder innerhalb des C-terminalen Endes von c-kit lokalisiert (Lennartsson und Rönnstrand 2012).

Alternatives Splicing der m-RNS führt zum Auftreten mindestens 4 verschiedener c-kit-Isoformen beim Menschen. Zwei dieser Isoformen unterscheiden sich durch die An- oder Abwesenheit des Tetrapeptids Gly-Asn-Asn-Lys innerhalb der exrazellulären Domäne direkt an der Plasmamembran (Reith et al. 1991, Crosler et al. 1993, Zhu et al. 1994). Zusätzliche Splice-Formen des c-kit-Proteins resultieren durch die An- oder Abwesenheit eines Serin-Restes im intrazellulären Kinase-Einschub. Postmeiotische Keimzellen expressieren eine verkürzte Version des c-kit-Proteins (tr-kit). Dieses Protein enthält nur den zweiten Teil der Kinase-Domäne sowie den C-terminalen Schwanzpart. Diese verkürzte Version des c-kit-Rezeptors besitzt keine Kinase-Aktivität (Rossi et al. 1992). Trotzdem ist das verkürzte tr-kit-Protein vermutlich in der Lage, als Gerüstprotein Signale weiterzuleiten. In malignen Zellen verschiedener Krebsarten unterscheidet sich die Expression der Splice-Formen deutlich vom normalen c-kit-Protein. Das verkürzte tr-kit wird sehr häufig in fortgeschrittenen Stadien des Prostatakarzinoms expressiert. Dort kurbelt es die Src-Kinase-Aktivierung an (Paronetto et al. 2004).
Die am besten untersuchten Splice-Formen des c-kit-Rezeptors sind die beiden Gly-Asn-Asn-Lys-positiven bzw. Gly-Asn-Asn-Lys-negativen Isoformen. Sie werden in den meisten Geweben coexpressiert, wobei das Gly-Asn-Asn-Lys-negative Protein meistens

mengenmäßig dominiert (Reith et al. 1991, Zhu et al. 1994). Ob eine der beiden Isoformen in Zusammenhang mit Krebserkrankungen gebracht werden kann, wird debattiert (Lennartdsson und Rönnstrand 2012). Eine Studie kommt zu dem Ergebnis, dass die Coexpression von Gly-Asn-Asn-Lys-positivem und Gly-Asn-Asn-Lys-negativem c-kit mit einer schlechten Prognose bei akuter myeloischer Leukämie korreliert (Guerrini et al. 2007). Andere Studien wiederum kommen zu dem Schluss, dass es keinen Zusammenhang zwischen der Expression einer der beiden Isoformen und das Ansprechen auf eine Antitumor-Therapie oder sonstige klinische Parameter gibt (Piao et al. 1994).

Die Affinität der beiden Isoformen für den Stammzellfaktor ist für beide Rezeptor-Isoformen identisch und liegt im niedrigen bis subnanomolaren Bereich (Tabelle 4.1).

Rezeptor	Ligand	K_D
h-c-kit	hSCF	0,5 – 1 nM
h-c-kit	rSCF	10 – 50 nM
m-kit	hSCF	>700 nM
m-kit	rSCF	1 – 5 nM

Tabelle 4.1: Dissoziationskonstanten für den humanen c-kit-Rezeptor (h-c-kit) und den Maus-kit-Rzeptor (m-kit) und Liganden verschiedener Spezies (humaner SCF (hSCF), rSCF (SCF der Ratte) (nach Lev et al. 1992).

Unabhängig vom Vorhandensein des Tetrapeptids Gly-ASN-Asn-Lys bei humanen c-kit-Rezeptor zeigt sich für den humanen c-kit-Rezeptor über Verdrängungsexperimente eine hohe Bindungsaffinität für seinen Liganden hSCF. Dieses Wert wurde an CHO-Zellen (Ovarialzellen des chinesischen Hamsters), die h-c-kit überexpressieren, mit einem Wert von $K_D = 2 \times 10^{-9}$ mol/l bestätigt. Der humane SCF bindet praktisch gar nicht an den Maus-kit-Rezeptor. Dagegen bindet der SCF der Ratte mit hoher Affinität an den Maus-kit-Rezeptor, zeigt aber für den humanen-c-kit-Rezeptor eine 100-fach geringere Affinität für den humanen Stammzellfaktor (Tabelle 4.1) (Lev et al. 1992). Somit zeigt sich über die Verdrängungsexperimente von Lev und Mitarbeitern eine Spezies-Spezifität der Rezeptor-Ligand-Interaktion (Lev et al. 1992).

Das humane c-kit-Protein umfasst 976 Aminosäuren, was einem Molekulargewicht von ca. 110 kDa entspricht. Asparagin-N-verknüpfte, posttranslational hinzugefügte Oligosaccharid-Ketten führen schließlich zu einem maturen Protein mit einem Molekulargewicht von 145 bis 165 kDa (Yarden et al. 1987, Qiu et al. 1988). Es gibt bis zu 9 N-Glykosylierungsstellen, von denen die meisten innerhalb der extrazellulären Domäne nahe der Plasmamembran lokalisiert sind. Zusätzliche posttranslationale Modifikationen des c-kit-Proteins sind die konstitutiven Phosphorylierungen der phenolischen OH-Gruppen der Tyrosin-Reste und der primären alkoholischen OH-Gruppen der Serin-Reste sowie eine Liganden-induzierte Serin-Phosphorylierung (Blume-Jensen et al. 1991). Auch die Liganden-induzierte Ubiquitinierung des c-kit ist solch eine posttranslationale Modifikation, die sowohl die Internalisierung als auch die Degradation des Rezeptors reguliert (Zeng et al. 2004, Sun et al. 2007, Lennartsson und Ronnstrand 2012).

Die Aktivierung von Wachstumsfaktor-Rezeptoren erfordert üblicherweise deren Dimerisierung bzw. Oligomerisierung der monomeren Rezeptor-Moleküle (Lemmon und Schlessinger 2010). In einigen wenigen Fällen wird das Dimer unabhängig vom Liganden gebildet, in der Regel ist es aber so, dass die Dimerisierung der Rezeptoren eine Folge der Liganden-Bindung ist (Abbildung 4.7). So ist es auch beim c-kit-Rezeptor, dessen Aktivierungskinetik sehr schnell ist. Innerhalb von Minuten nach Gabe des Liganden können dimere Rezeptor-Moleküle beobachtet werden (Broudy et al. 1999). Schon frühzeitig wurde argumentiert, dass der Ligand, also der Stammzellfaktor, ein Homodimer ist, weshalb die c-kit-Rezeptor-Dimerisierung forciert wird durch den Umstand, dass c-kit simultan mit einem weiteren c-kit-Monomeren interagieren kann (Abbildung 4.7) (Lemmon et al. 1997). Weiterhin hat man schon frühzeitig erkannt, dass für die SCF-Bindung nur die ersten drei, N-terminal gelegenen Ig-like-Domänen nötig sind. Die Ig-like-Domänen 1 – 3 des c-kit-Rezeptors haben eine komplementäre Konformation und eine komplementäre Ladungsverteilung im Vergleich zum SCF, sodass eine feste Fixierung des Stammzellfaktors möglich ist (Abbildung 4.7 B). Nach Bindung und Bildung des SCF-c-kit-Komplexes gibt es keine größeren konformationellen Veränderungen (Yuzawa et al. 2007). Durch die Liganden-Bindung des dimeren Komplexes, bestehend aus zwei c-kit-Monomeren, werden konformationelle Veränderungen getriggert, die honmotypische Interaktionen zwischen den Ig-like-Domänen 4 und 5 zweier benachbarter c.-kit-Moleküle ermöglichen (Abbildung 4.7 B) (Yuzawa et al. 2007). Mutationen von wichtigen Aminosäure-Resten innerhalb der Ig-like-4-Domäne, die an den Ig-like-4-Ig-like-4-Interaktionnen beteiligt sind, reduzierten die Tyrosin-Phosphorylierung drastisch, haben aber keinen Einfluss auf die SCF-induzierte Dimerisierung der einzelnen c-kit-Moleküle. Eine Konsequenz der SCF-induzierten Konformationsänderung der extrazellulären Domäne ist, dass die transmembranären Regionen der zwei c-kit-Proteine in räumliche Nähe, etwa 15 Å voneinander getrennt, rücken. Somit werden Protein-Protein-Wechselwirkungen zwischen den beiden transmembranären Regionen möglich, genauso wie die Positionierung der intrazellulären Tyrosinkinase-Domänen in räumlicher Nähe zueinander, was deren Aktivierung und Transphosphorylierung erleichtert. Die Stabilisierung durch Interaktionen zwischen zwei transmembranären Regionen wird durch andere Rezeptormoleküle, wie z. B. den PDGFRA, gestützt. Auch hier besitzen die transmembranären Regionen hohe Affinität füreinander (Oates et al. 1998). Da die Rezeptoren c-kit und PDGFRA beide zur Klasse III der Rezeptor-Tyrosinkinasen gehören und eng miteinander verwandt sind, ist anzunehmen, dass ein ähnlicher Mechanismus wie er beim PDGFRA vorkommt, auch für c-kit existiert.

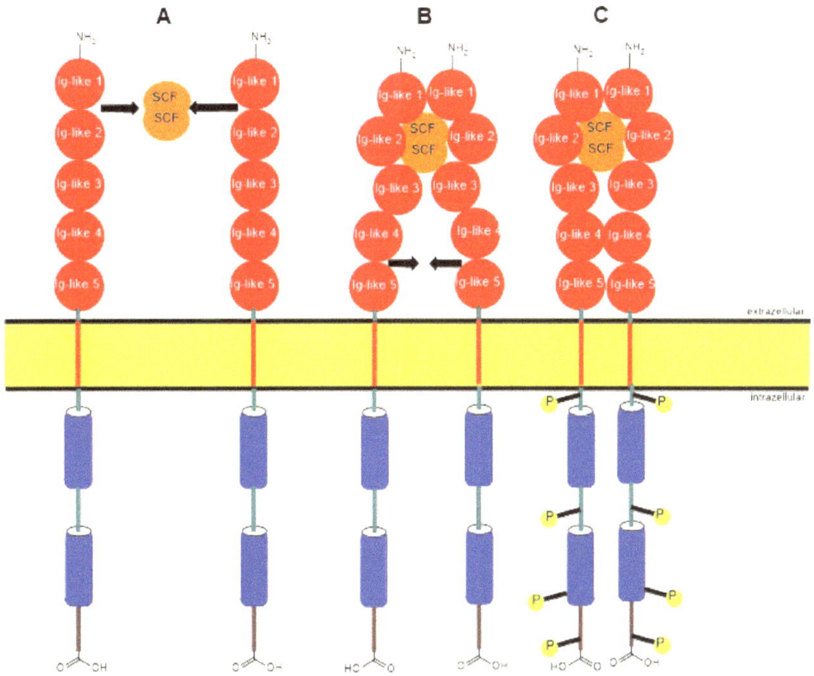

Abbildung 4.7: Die c-kit-Rezeptor-Dimerisierung induziert durch Bindung des dimeren Liganden, dem löslichen Stammzellfaktor $(sSCF^{165})_2$ (nach Lennartsson und Rönnstrand 2012).

Abbildung 4.8 zeigt ausschließlich die Ektodomäne (extrazelluläre Domäne) eines c-kit Rezeptor-Monomers mit den 5 Immunoglobulin-ähnlichen Domänen Ig-like 1-5 (nach Yzawa et al. 2007).

Man erkennt deutlich eine lang gezogene Struktur der extrazellulären Domäne mit den Dimensionen 170 x 60 x 50 $Å^3$. Bis auf Ig-like 4 enthalten alle Subdomänen eine konservierte Disulfid-Brücke, die die fünfte Aminosäure von Strang B (ein Cystein) mit der fünften Aminosäure des Strangs F (ein Cystein) zu einer kovalenten S-S-Brücke verknüpft. Ig-like 2 und Ig-like 5 enthalten jeweils 2 Disulfid-Brücken (Yzawa et al. 2007).

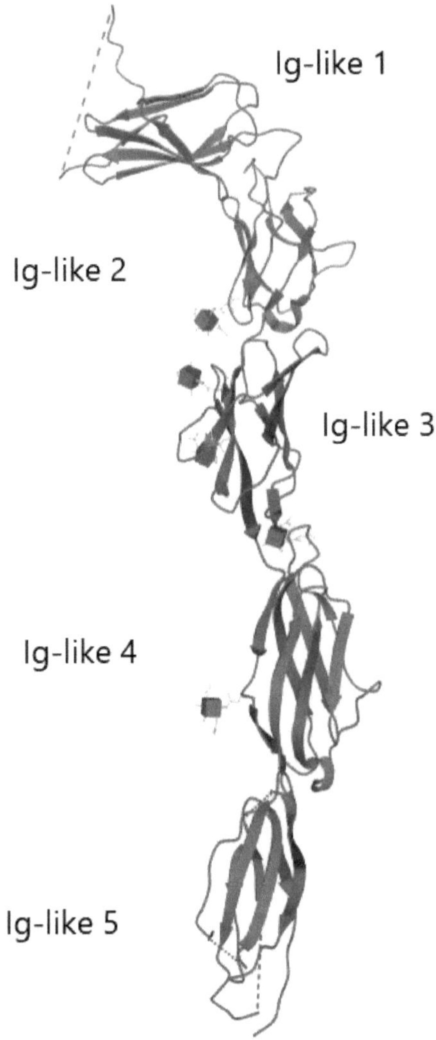

Abbildung 4.8: Monomere, extrazelluläre Domäne des c-kit-Rezeptors mit den 5 Immunoglobulin-ähnlichen Domänen Ig-like 1 – 5 (nach Yzawa et al. 2007, PDB-ID: 2EC8).
Blau: Asn-N-verknüpfte Oligosaccharidketten.

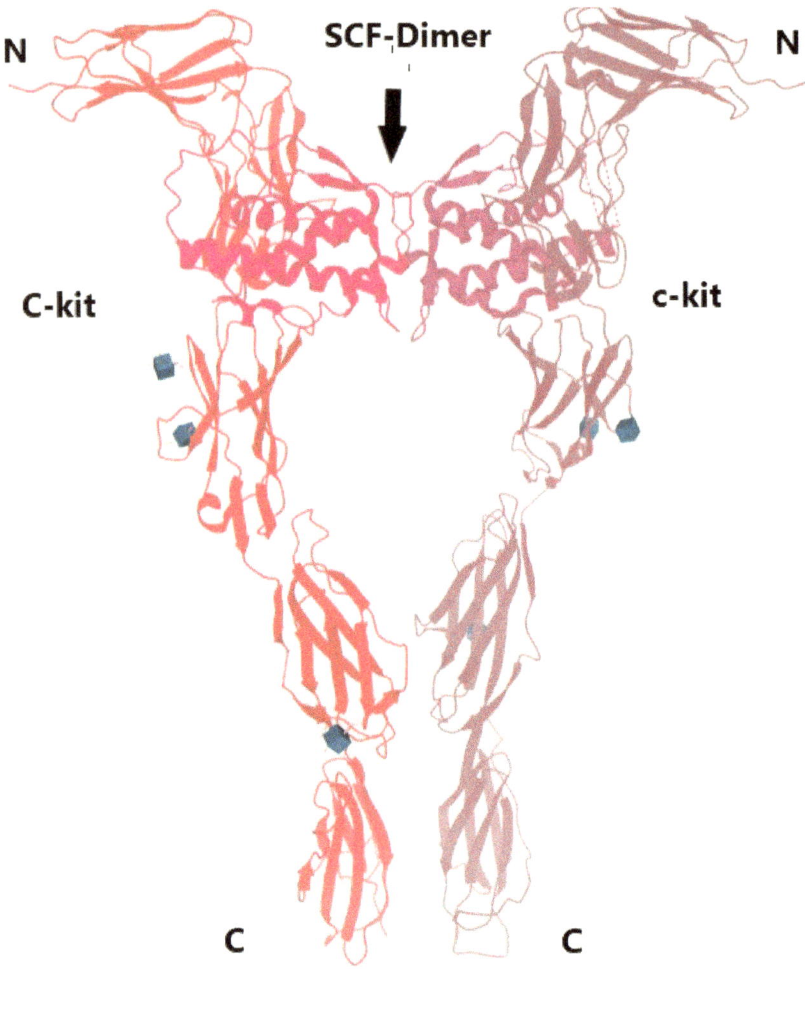

Abbildung 4.9: Kristallstruktur des $(SCF\text{-}c\text{-}kit)_2$-homodimeren Komplex' zwischen der extrazellulären Domäne zweier c-Kit Monomere und dem SCF-Dimer (nach Yzawa et al. 2007, PDB-ID: 2E9W).

Die Bindung des Stammzellfaktors an seinen Rezeptor c-kit beeinflusst eine Fülle von Signaltransduktionskaskaden (Lennartsson und Rönnstrand 2012). Die wichtigsten sind sicherlich der Phosphatidylinositol-3′-Kinase-Signalweg (PI3′-Kinase), die Src-Kinase-Familie bestehend aus 9 Nichtrezeptor-Tyrosinkinase-Proteinen, der MAP-Kinase-Signalweg (mitogen-activated protein kinase pathway) und die Signalweiterleitung durch die Phospholipasen C und D (Lennartsson und Rönnstrand 2012). Die Charakterisierung entweder am Liganden SCF oder am Rezeptor c-kit mutierter Mäuse hat gezeigt, dass sowohl Ligand als auch Rezeptor in nichtmalignen, normalen Zellen für die Entwicklung hämatopoetischer Zellen, von Melanozyten, von Keimzellen und von intestinalen Schrittmacherzellen benötigt werden (Ashman 1999).

Die Signalweiterleitung über einen onkogenen, mutierten c-kit-Rezeptor verläuft unabhängig von der SCF-Bindung an den Rezeptor. Diese onkogenen Mutationen können SCF-unabhängige Rezeptorphosphorylierungen auslösen und damit die Proliferation steigern. Die Mehrheit der onkogenen c-kit-Mutationen betrifft den Abschnitt der juxtamembranären Region (z. B. c-kit(Val650Gly)) und die Kinase-Domäne (z. B. c-kit(Asp816Val). Der exakte Mechanismus, der zur konstitutiven Aktivierung der mutierten c-kit-Rezeptor-Tyrosinkinase führt, ist noch nicht vollständig aufgeklärt. Verschiedene Vorschläge sind gemacht worden, so beispielsweise für die Mutation, bei der es zur Substitution der Asparaginsäure an Position 816 innerhalb der Kinase-Domäne durch ein Valin kommt. Hier resultiert durch die Mutation eine strukturelle Veränderung, die autoinhibitorische Mechanismen unterdrückt. Eine andere Arbeitsgruppe postuliert, dass durch die Mutation von Asp816 eine Konformationsänderung in der Aktivierungsschleife auftritt und zusätzlich die Bindung der juxtamembranären Region an die Kinase-Domäne geschwächt wird (Laine et al. 2011). Die juxtamembranäre Region ist der wichtigste negative Regulator der Kinase-Aktivität des c-kit-Rezeptors. Normalerweise übt die juxtamembranäre Region demnach einen inhibitorischen Effekt auf die Kinase-Aktivität aus. Durch die Mutation ist die juxtamembranäre Region durch die Schwächung der Bindung zur Kinase-Domäne nicht mehr in der Lage, die Kinase-Aktivität von c-kit zu hemmen.

Eine andere These geht davon aus, dass die verlängerte juxtamembranäre Region selber Kontakt zu einem benachbarten c-kit-Rezeptor herstellt, vollkommen unabhängig von der SCF-Bindung, und auf diese Weise die Dimerisierung herbeiführt (Laine et al. 2011). Diese These wird durch die Beobachtung gestützt, dass eine rekombinante Kinase-Domäne mit der verwandten Mutation Asp816Tyr in Lösung Dimere bildet, nicht aber die Wild-Typ-Kinase-Domäne (Lam et al. 1999). Ebenso soll der c-kit (Asp816Tyr)-Rezeptor eine größere Affinität für ATP als die Wild-Typ-Kinase-Domäne besitzen (Lam et al. 1999). Auf jeden Fall ist es interessant zu sehen, dass die juxtamembranäre Region direkt durch Mutationen innerhalb dieser Region oder aber indirekt durch Mutationen innerhalb der Kinase-Domäne beeinflusst wird. Liegt eine Asp816Val-Mutation innerhalb der Kinase-Domäne vor, bewirkt diese eine Imatinib-Resistenz, wohingegen Wild-Typ-c-kit und c-kit (Val560Gly) sensitiver gegenüber Imatinib sind (Frost et al. 2002).

Mehr als 500 verschiedene Mutationen des c-kit-Rezeptors sind in der Literatur beschrieben, die meisten dieser Mutationen sind sicherlich sogenannte „passenger mutations“, deren Anwesenheit nicht weiter auffällt Solche Mutationen sind eher selten anzutreffen. Im Gegensatz dazu tauchen die „driver mutations“ immer wieder gehäuft auf. Bei diesen handelt es sich um aktivierende Mutationen. Die „Loss-of-function“-Mutationen im *KIT*-Gen führen beim Menschen zu Darmträgheit und Verstopfung, zur Depigmentierung von Brust und Abdomen, zur Schwerhörigkeit bis zur Taubheit und zu charakteristischem weißen Haar (Fleischman et al. 1991).

Bei c-kit gibt es eindeutige Regionen mit vermehrter Anzahl an Mutationen. Im *KIT*-Gen sind das die Exons 11, 9 und mit Abstrichen Exon 17. Exon 11 codiert für die juxtamembranäre Region des c-kit-Rezeptors, Exon 9 für die extrazelluläre Region um die Ig-like-Domäne 5 herum und Exon 17 für die Region um die A-Schleife der Kinase-Domäne. Bei den gastrointestinalen Stromatumoren haben 80 – 85 % aktivierende „driver mutations“ im c-kit-Rezeptor. Diese Mutationen finden sich in der Regel in Exon 11 (Hirota et al. 1998). Der Schwerpunkt liegt dabei am 5′-Ende von Exon 11. Die juxtamembranäre Region assoziiert im Wild-Typ-c-kit-Rezeptor mit der Kinase-Domäne und unterdrückt die Tyrosinkinase-Aktivität (Moi et al. 2004). Mutationen in Exon 11, die die juxtamembranäre Region betreffen, führen zu einem Verlust der negativen regulatorischen Funktion der juxtamembranären Region und stattdessen zu einer Aktivierung der Tyrosinkinase-Aktivität. Die Mutationen, die in Exon 11 anzutreffen sind, sind sehr heterogen. Man findet In-frame-Deletionen verschiedener Länge, Punktmutationen oder Deletionen, denen Substitutionen vorausgegangen sind. Wenn auch die Mutationen in Exon 11 nicht einem spezifischen klinisch-pathologischen Phänotyp entsprechen, so spricht das häufigere Auftreten von Deletionen im Vergleich zu Substitutionen eher für ein aggressives Verhalten. Insbesondere Deletionen, die die Codons WK557-558 betreffen, indizieren eine schlechte Prognose (Wardelmann et al. 2003). Ein zweiter Hotspot in Exon 11 befindet sich am 3'-Ende. Hier sind fast ausschließlich Interne Tandem-Duplikationen (ITD) anzutreffen (Antonescu et al. 2003). GIST-Patienten mit Mutationen vom ITD-Typ haben einen eher indolenten Krankheitsverlauf. Ihre Tumoren sind vornehmlich im Magen lokalisiert (Antonescu et al. 2003). Die zweite Stelle im *KIT*-Gen, an der Mutationen gehäuft auftreten, ist Exon 9. Bei 10 % der GIST-Patienten findet sich eine Exon-9-Mutation. Die meisten Exon-9-Mutationen sind Insertionen zweier Aminosäuren, AY 502-503. Gastrointestinale Stromatumoren mit diesen Mutationen zeichnen sich durch ein aggressives klinisches Verhalten aus und finden sich meistens im Dünndarm (Antonescu et al. 2003). Selten anzutreffen bei GIST sind Mutationen in Exon 17, d. h. in der Kinase-Domäne. Die am häufigsten bei anderen malignen Erkrankungen anzutreffende Mutation Asp816X in Exon 17 findet man bei GIST sehr selten. Es ist nicht bekannt, weshalb Exon-17-Mutationen beispielsweise bei malignen hämatologischen Erkrankungen oder beim Hodenkarzinom vermehrt anzutreffen sind, während bei GIST die Exon-11-Mutationen (und Exon-9-Mutationen) im Vordergrund stehen. Eventuell spielt die lokale Synthese des Stammzellfaktors eine Rolle. Während die hämatologischen Erkrankungen sich nicht im soliden Gewebe bewegen, mag die lokale Produktion des SCF in soliden Geweben zum transformierenden Phänotyp beitragen und die weniger aktivierenden Mutationen in Exon 11 selektieren.

Es ist bekannt, dass die Mehrheit der GIST löslichen SCF synthetisiert (Theou-Anton et al. 2006).

KIT-Mutationen führen zu einer verstärkten *KIT*-Aktivität mittels verschiedener molekularer Mechanismen. Die Deletionen des Tyr567 und des Val568 im normalen *KIT*-Gen verstärken die durch Agonisten induzierte c-kit-Signalweiterleitung durch Veränderungen der Spezifität von Bindungsstellen für zytoplasmatische Signalmoleküle im aktivierten c-kit-Rezeptor.

Die Dimerisierung wird durch bivalente Bindung des c-kit-Liganden SCF gefördert. Stabilisiert wird dieser Komplex durch laterale Ig-like-4-Ig-like-4- sowie Ig-like-5-Ig-like-5-Interaktionenzweier benachbarter c-kit-Ektodomänen (Yuzawa et al. 2007).

Abbildung 4.7: Die c-kit-Rezeptor-Dimerisierung induziert durch Bindung des dimeren Liganden, dem löslichen Stammzellfaktor $(sSCF^{165})_2$ (nach Lennartsson und Rönnstrand 2012).

Aktivierende onkogene Mutationen innerhalb der extrazellulären Domäne des c-kit-Rezeptors finden sich im Ig-like-5-Ig-like-5-Interface. Diese Mutationen stabilisieren vermutlich Rezeptordimere und aktivieren die Kinase in Abwesenheit eines Liganden.

4.3 PDGF und PDGFRA

Der Thrombozyten-Wachstumsfaktor-α-Rezeptor (PDGFRA) gehört wie c-kit zur Klasse III der Rezeptor-Tyrosinkinasen, die auf der Zelloberfläche lokalisiert sind. PDGFRA und c-kit zeigen aufgrund der Zugehörigkeit zur selben Rezeptor-Klasse einen sehr ähnlichen Aufbau. Die Molekulargewichte der PDGF-Rezeptoren α und β betragen einschließlich der Glykposylierung ca. 170 und 180 kDa (Chitu et al. 2015). PDGFR besitzt außerdem große strukturelle Ähnlichkeit zum VEGFR (vascular endothelial growth factor receptor). Vom Liganden PDGF (platelet-derived growth factor) existieren 4 Isoformen (PDGFA, PDGFB, PDGFC und PDGFD), die ihrerseits 5 Homo- oder Heterodimere bilden (z. B. PDGFAA, PDGFAB, PDGFBB, PDGFCC, PDGFDD) (Abbildung 4.10). Die PDGF-Proteine sind starke Mitogene für Zellen mesenchymalen Ursprungs, wie z. B. Fibroblasten, glatte Muskelzellen, Gliazellen. Die PDGF-Proteine spielen eine wichtige Rolle bei der embryonalen Entwicklung, bei der Zellproliferation und -differenzierung und der Angiogenese. PDGF-Proteine stimulieren die Genexpression und die Chemotaxis, sie verlängern die Zeit bei der Wundheilung, die für den Influx inflammatorischer Zellen und Fibroblasten zur Verfügung steht. Sie beschleunigen die extrazelluläre Kollagen-Bildung und reduzieren damit die Dauer des Wundheilungsprozesses. Beim Erwachsenen reguliert der PDGF-PDGFR-Signaltransduktionsweg auch den intestinalen Flüssigkeitsdruck und wirkt damit der Ödembildung entgegen (Rodt et al. 1996). Die Überexpression der PDGF-Proteine wird mit verschiedenen Krankheiten in Verbindung gebracht, allen voran maligne Erkran-

kungen, aber auch Atherosklerose und fibrotische Dysfunktionen (Chitu et al. 2015).
Die Dimerisierung ist ein essenzieller Vorgang für die Aktivierung, da er die intrazellulären Domänen der einzelnen Rezeptor-Protomere in räumliche Nähe bringt, sodass eine Transautophosphorylierung ermöglicht wird. Im PDGF-Rezeptor-α-Monomer sind 10 Autophosphorylierungsstellen identifiziert worden (Chitu et al. 2015). Die Autophosphorylierung erfüllt zwei essenzielle Funktionen. Zunächst ändert die Phosphorylierung die Konformation der intrazellulären Abschnitte, sodass die Kinase aktiviert wird (Heldin 2013). In ihrer monomeren Form sind die Liganden inaktiv. Genauso wie beim c-kit-Rezeptor kommt es beim PDGFRA-Rezeptor nach Bindung des dimeren Liganden zur Dimerisierung. Die extrazelluläre Domäne besteht wie beim c-kit-Rezeptor beim PDGFRA aus 5 Immunglobulin-ähnlichen Subdomänen (Ig-like 1 – 5). Die Liganden-Bindung erfolgt an die Ig-like-Domänen 2 und 3. Die Ig-like-1-Subdomäne ist anders als beim c-kit-Rezeptor nicht an der Liganden-Bindung beteiligt. Ig-like 4 stabilisiert beim PDGF-Rezeptor durch direkte Ig-like-4-Ig-like-4-Interaktionen das Dimer (Abbildung 4.10). Die intrazellulären Parts des PDGFR beinhalten wiederum eine Kinase-Domäne, die aufgesplittet ist in zwei Subdomänen (Abbildung 4.10) (Heldin 2013Wu et al. 2020).

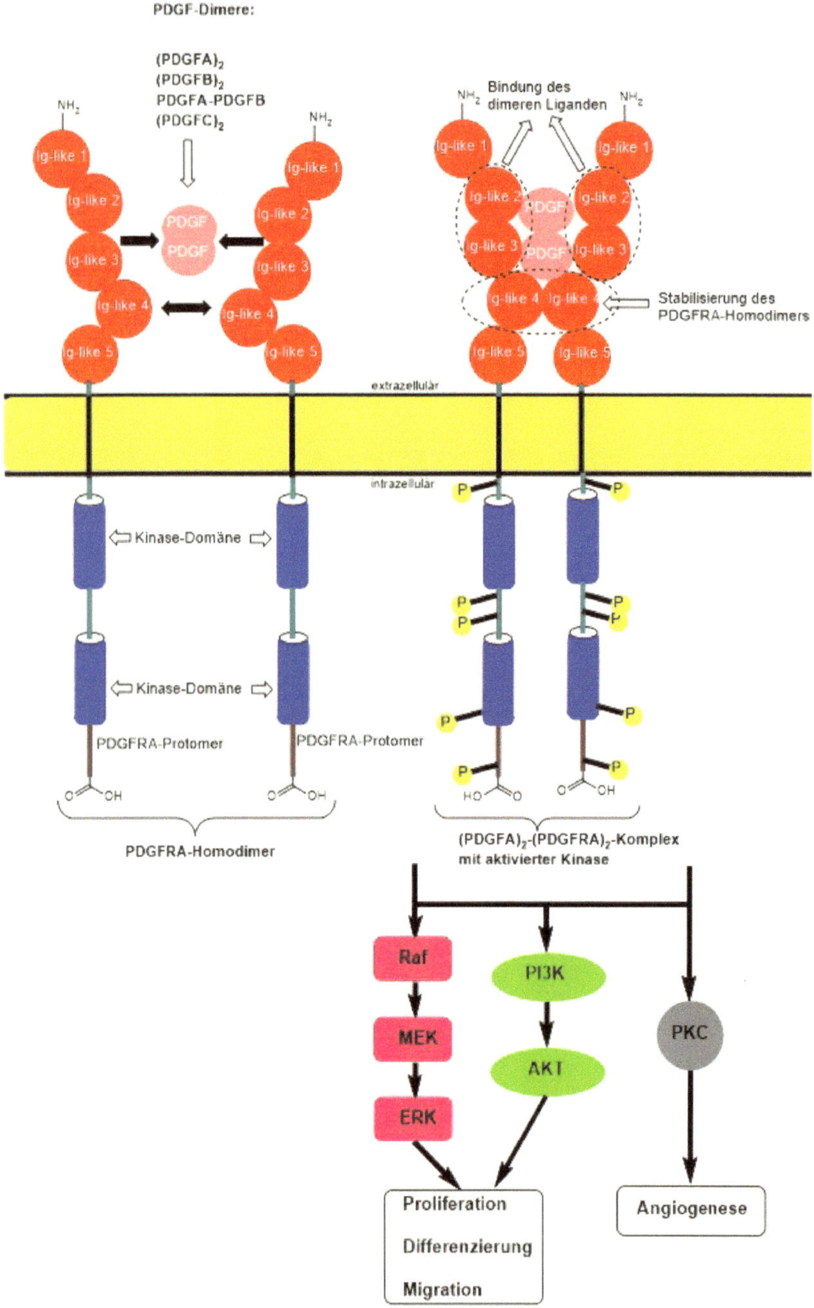

PDGF-Dimere:
(PDGFA)2
(PDGFB)2
PDGFA-PDGFB
(PDGFC)2
NH2
Ig-like 1
Ig-like 2
Ig-like 3
Ig-like 4
Ig-like 5
PDGF
Bindung des dimeren Liganden
Stabilisierung des PDGFRA-Homodimers
extrazellulär
intrazellulär
Kinase-Domäne
PDGFRA-Protomer
P
OH
HO
PDGFRA-Homodimer
(PDGFA)2-(PDGFRA)2-Komplex mit aktivierter Kinase
Raf
MEK
ERK
PI3K
AKT
PKC
Proliferation
Differenzierung
Migration
Angiogenese

Abbildung 4.10: Dimerisierung zweier PDGF-Rezeptoren α (PDGFRA) durch Bindung des dimeren Liganden, z. B. $(PDGFA)_2$.
Die Bindung des Liganden erfolgt über die beiden Subdomänen Ig-like 2 und 3 eines jeden PDGFRA-Protomers. Der gesamte Komplex wird durch direkte Interaktionen zwischen den Ig-like-4-Subdomänen der beiden PDGFRA-Protomere stabilisiert. Die Liganden-Bindung und die Dimerisierung führen die Kinase-Domänen zusammen, sodass sie aktiviert und autophosphoryliert werden. Dadurch werden Bindungsstellen für SH2-Domänen-enthaltende Signalmoleküle geschaffen. Drei der weitaus mehr Signaltransduktionswege, die nach dem Rezeptor-Dimer die Wachstumssignale weiterleiten, sind dargestellt: Der Phospholipase-γ-Proteinkinas-C-Signalweg (PLCγ-PKC), der Phosphatidylinositol-3-kinase-Signalweg (PI3K) und der Raf-MEK-ERK-Signalweg. Insgesamt wird die Proliferation der Zellen angeregt, die Migration und die Differenzierung gefördert sowie die Angiogenese gesteigert.
PDGF: Thrombozyten-Wachstumsfaktor; PDGFRA: Thrombozyten-Wachstumsfaktor-Rezeptor-alpha; Ig-like: Immunoglobulin-ähnliche Subdomäne innerhalb der extrazellulären Domäne; PKC: Proteinkinase C; PI3K: Phosphatidylinositol-3-kinase; AKT: Proteinkinase B; MEK: Mitogen-activated kinase kinase: ERK: extracellular signal regulated kinase

Die PDGF-Liganden (mit Ausnahme des PDGFC) benötigen für eine korrekte Faltung Prodomänen. Ihre Sekretion erfolgt nur mit den entsprechenden Propeptiden (Heldin und Westermark 1999,

Reigstad et al. 2005). Die Propeptide liegen N-terminal zu den maturen Sequenzen (Abbildung 4.11).

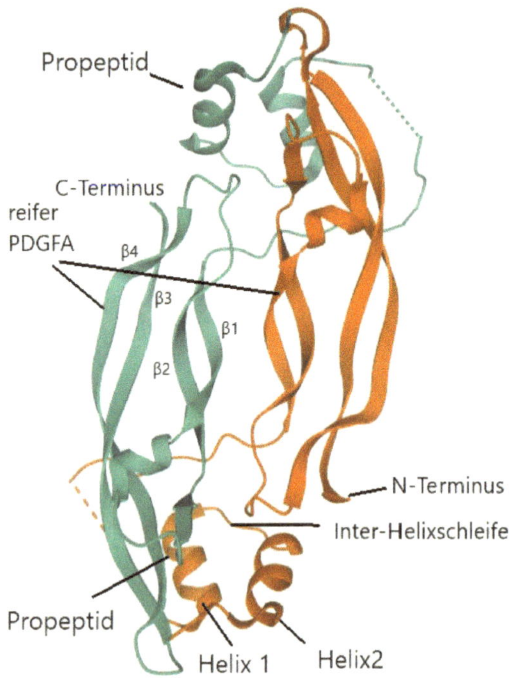

Abbildung 4.11: Kristallstruktur des dimeren PDGFA-Propeptid-Komplexes (nach Shim et al. 2010, PDB-ID: 3MJK).

Interessanterweise bleiben die Propeptid-Sequenzen nach hydrolytischer Spaltung durch Furin oder eine andere Proprotein-Convertase mit dem PDGF assoziiert über nichtkovalente Interaktionen (Shim et al. 2010). Die beiden PDGF-Protomere liegen nebeneinander, jedes Protomer bestehend aus zwei langen, stark gewundenen, antiparallelen β-Faltblattstrukturen mit vier Strängen (β1, β2, β3, β4), die jeweils durch drei Schleifen miteinander verbunden sind. In Abbildung 4.12 ist die Kristallstruktur des dimeren PDGFB-Proteins dargestellt.

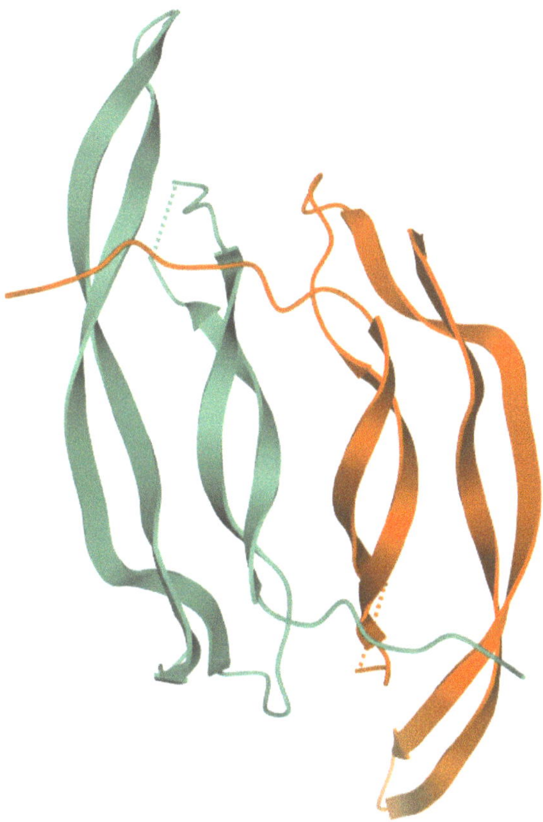

Abbildung 4.12: Kristallstruktur des PDGFBB-Dimers (nach Oefner et al. 1992, PDB-ID: 1PDG).
Der monomere PDGFB hat 109 Aminosäuren (Josephs et al. 1984). Ein Monomer ist grün, das andere orangefarben dargestellt. Charakteristisch sind die zwei langen, antiparallelen β-Stränge pro Monomer.

Shim und Mitarbeiter gelang es, die ersten drei N-terminalen Domänen Ig-like 1 – 3 des PDGFRB im Komplex mit dem Liganden PDGFB als dimeren Komplex zu kristallisieren (Abbildung 4.13) (Shim et al. 2010). Das PDGFBB-(PDGFRB-(Ig-like 1 -3)$_2$-Dimer beinhaltet zweimal die Ig-like 1 – 3 Kette, die beim Übergang von Ig-like 1 zu Ig-like 2 stark gekrümmt, die aber beim Ig-like-2-Übergang zu Ig-like-3 gerade verläuft (Abbildung 4.13). Die Liganden-Bindung des dimeren PDGFBB erfolgt an den Subdomänen Ig-like-2 und Ig-like 3. Ig-like 1 enthält in der Kristallstruktur drei N-verlinkte Glykan, während Ig-like 2 keine Zuckerketten enthält. Ig-like 3 wiederum ist eine kanonische Ig-like-Subdomäne und ist an vier Positionen N-verknüpft mit Oligosaccharidketten. Im Übergang von Ig-like 1 zu Ig-like 2 finden sich zahlreiche fixierende hydrophobe Interaktionen. Dagegen ist der Kontakt zwischen Ig-like 2 und Ig-like 3 nur marginal vorhanden mit einer großen Tasche im Übergang der zwei Subdomänen für Interaktionen mit dem Liganden PDGFB (Shim et al. 2010). Die Propeptid-Sequenz des PDGFB-Proteins war für die Kristallisation mit eingebunden, allerdings ist sie im Komplex nicht auffindbar, was dafür spricht, dass die Rezeptor-Bindung eine schnelle bzw. beschleunigte extrazelluläre Spaltung des Propeptids ermöglicht und zusätzlich dessen Assoziation (vgl. Abbildung 4.11) zum PDGFB aufhebt.

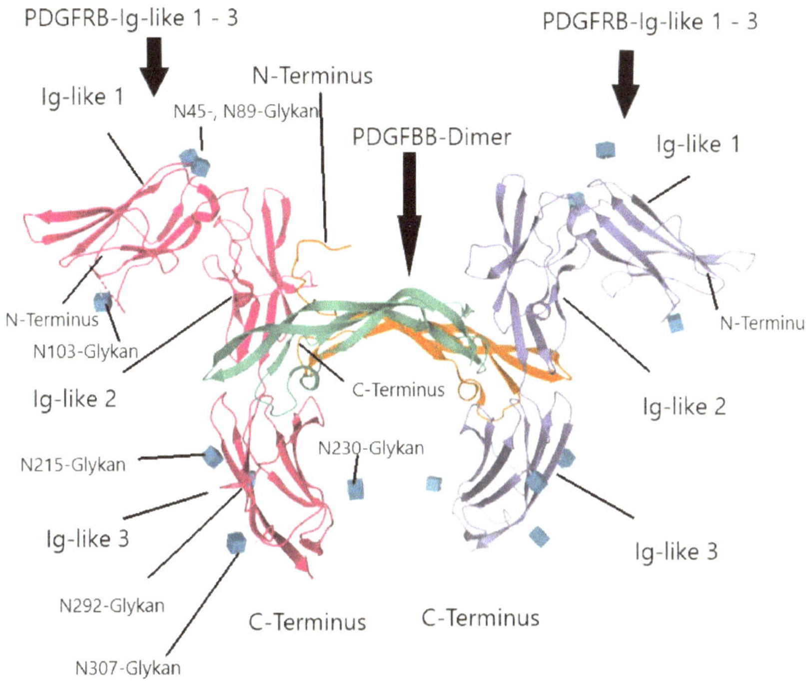

Abbildung 4.13: Kristallstruktur des dimeren Komplexes des PDFRB-Rezeptors mit seinen ersten drei Subdomänen Ig-like 1 – 3 und dem dimeren Liganden PDGFBB (nach Shim et al. 2010, PDB-ID: 3MJG)

Zahlreiche Hinweise existieren seit langer Zeit, dass eine Überaktivität der PDGF-PDGFR-Signaltransduktionskaskade bis hin zur konstitutiven Aktivierung unabhängig von der Liganden-Bindung die Tumorentstehung fördert (Pietras et al. 2003). In bestimmten Tumoren sind die Gene, die entweder für den Liganden PDGF oder für den Rezeptor PDGFR codieren, mutiert. Alternativ sind die Expressionsraten viel zu hoch, so wie beispielsweise in dem seltenen Hauttumor Dermatofibrosarcoma protuberance (DFSB). Hier ist das Gen, das für den Liganden PDGFB codiert mit dem Gen fusioniert, das für Kollagen1A1 codiert (Simon et al. 1997, O'Brien et al. 1998). Das führt zur Synthese großer Mengen eines Fusionsproteins, das N-terminal eine Kollagen-Sequenz und C-terminal die PDGFB-Sequenz enthält. Nach der Prozessierung wird ein PDGFBB-ähnliches Protein freigesetzt, das das Wachstum und Überleben der verursachenden Fibroblasten in autokrin stimuliert (Shimizu et al. 1999). Andere Mechanismen der Tumorigenese über einen veränderten PDGF-PDGFR-Signalweg sind durch Interaktionen mit anderen Zelloberflächen-Rezeptor-Tyrosinkinasen bedingt. Beispielsweise ist die Interaktion des PDGFR mit dem EGF-Rezeptor (epidermal growth factor receptor) bekannt (Saito et al. 2001). Aber auch Interaktionen mit Nichtkinase-Rezeptoren, wie z. B. den Integrinen, verstärken die Aktivität des PDGF-PDGFR-Signalweges (Sundberg und Rubin 1996).

Die Aktivierung des PDGF-Rezeptors triggert dessen Clathrin- und Dynamin-abhängige Internalisierung. Diese wird durch Ubiquitinierung des Rezeptors durch die Ubiquitin-Ligase Cbl gefördert (Miyake et al. 1999). Die Signalübertragung wird in den Endosomen bis zum Abbau im Proteasom und im Lysosom fortgesetzt (Wang et al. 2004). Andererseits können die Rezeptoren auch für ein Recycling aussortiert und in speziellen Recycling-Vesikeln gelagert werden. So tauchen sie dann wieder auf der Zelloberfläche auf. Ein Signalweg, der ein solches Recycling der PDGF-Rezeptoren fördert, verläuft über die Phospholipase Cγ (PLCγ) und die abwärts folgende Proteinkinase C (PKC) (Hellberg et al. 2009). Diese Zunahme des Rezeptor-Recyclings wird dann natürlich von einer verstärkten Amplitude und einer längeren Dauer der Signalübertragung des PDGFR begleitet.

Onkogene Mutationen im PDGFRA sind bei GIST-Patienten wesentlich seltener als innerhalb des c-kit-Rezeptors. Etwa 10 % der GIST-Patienten weisen Mutationen im *PDGFRA*-Gen auf. Corless und Mitarbeiter haben die Mutationen im PDGFRA-Gen hinsichtlich ihrer Häufigkeit, ihres Resistenzspektrums und ihrer In-vitro-Sensitivität gegenüber Imatinib untersucht (Corless et al. 2005). Dabei kamen sie auf 66 Mutationen in Exon 18 (entsprechend dem Aktivierungsloop innerhalb der Tyrosinkinase 11 Mutationen in Exon 12 (entsprechend der juxtamembranären Region) und 3 in Exon 14). Die Expresssion von PDGFRA-Isoformen in CHO-Zellen zeigte für die beiden Exon-12-Mutationen SPDHE566-571R, die Insertion ER561-562 sowie die Exon-14-Substitution Asn659Lys (N659K) eine Imatinib-Sensitivität. Allerdings waren die meisten Mutationen des Codons Asp842 in Exon 18 (entsprechend dem Aktivierungsloop der Tyrosinkinase) (Asp842Val, RD841-842KI, DI841-842IM) resistent gegenüber Imatinib. Die einzige Ausnahme bildete die Substitution der Asparaginsäure gegen die aromatische Aminosäure Tyrosin (Asp842Tyr). Interessanterweise erwiesen sich alle anderen Exon-18-Mutationen, wie z. B. Asp846Tyr, Asn848Lys, Tyr849Lys sowie HDSN845-848P, die ebenfalls innerhalb der Aktivierungsschleife lokalisiert waren, als Imatinib-sensitiv. Insgesamt kamen sie in 2005 auf 289 dokumentierte *PDGFRA*-mutierte GIST, von denen 181 (62,8 %) die Imatinib-resistente Exon-18-Mutation Asp842Val besaßen (Corless et al. 2005). Mehr als ein Drittel der GIST mit *PDGFRA*-Mutationen sollte sensitiv gegenüber einer Imatinib-Therapie sein.

Eine Mutation im PDGF-Rezeptor α verdient besondere Bedeutung: die im Exon 18 gelegene Punktmutation Asp842Val. Gastrointestinale Stromatumoren, die diese Punktmutation aufweisen, zeigen eine vollständige Resistenz gegenüber Imatinib, Sunitinib und Regorafenib.

Literatur:

Antonescu, C.R. et al. Clin Cancer Res 2003, 9, 3329
Arakawa, T. et al. J biol Chem 1991, 266, 18942
Ashman, L.K. Int J Biochem Cell Biol 1999, 31, 1037
D'Auriol, L. et al. Blood 1993, 82, 115
Blume-Jensen, P. et al. EMBO J 1991, 10, 4121
O'Brien, K.P. et al. Gene Chrom Cancer 1998, 23, 187
Broudy, V.C. et al. Blood 1998, 91, 898
Chesneau, V. et al. J Biol Chem 2003, 278, 22331
Chitu, V. et al. In: Receptor Tyrosine Kinases – Family and Subfamilies 2015, Chapter 10: The PDGFR Receptor Family, Editoren: Wheeler, D.L. und Yarden, Y., Humana Press
Corless, C.L. et al. J Clin Oncol 2005, 23, 5357, doi: 10.1200/JCO.2005.14.068
Crosler, P.S. et al. Blood 1993, 82, 1151
Felli, N. et al. Proc Natl Acad Sci USA 2005, 102, 18081
Fleischman, R.A. et al. Proc Natl Acad Sci USA 1991, 88, 10885
Frost, M.J. et al. Mol Cancer Ther 2002, 1, 1115
Gao, X.N. et al. Leuk Res 2011, 35, 1226
Guerrrini, F. et al. Leukemia 2007, 21, 2056
Heissig, B. et al. Cell 2002, 109, 625

Heldin, C.H. und Westermark, B. Physiol Rev 1999, 79, 1283
Heldin, C.-K. Cell Commun Signal 2013, 11, 97
Hellberg, C. et al. Mol Biol Cell 2009, 20, 2856
Hirota, S. et al. Science 1998, 279, 577
Huang, S. et al. EMBO j 1998, 17, 4358
Igoucheva, O. und Alexeev, V. Biochem Biophys Res Commun 2009, 379, 790
Jiang, X. et al. EMBO J 2000, 19, 3192
Josephs, S.F. et al. Science 1984, 225, 636
Koelz, M. et al. Int J Oncol 2011, 38, 503
Laine, E. et al. PloS ComputBiol 2011, 7: e1002068
Lam, L.P. Biochem J 1999, 338, 131
Lennartsson, J. und Rönnstrand, L. Physiol Rev 2012, 92, 1619, doi: 10.1152/physrev.00046.2011
Langley, K.E. et al. Arch Biochem Biophys 1994, 311, 55
Lemmon, M.A. et al. J Biol Chem 1997, 272, 6311
Lemmon, M.A. und Schlessinger, J. Cell 2010, 141, 1117
Lev, S. et al. J Biol Chem 1992, 267, 15970
Longley, B.J. et al. Proc Natl Acad Sci USA 1997, 94, 9017
Martin, F.H. et al. Cell 1990, 63, 203
Miyake, S. et al. J Biol Chem 1999, 274, 16619
Moi, C.D. et al. J Biol Chem 2004, 279, 31655
Oates, J. et al. Biochim Biophys Acta1998, 605
Opdecamp, K. et al. Development 1997, 124, 2377
Park, G.H. et al. Blood 1998, 92, 4138
Paronetto, M.P. et al. Am J Pathol 2004, 164, 1243
Piao, X. et al. Blood 1994, 83, 476
Pietras, K. et al. Cancer Cell 2003, 3, 439
Qiu, F.H. et al. EMBO J 1988, 7, 1003

Ratajczak, M.Z. et al. Blood 1998, 91, 1934
Reigstad, L.J. et al. FEBS J 2005, 272, 5723
Reith, A.D. et al. EMBO J 1991, 10, 2451
Rodt, S.Å. et al. J Physiol 1996, 495, 193
Ropers, H.H. und Craig, I.W. Cytogenet Cell Genet 1989, 51, 259
Rossi, P. et al. Dev Biol 1992, 152, 203
Rozwarski, D.A. et al. Structure 1994, 2, 159
Saito, Y. et al. Mol Cell Biol 2001, 21, 6387
Shim, A.H.-R. et al. PNAS 2010, 107, 11307
Shimizu, A. et al. Cancer Res 1999, 59, 3719
Simon, M.-P. et al. Nature Genet 1997, 15, 95
Sun, J. et al. Exp Cell Res 2007, 313, 3935
Sundberg, C. Rubin, K. J Cell Biol 1996, 132, 741
Theou-Anton, N. et al. Br J Cancer 2006, 94, 1180
Tsujimura, T. et al. Blood1996, 88, 1225
Wang, Y. et al. J Biol Chem 2004, 279, 8038
Wardelmann, E. Int J Cancer 2003, 106, 887
Wu, H. et al. J Mol Graph Mod 2020, 96, 107527, doi: 10.1016/j.jmgm.2019.107527
Yarden, Y. et al. EMBO J 1987, 6, 3341
Yuzawa, S. et al. Cell 2007, 130, 323, doi: 10.1016/j.cell.2007.05.055
Zeng, S. et al. Blood 2004,
Zhang, Z. et al. Proc Natl Acad Sci USA 2000, 97, 7732
Zhu, W.M. et al. Leuk Lymphoma 1994, 12, 441
Zou, J. et al. J Biol Chem 2004, 279, 9818

5. Tyrosinkinase-Inhibitoren bei GIST

Die Therapie mit Tyrosinkinase-Hemmern spielt für Patienten mit gastrintestinalen Stromatumoren ohne die Möglichkeit einer Resektion eine immens wichtige Rolle. Für Patienten mit fortgeschrittenem und/oder metastasiertem GIST gilt Imatinib (Glivec®) als Erstlinientherapie, Sunitinib (Sutent®) als Zweitlinientherapie nach Versagen des Imatinibs und Regorafenib (Stivarga®) als Drittlinientherapie nach Versagen von Imatinib und Sunitinib. Die Strukturformeln der drei bei GIST eingesetzten Rezeptor-Tyrosinkinase-Hemmer sind in Abbildung 5.1. dargestellt.

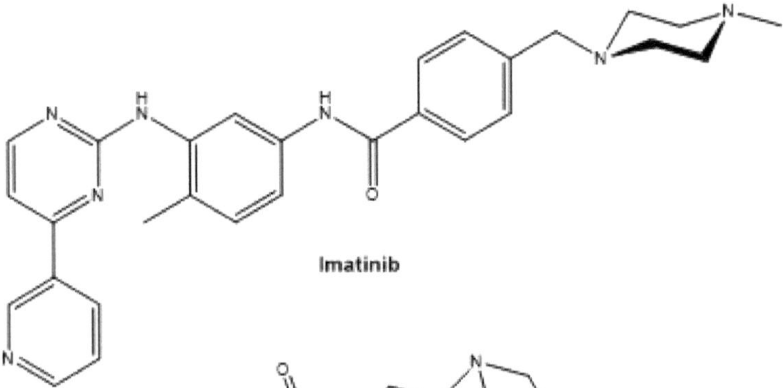

Imatinib

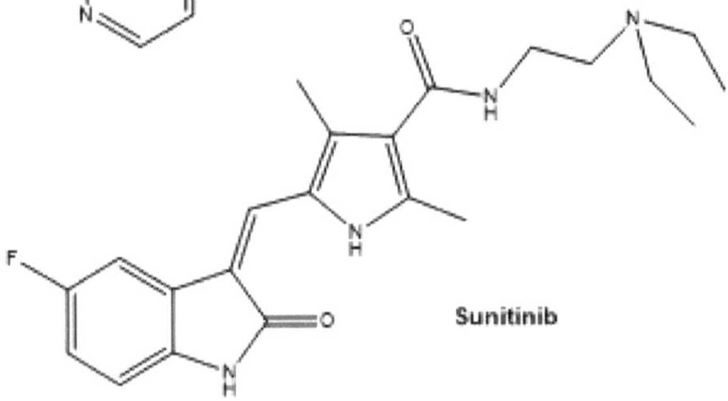

Sunitinib

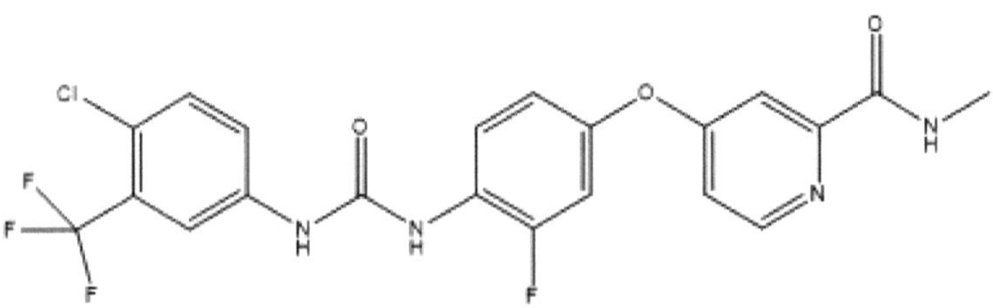

Rgorafenib

Abbildung 5.1: Strukturformeln der Tyrosinkinase-Hemmer, die beim fortgeschrittenen und/oder metastasierten GIST ohne Resektionsmöglichkeit eingesetzt werden.

Rezeptor-Tyrosinkinasen gehören wie die Serin-Threonin-Kinasen und den Histidin-Kinasen zu den drei verschiedenen Typen von Proteinkinasen (PTK). Tyrosinkinasen phosphorylieren mittels ATP, das zu ADP wird, die Phosphorylierung von phenolischen Hydroxyl-Gruppen der Seitenketten von Tyrosinen. Auf diese Weise kommt es auch zu einer Konformationsänderung, die den Übergang von der inaktiven, geschlossenen Tyrosinkinase zur aktiven, offenen Konformation auslöst (Abbildung 5.2) (Avendaño und Menéndez 2015).

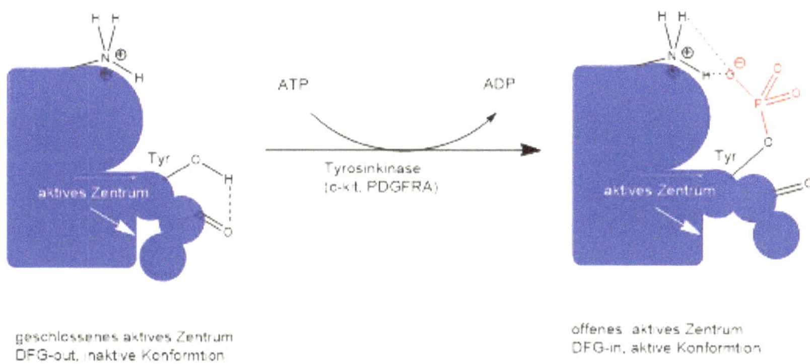

Abbildung 5.2: Schematische Darstellung der Kontrolle der Tyrosinkinase-Aktivität (nach Avendaño und Menéndez 2015).

5.1 Imatinib

Imatinib (STI-571, von signal tranduction inhibitor, Glivec®) war der erste Proteinkinase-Inhibitor, der als peroral bioverfügbares Zytostatikum in der Krebstherapie eingesetzt wurde. Imatinib wird in Form des Methansulfonsäuresalzes (Mesilat) eingesetzt. Nach einer besonders schnellen klinischen Entwicklung wurde Imatinib 2001 für Patienten mit Philadelphia-Chromosom-positiver chronisch myeloischer Leukämie (Ph+ CML) zugelassen (Capdeville et al. 2002). Die Leitsubstanzen während der Entwicklung der Imatinib-Struktur waren 2-Anilinopyrimidin-Derivate (Abbildung 5.3), die mittels eines Screenings als Inhibitoren der Proteinkinase C (PKC) entdeckt wurden. Alle Versuche, die Guanidin-Struktur zu ersetzen, waren erfolglos. Später fand man heraus, dass diese an zwei H-Brücken innerhalb der ATP-Bindungstasche der Kinasen beteiligt ist. Optimierung der Substituenten am 2-Anilinopyrimidin-Pharmakophor führte zu 2-Anilinopyrimidinen mit einem 3-Pyridyl-Substituenten (Abbildung 5.3), die wesentlich stärkere PKC-inhibitorische Aktivität aufwiesen. Außerdem entdeckte man, dass die Addition einer Amid-Gruppe an den Anilino-Rest zu dualen PKC- und Abl-Inhibitoren (Abelson-Kinase) führte. Ein Problem dieser Substanzen war ihre Hydrolyseanfälligkeit und die schnelle Spaltung *in vivo* zu Anilin-Derivaten. Anilin-Derivate besitzen mutagene Eigenschaften aufgrund ihrer metabolischen Aktivierung. Aus diesem Grund sollte das Amid dahin gehend weiterentwickelt werden, dass es resistent gegenüber einer hydrolytischen Spaltung ist. Man entschied sich für die Benzamido-Gruppe (Abbildung 5.3). Als nächstes galt es, die Selektivität für die Abl-Kinase zu erhöhen und die PKCinhibitorischen Eigenschaften möglichst zu minimieren. Zahlreiche Analoga wurden synthetisiert. Schließlich fand man heraus, dass ein simpler ortho-Methyl-Substituent zu einem selektiven Abl-Inhibitor führte (CGP-53716) (Abbildung 5.3). Die konformationelle Einschränkung, die das Molekül durch die Methyl-Gruppe erfährt, zwingt es in eine Konformation, die nur passend für die ATP-Bindungstasche der Abl-Kinase, nicht aber für die PKC ist. Zuletzt wurden weitere Modifikationen am Molekül vorgenommen, um die Löslichkeit im wässrigen Milieu zu erhöhen. Eine basische Seitenkette mit einem Methylpiperidin wurde eingebaut (Abbildung 5.3). Die basischen Seitenketten erlauben eine Salzbildung zur Erhöhung der Löslichkeit in Wasser (Zimmermann et al. 1997). Erste Kristallstruktur-Untersuchungen zeigten, dass Imatinib in einer ATP-kompetitven Art in der ATP-Bindungstasche als ATP-Mimetikum der Abl-Kinase und verwandter Kinasen bindet. Dabei zeigt Imatinib eine Präferenz für die inaktive Konformation der Kinase. Charakteristisch für diese inaktive Konformation ist der in die ATP-Bindungstasche hineinragende N-Terminus der Aktivierungsschleife. Auf diese Weise imitiert der N-terminale Rest ein gebundenes Peptid-Substrat (Schindler et al. 2000, Nagar et al. 2002, Nowakowski et al. 2003, Cowan-Jacob et al. 2007). Der Fakt, dass Imatinib an die inaktive Konformation der Kinase bindet, sollte eigentlich eine hohe Selektivität für die Abl-Kinase gegenüber anderer Kinasen bedingen. Allerdings ist Imatinib nicht selektiv wirksam. Das 2-Anilinopyrimidin bindet neben ABL auch ATP-kompetitiv and die Tyrosinkinasen c-kit und PDGFRA, die bei der Pathogenese gastrointestinaler Stromatumoren eine wichtige Rolle spielen.

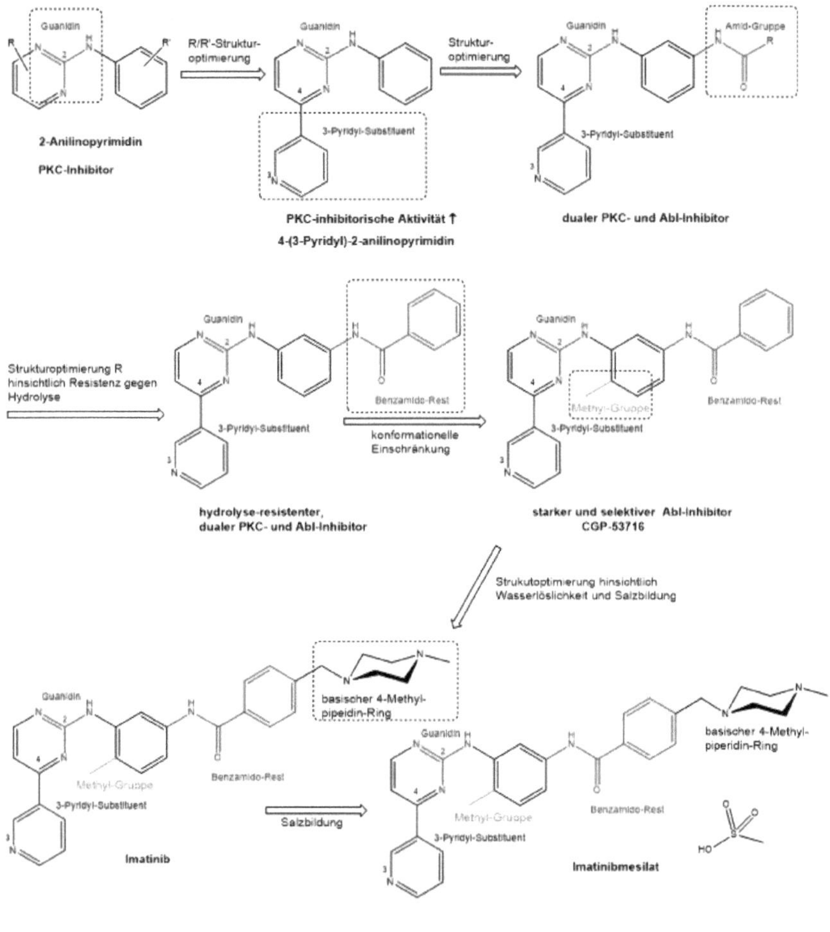

Abbildung 5.3: Entwicklung des Imatinibs ausgehend von 2-Anilinopyrimidinen als Leitsubstanzen und Schritt-für-Schritt-Strukturoptimierung (nach Avendaño und Menéndez 2015).

Die Salzbildung des Imatinibs mit der Methansulfonsäure erfolgt im stöchiometrischen Verhältnis 1:1. Welches der basischen Stickstoff-Atome dabei protoniert wird, ist schwer zu beantworten. Es gibt im Molekül vier basische Stickstoff-Atome mit den pK_S-

Werten der korrespondierenden Säuren von 8,07, 3,73, 2,56, 1,52 (O'Neil (Ed.) 2001). Normalerweise ist die Guanidin-Struktur die stärkste Base, durch die elektronenziehenden Aromaten wird die Basizität aber stark herabgesetzt sein. Das Amid ist aufgrund der Konjugation des freien Elektronenpaares mit der Carbonyl-Gruppe nicht basisch. Das Anilin – von Haus aus als aromatisches Amin weniger basisch als aliphatische Amine – enthält zusätzlich einen elektronenziehenden Aromaten am Stickstoff. Der Pyridin-Stickstoff wird im 3-Pyridyl-Substituenten von anderen Substituenten wenig beeinflusst. Da aber die korrespondierende Säure des Pyridins einen pK_S-Wert von 5,2 besitzt, fällt diese Position zur Protonierung ebenso weg. Bleiben die beiden Piperazin-Stickstoff-Atome, von denen wahrscheinlich der an Position 4 und methylierte protoniert sein wird. Die Wasserlöslichkeit des Imatinibs beträgt bei pH = 4,2, also ist das Molekül im sauren Milieu, wenn das Molekül protoniert ist, 100 g/l. Bei pH = 7,4, lipophil (O'Neil 2001).

Die Absorption nach peroraler Applikation ist somit auch fast vollständig. Die Absorption verläuft aus den oberen Darmabschnitten bei pH = 5 – 7 sehr schnell (Peng et al. 2005). Das Ausmaß der Absorption ist unabhängig von der Nahrungsaufnahme. Imatinib sollte aber dennoch mit einer Mahlzeit und einem großen Glas Wasser eingenommen werden, um gastrointestinale Nebenwirkungen zu reduzieren (De Kogel und Schellens 2007). Eine fettreiche Mahlzeit verlängert die Zeitdauer der Absorption und damit die Zeit t_{max}, die maximale Plasmakonzentration zu erreichen. Unter normalen Bedingungen wird c_{max} von ungefähr 1,9 µg/ml nach 2 – 4 h erreicht (Peng et al. 2005). Die absolute Bioverfügbarkeit beträgt nahezu 100 %, kann aber in manchen Fällen deutlich niedriger liegen wegen einer begrenzten Absorption (Peng et al. 2005). Imatinib wird stark an Plasmaproteine gebunden. 95 % einer Imatinib-Dosis liegen im Plasma an Proteine gebunden vor. Hauptbindungspartner ist Albumin (Peng et al. 2005). Zusätzlich bindet Imatinib an die saure Fraktion des α_1-Glykoproteins *in vitro* und *in vivo*. Die saure Fraktion der α_1-Glykoproteine ist bei CML- und GIST-Patienten erhöht. Allerdings ist gängige die Meinung, dass bei klinisch relevanten Dosen die Imatinib-Bindung an die α_1-Glykoproteine die Wirkung des TKIs nicht beeinflusst (De Kogel und Schellens 2007).

Imatinib wird extensiv hepatisch und in der Darmwand über Cytochrom-P450-Isoenzyme metabolisiert. Hauptverantwortliches CYP-Isoenzym für die Imatinib-Biotransformation ist dabei CYP3A4/5. Allerdings wird es auch durch andere CYP-Isoenzyme – wenn auch in wesentlich geringerem Ausmaß – verstoffwechselt. Beispiele sind CYP1A2, CYP2D6, CYP2C9 und CYP2C19. Der Hauptmetabolit ist das demethylierte Piperazin-Derivat, das *In-vitro*-Daten zufolge inhibitorische Aktivitäten gegenüber der Rezeptor-Tyrosinkinasen PDGFRA und c-kit aufweist, die vergleichbar mit denen der Ausgangssubstanz sind (Peng et al. 2005). Die Konzentration des N-Demethyl-Imatinibs beträgt im Plasma 10 – 15 % der Konzentration des Imatinibs. Beide, sowohl Imatinib als auch sein N-demethylierter Hauptmetabolit, werden zusätzlich in der Leber N-oxidiert am N$ des Piperazin-Ringes sowie am Pyridin-Stickstoff. (Peng et al. 2005).

Durchschnittlich werden 75 % einer Imatinib-Dosis biotransformiert. Die terminale Halbwertszeit $t_{1/2}$ beträgt 19 h mit Variationen zwischen 14 und 23 h. Dagegen besitzt der N-demethylierte Hauptmetabolit eine terminale Halbwertszeit $t_{1/2}$ von 40 h mit individuellen Variationen von 30 – 50 h (Peng et al. 2005). Die Elimination erfolgt vorwiegend über die Galle, 68 % in Form von Metaboliten, 20 % als unverändertes Imatinib. Die renale Elimination ist gering. Nur 13 % der Metaboliten und 5 % unverändertes Imatinib werden über die Nieren ausgeschieden (Peng et al. 2005, De Kogel und Schellens 2007).

5.2 Sunitinib

Genauso wie Imatinib ist Sunitinib (Sutent®) ein peroral bioverfügbarer Tyrosinkinase-Hemmer. Sunitinib kann mehr noch als Imatinib als wenig selektiver TKI beschrieben werden. Die Substanz ist ein Inhibitor der VEGFR-Isoformen 1. 2 und 3 (vascular endothelial growth factor receptors 1, 2 and 3, der PDGFRA/B (platelet-derived growth factor receptor alpha/beta), des Stammzellfaktorrezeptors -c-kit, der FLT3 (FMS-like tyrosine kinase 3), des CSF1R (colony-stimulating factor 1 receptor) und des RET-Receptors (**re**arranged during **t**ransfection receptor) (Sun et al. 2009). Sunitinib kann deshalb als unselektiv wirksamer Multi-Tyrosinkinase-Inhibotr bezeichnet werden.

Am Anfang der Entwicklung des Sunitinibs stand die Aufklärung der Struktur und der Bedeutung des VEGFs und seiner Rezeptor-Isoformen VEGFR (Terman et al. 1992, de Vries et al. 1992). Eine Vielzahl an Studien zeigte schon damals die bedeutende Rolle der VEGF/VEGFR-Signaltransduktionskaskade bei der Tumorigenese insbesondere bei der Tumor-Angiogenese (Sun et al. 2009).

In 1994 startete bei SUGEN, South San Francisco, ein Entwicklungsprogramm, das als Target die Angiogenese des Tumors hatte. Dabei sollten insbesondere Moleküle entwickelt werden, die die VEGFR-katalytische Aktivität hemmen (Sun et al. 2009). Ein HTS (High Throughout Screening) identifizierte das Indolin-2-on-Pharmakophor über einen biochemischen PDGFR-Proteinkinase-Assay. Unter einigen Hits zeigten sich die Indolin-2-one als relativ selektiv in Zellen, die die VEGF- mit der FGF- (fibroblast growth factor) Signalweiterleitung in kultivierten humanen endothelialen Zellen der Venen (HUVECs) verglich. Ebenso zeigten sich eine PDGF-Selektivität in kultivierten Fibroblasten gegenüber der EGF-Signalweiterleitung (Sun et al. 2009).

Diese Indolin-2-one waren die initialen Hits, die inhibitorische Aktivitäten gegen zahlreiche Rezeptor-Tyrosinkinasen aufwiesen und zugleich als Begründer der TKI-Klasse der Indolin-2-one gelten (Abbildung 5.4) (Sun et al. 2009).

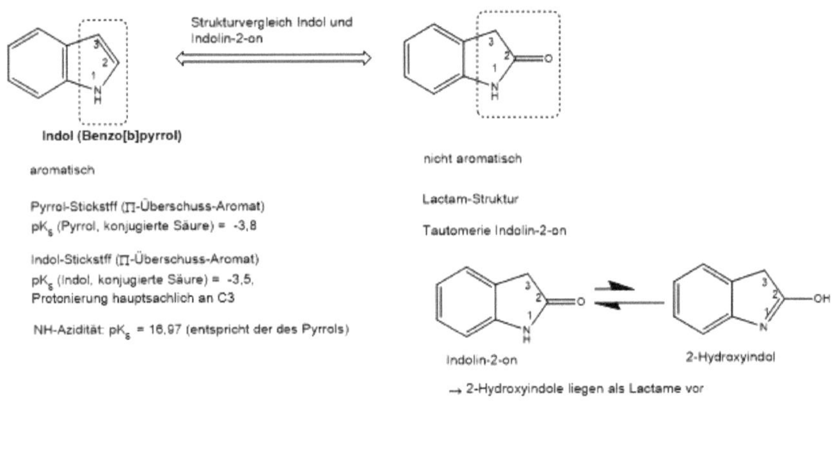

Abbildung 5.4: Strukturvergleich Indol – Indolin-2-on

Literatur: Eicher und Hauptmann 1994, Elguero und Katritzky 2000.

Es handelt sich eigentlich genauso um aromatische 2-Hydroxyindole, allerdings ist das Tautomerengleichgewicht zur Seite der im Pyrrol-Ring nicht aromatischen Indolin-2-one mit zyklischer γ-Lactam-Struktur verschoben. Das 2-Hydroxyindol-Tautomer spielt keine Rolle (Eicher und Hauptmann 1994, Elguero und Katritzky 2000).

Drei Indolin-2-one wurden als initiale Hits identifiziert, die inhibitorische Aktivitäten gegenüber zahlreichen Rezeptor-Tyrosinkinasen aufwiesen (Abbildung 5.5) (Sun et al. 2009)

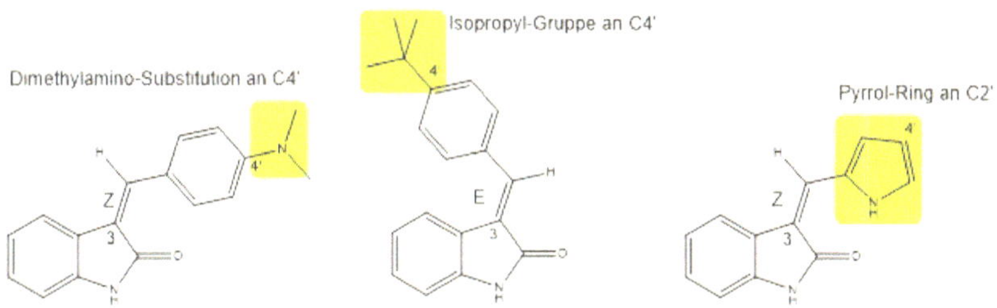

Abbildung 5.5: Die drei initialen Hits aus der Substanzklasse der 3-substituierten Indolin-2-one (nach Sun et al. 2009).

Beide Z-Diastereomere sind selektive und starke Inhibitoren des VEGF-Rezeptors, wohingegen das E-Diastereomer ein nichtslektiver Tyrosinkinase-Inhibitor war (Sun et al. 1998).

Beim Betrachten der inhibitorischen Aktivitäten der Substanzen kommen Zusammenhänge zwischen chemischer Struktur und Wirksamkeit auf. Das am Phenyl-Ring der Position 3 des Indolin-2-ons an Position 4' eine 4-Dimethylamino-Substitution aufweisende Indolin-2-on unterscheidet sich vom E-konfigurierten Hit nur durch die isostere Isopropyl-Gruppe an Position 4' des Phenyl-Ringes. NMR-Daten deuteten Unterschiede beider Indolin-2-one in den Verhältnissen von E- und Z-Konfiguration an der Δ3-Doppelbindung an. Sowohl bei der 4-Dimethylamino-substituierten als auch bei der statt des Phenyl-Ringes einen Pyrrol-Ring tragenden Verbindung dominiert eindeutig die Z-Konfiguration. Beide waren potente Inhibitoren des VEGF-Rezeptors 2. Das Indolin-2-on mit der Isopropyl-Gruppe dagegen lag vornehmlich als E-Isomer vor. Diese Verbindung zeigte geringere Aktivitäten und Selektivitäten. Diese primäre Analyse deutete an, dass die relative Aktivität und Selektivität zur Hemmung des VEGFR2 abhängig von der Konfiguration an der Δ3-Doppelbindung ist. Das Verhältnis E- zu Z-Isomer wiederum wird bestimmt durch die Eigenschaften der Substituenten an C3 (Sun et al. 2009). Diese Vermutung konnte durch Kristallstruktur-Untersuchungen mit dem in der ATP-Bindungstasche von FGFR1 (hohe Aminosäuresequenz-Homologie zu VEGFR2) gebundenen Indolin-2-on SU5402 verifiziert werden (Mohammadi et al. 1997). SU4502, so zeigten NMR-Aufnahmen, lag in Lösung vollständig in der Z-Jonfiguration vor. Ein anderes ebenfalls innerhalb dieser Studien untersuchtes Indolin-2-on mit einem zusätzlichen Piperazin-Ring an der C3-Seitenkette und an Position 4 mit einer Aldehyd-Gruppe substituiert lag in Lösung fast vollständig in der E-Konfiguration vor (Mohammadi et al. 1997, Sun et al. 1998). In den Studien von Mohammadi et al. zeigte sich, dass die Bindungskonfiguration in der ATP-Tasche für beide, also für SU5402 und für das eigentlich in der E-Konfiguration vorliegende Piperazin-substituierte Indolin-2-on, die Z-Konfiguration war (Abbildung 5.6) (Mohammadi et al. 1997, Sun et al. 1998).

Diese strukturellen Untersuchungen zeigten den wahrscheinlichen Wirkmechanismus der 3-substituierten Indolin-2-one als

ATP-kompetitive Inhibitoren innerhalb der ATP-Bindungstasche von Tyrosinkinasen und sie lieferten wichtige Informationen bezüglich einer Leitstruktur-Optimierung (Sun et al. 2009).

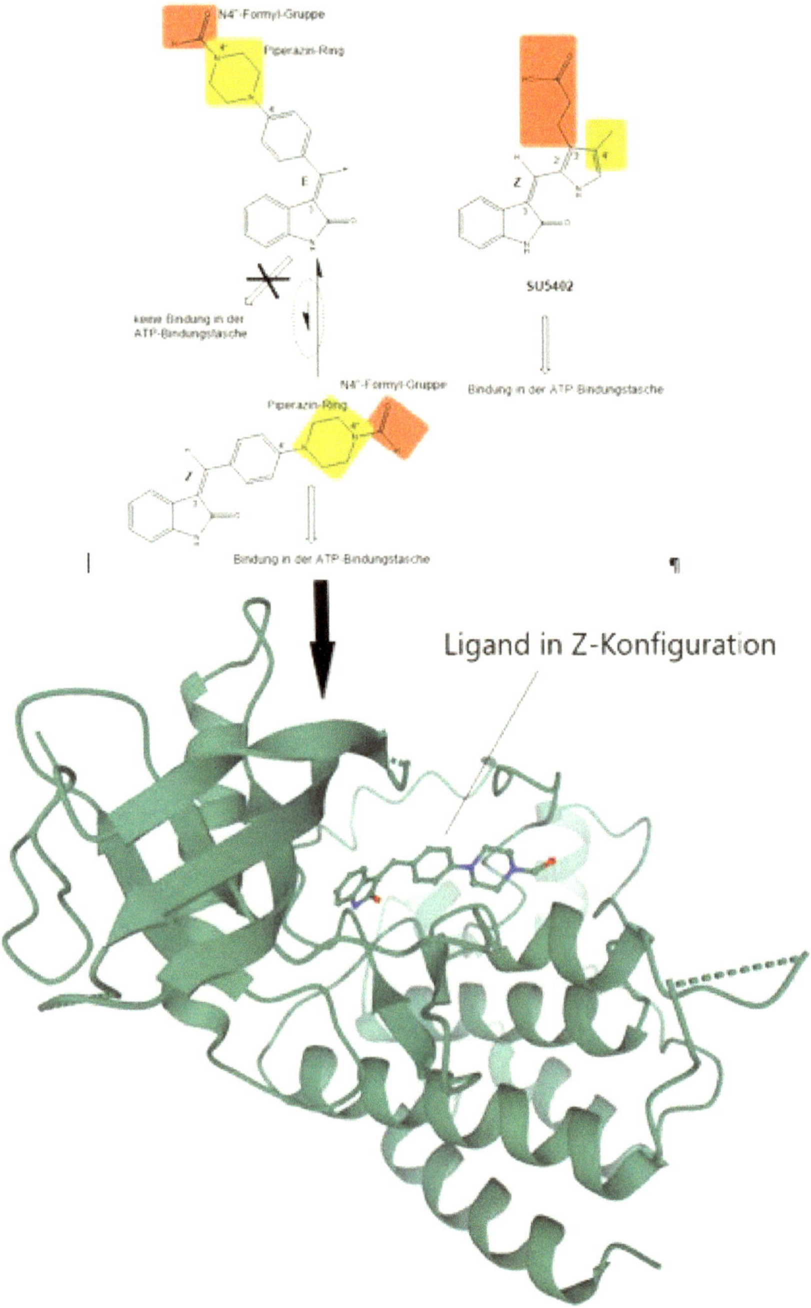
N4''-Formyl-Gruppe
Piperazin-Ring
SU5402
keine Bindung in der ATP-Bindungstasche
Bindung in der ATP-Bindungstasche
N4''-Formyl-Gruppe
Piperazin-Ring
Bindung in der ATP-Bindungstasche
Ligand in Z-Konfiguration

Abbildung 5.6: 3-substituierte Indolin-2-one vom Typ des SU5042 binden nur als Z-Diastereomer in der ATP-Bindungstasche. Größtenteils E-konfigurierte 3-substituierte Indolin-2-one müssen vor der Bindung eine Isomerisierung zur Z-Konformation durchführen.
Unten ist die Kristallstruktur der Tyrosinkinase-Domäne des FGFR1 (fibroblast growth factor receptor 1) im Komplex mit dem Inhibitor mit zusätzlichem Piperazin-Ring sowie zusätzlicher Formyl-Gruppe in 4′′-Position gezeigt. Dieser Inhibitor liegt größtenteils in der E-Konfiguration vor, die Bindung erfolgt aber in der Z-Konfiguration (Mohammadi et al. 1997, PDB-ID: 1AGW).

Nachdem Struktur-Wirkungs-Beziehungen für die chemische Klasse der Indolin-2-one erstellt waren, wurden einige hochselektive VEGFR2-Inhibitoren identifiziert. Es wurde außerdem ein recht diverser Satz an substituierten Indolin-2-onen synthetisiert (Sun et al. 1998, Sun et al. 1999). Von besonderem Interesse waren dabei Indolin-2-one mit einem Pyrrol-Ring am C3 des Bizyklus. Substanzen dieser Art zeigten ein besseres In-vitro-Profil als die entsprechenden korrespondierenden Substanzen mit einer C3-Aryl- oder Heteroaryl-Substitution.
Unter einem der ersten Sätze Pyrrol-substituierter Indolin-2-one befand sich SU5416 (Abbildung 5.7).

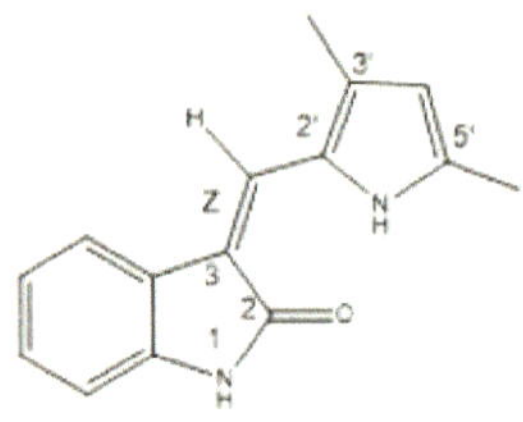

SU5416 ¶

Abbildung·5.7: → Strukturformel·des·3-Pyrrol-substituierten·Indolin-2-ons·SU5416.¶

Tabelle·5.1: → Inhibition· Ligand-abhängiger· zellulärer· Aktivitäten· des· Indolin-2-on· mit·C3-Pyrrol-Substitution·(nach·Fong·et·al.·1999,·Sun·et·al.·2009).¶

Ligand-abhängige·Phosphorylierung·von·Rezeptor-Tyrosinkinasen·in·NIH3T3·-Zellen·(IC_{50})¤			
¶ FLK1¤	¶ PDGFR¤	¶ FGFR¤	¶ EGFR¤
1,04·µM¤	20,26·µM¤	>100·µM¤	>100·µM¤
¤			
Ligand-abhängige·Mitogenese·von·HUVEC-Zellen·(IC_{50})¤			
¶ VEGFR¤		¶ FGFR¤	
0,04·µM¤		50·µM¤	

Flk1:·fetal·liver·kinase·1;·entspricht·VEGFR2·(vascular·endothelial·growth·factor·receptor· 2);·PDGFR:·platelet·-derived·growth·factor·receptor;·FGFR:·fibroblast·growth·factor· receptor·2;·EGFR:·epidermal·growth·factor·receptor;·VEFGR:·vascular·endothelial·growth· factor·receptor;·HUVEC:·human·umbilical·vein·endothelial·cells,·humane·Endothelzellen,· die·aus·der·Nabelschnurvene·isoliert·werden;·NIH·3T3:·„3T3":·3·days·transfer,·3·x·10*5· inoculum,·embryonale·Fibroblasten·der·Maus.¶

Diese Substanz zeigte in vitro starke inhibitorische Aktivität gegenüber der VEGFR2-Tyrosinkinase. Ebenso war die Selektivität für die VEGFR2-Kinase in vitro sehr groß (Tabelle 5.1). Dieses Indolin-2-on zeigte außerdem ein breites Spektrum an Antitumor-Aktivität nach täglicher intraperitonealer Applikation (Fong et al. 1999, Sun et al. 2009).

Weitere Studien hinsichtlich des Wirkmechanismus, der dem *In-vivo*-Antitumor-Effekt von SU5416 zugrunde liegt, zeigten, dass es *in vitro* keine Wirkung aufwies, wenn es an verschiedenen Tumorzelllinien, die in den *In-vivo*-Antitumorstudien benutzt wurden. Interessanterweise beobachtete man bei einigen Tumor-Xenografts, die mit SU5416 behandelt wurden, einen Mangel an Blutgefäßen im Vergleich zu den Kontroll-Tumoren (Fong et al. 1999). SU5416 besaß zudem die Fähigkeit, die vaskuläre Dichte sowie die vaskuläre Dichtigkeit der Tumorgefäße zu hemmen (Vajkoczy et al. 1999). All diese Eigenschaften der Substanz deuteten auf einen antiangiogenen Wirkmechanismus und nicht auf eine direkte Wachstumshemmung hin.

Der neue Wirkmechanismus und ein annehmbares Toxizitätsprofil veranlassten Sugen 1997, mit SU5416 die nächste Etappe zu nehmen und die klinische Entwicklung einzuleiten. Als erstes antiangiogen wirksames Zytostatikum kam SU5416 in die klinische Entwicklung. Die Substanz wurde als intravenös zu applizierendes Arzneimittel entwickelt und lieferte den klinischen Beweis eines antiangiogenen Wirkmechanismus (Aiello et al. 2002, Fiedler et al. 2003, Giles et al. 2003). Allerdings behinderten die Pharmakokinetik und insbesondere die Löslichkeit des SU5416 die weitere klinische Entwicklung, die schließlich eingestellt wurde (Sun et al. 2009).

Die frühen Verbindungen, wie der hochselektive VEGFR-Inhibitor SU5416, verzögerten das Tumorwachstum. Um die Antitumoraktivität zu verstärken, dachte man um und verfolgte das Ziel, mit einer Substanz gleichzeitig viele Rezeptor-Tyrosinkinasen zu hemmen. Diese Rezeptor-Tyrosinkinasen sollten einerseits wichtig für die Regulation des Tumorwachstums sein, andererseits aber auch die Angiogenese des Tumors steuern. Dementsprechend wurden Zweitgenerationen-Indolin-2-one synthetisiert, die auch den PDGFRB hemmten und bessere pharmakokinetische Eigenschaften aufwiesen als SU5416. Dazu wurden Informationen genutzt, die aus Cokristallisaten und Molekular-Modeling-Studien gewonnen wurden. Der Kristallkomplex aus SU5402 und FGFR1 zeigte, dass die Adenin-bindende Region durch eine Wechselwirkung zwischen Asn568 und dem C3'-Propionsäure-Substituenten am Pyrrol-Ring des SU5402 konformativ verändert wird. Diese Konformationsänderung könnte der Grund für die größere FGFR1-inhibitorische Aktivität des SU5402 sein – gerade im Vergleich zu SU5416, dem ein solcher Substituent fehlt. SU5402 besitzt außerdem starke inhibitorische Aktivitäten gegenüber VEGFR2, der entsprechend zu FGFR1 denselben Asparagin-Rest in der Zucker-bindenden Region enthält. Im Gegensatz zu VEGFR2 und FGFR1 besitzt PDGFRB in der Zucker-bindenden Region kein Asparagin, sondern eine Asparaginsäure. Zusätzlich enthält PDGFRB nah des C4' des Pyrrol-Ringes von SU5402 einen basischen Arginin-Rest. Um also die PDGFRB-inhibitorischen Aktivitäten des SU5402 zu verstärken, wurde die Propionsäure-Seitenkette von C3' nach C4' versetzt, um mit seiner Seitenketten-Carboxylat-Gruppe mit dem Guanidinium-Rest des Arginins wechselwirken zu können. Um gleichzeitig die VEGFR2-Inhibition des SU5416 beizubehalten, wurde die 3,5-Dimethylpyrrol-Partialstruktur des SU5416 in eine neue Serie von Indolin-2-onen eingebaut. Die Kombination jedes dieser strukturellen Bausteine führte zur Identifizierung von SU5688 (Abbildung 5.8). SU5688 besaß ein vergrößertes RTK-Targetprofil, indem sowohl VEGF-Rezeptoren als auch PDGF-Rezeptoren durch diese Substanz gehemmt werden (Laird et al. 2000).

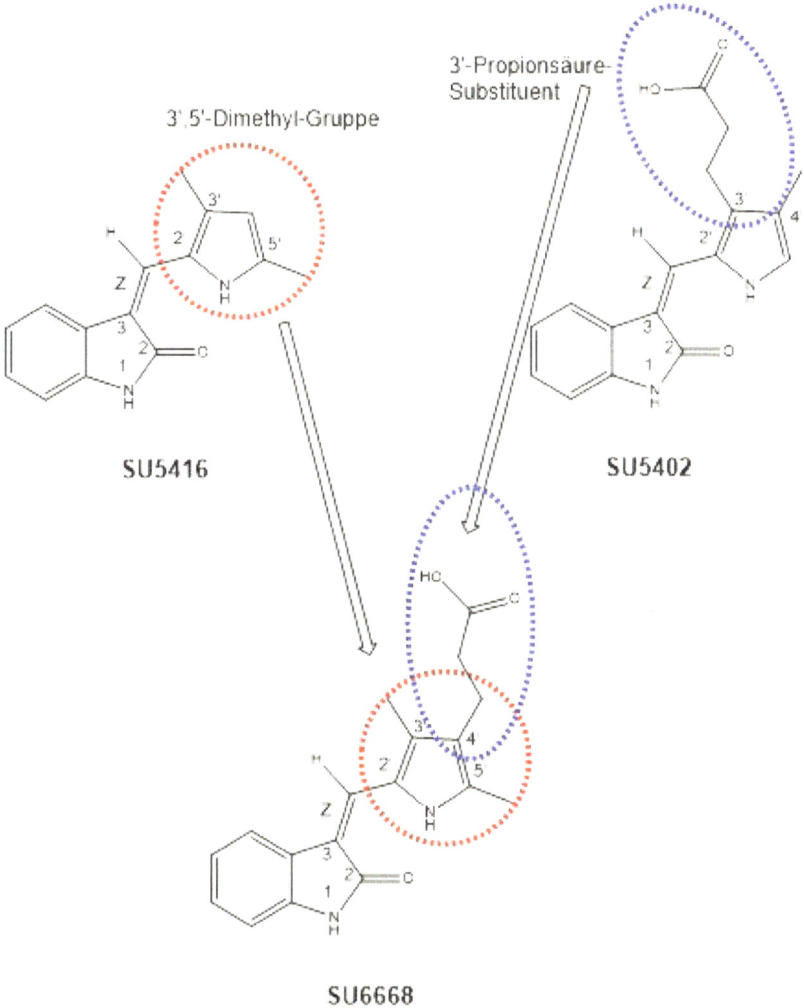

Abbildung 5.8: Entwicklung des Zweitgenerationen-Indolin-2-ons SU6668 aus den beiden Erstgenerationen-Indolin-2-onen SU5416 und SU5402 (nach Sun et al. 2009).

SU6668 war nun ein Inhibitor von VEGF- und PDGF-Rezeptoren (Tabelle 5.2). Die Kristallstruktur des SU6668 mit der Tyrosinkinase FGFR1 zeigte, dass der Ligand in der ATP-Bindungstasche fixiert war wie im Fall des SU5402.

FLK1-Transphosphorylierung	FGFR1-Transphosphorylierung	PDGFRB-Autophosphorylierung	EGFR, IGF-1R, Met, Lck, Zap70, Abl, CDK2
K_i = 2,1 μM	K_i = 1,2 μM	K_i = 0,008 μM	K_i> 10 μM
Endotheliale Zell-Proliferation (IC_{50})			
VEGF-induziert	FGF-induziert	Tumorzell-Proliferation (IC_{50})	
0,34 μM	9,6 μM	>15 μM	

EGFR: epidermal growth factor; IGF-1R: Insulin-like growth factor 1 receptor; Met: syn: hepatocyte growth factor receptor (HGFR); Src: Akronym aus cellular und sarcoma; LCK: Lymphozyt-spezifische Protein-Tyrosinkinase; Abl: Abelson-Tyrosinkinase; cdk2: cycli-dependent kinase 2; FLK1: fetal liver kinase; FGFR1:ccfibroblast growth factor receptor 1; PDGFRB: platelet-derived growth factor receptor β; VEGF: vascular endothelial growth factor; FGF: fibroblast growth factor.

Tabelle 5.2: K_i-Werte des SU6668 gegenüber FLK1, FGFR1 und PDGFRB, IC_{50}-Werte des SU6668 für die VEGF- und FGF-induzierte endotheliale Zell-Proliferation sowie die Tumorzell-Proliferation (nach Laird et al. 2000).

Molekular-Modeling-Studien mit dem katalytischen Zentrum des PDGFR und SU6668, welches in der ATP-Bindungstasche lokalisiert war, lieferte die Gründe für die starke Affinität des SU6668 für PDGFR. Die erhoffte Wechselwirkung zwischen dem Guanidinium-Kation des Enzyms sowie der Carboxalat-Gruppe ist tatsächlich gegeben. Zusätzlich besaß SU6668 ein wesentlich günstigeres pharmakokinetisches Profil mit einer guten Löslichkeit, was eine perorale Applikation ermöglichte (Sun et al. 2009).
Nach dem anfänglichen Erfolg mit dualen VEGFR- und PDGFR-Inhibitoren sollte das RTK-Target-Profil der Indolin-2-one nochmals erweitert werden, um weitere Klasse-III-RTKs zu erfassen. Modifikationen an C4′ des Pyrrol-Ringes könnten zu Indolin-2-onen mit deutlich unterschiedlichen Kinase-Inhibitions-Profilen. In diesem Zusammenhang war das neutrale SU5416 (Fong et al. 1999) ein starker und selektiver VEGFR2-Inhibitor, während das durch die Propionsäure-Seiztenkette azide SU6668 (Laird et al. 2000) auch PDGFRB hemmte.
Es wurde noch einmal versucht, über die C4′-Position des Pyrrol-Ringes Änderungen im pharmakodynamischen Profil zu erreichen. Verschiedene basische Seitenketten wurden an C4′ von SU5416 substituiert. Unter diesen neuen Analoga befand sich SU11248 (Sun et al. 2003), dessen pharmakokinetisches Profil *in vivo*, seine Löslichkeit, seine Protein-Bindung, seine inhibitorischen Aktivitäten gegenüber den angestrebten Rezeptor-Tyrosinkinasen und schließlich seine Antitumor-Aktivität in der Summe das bislang optimalste Indolin-2-on war. Die bei der klinischen Entwicklung

des SU11248 erlebten Einschränkungen und Hindernisse, die man bei der klinischen Entwicklung von SU5416 erlebt hatte (schlechte Löslichkeit, kein maximaler Antitumor-Effekt, da das VEGFR-Target aufgrund der fehlenden Häufigkeit der i.v.-Applikation nicht vollends ausgeschaltet werden konnte, ein Mangel an Biomarkern, die den pharmakologischen Erfolg der Substanz am Target bewiesen) sollten sich bei SU11248 nicht wiederholen (Sun et al. 2009).

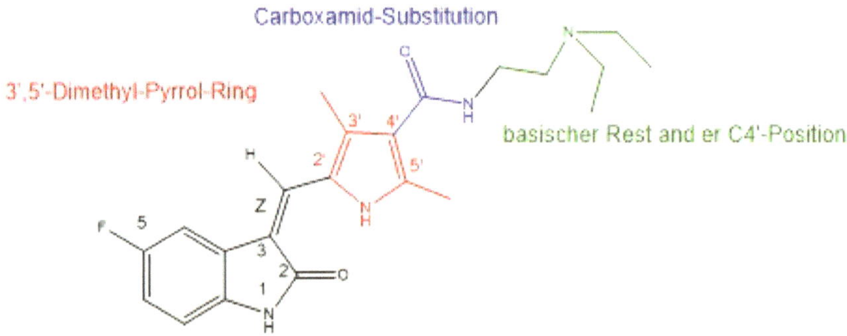

SU11248 (Sunitinib)

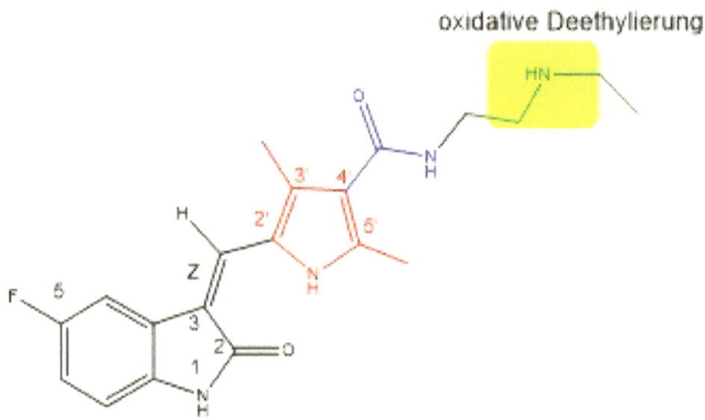

SU12662 (Metabolit des SU11248)

Abbildung 5.9: Strukturformel des SU11248, des späteren Sunitinibs, mit basischer Seitenkette an C4′ und sein Metabolit (SU12662).

Initiale *in vitro* biochemische Kinase-Screening-Assays mit rekombinanten Proteinen zeigten, dass SU11248 starke inhibitorische Aktivitäten gegen die VEGF-Rezeptoren (VEGFR1, 2 und 3) und PDGFRB aufwies mit K_i-Werten, die von 0,002 – 0,0017 µM reichten (Mendel et al. 2003). Groß angelegte Kinase-Assays ließen den Schluss zu, dass SU11248 selektiv für Klasse-III- und Klasse-V-Kinasen-Rezeptor-Tyrosinkinasen ist. Man kann Sunitinib als Multi-Tyrosinkinase-Inhibitor bezeichnen, da er die VEGF-Rezeptoren 1, 2 und 3, die PDGF-Rezeptoren alpha und beta, den c-kit-Rezeptorden, den Ret-Rezeptor (**re**arranged during **t**ransfection), die FLT3 (FMS-like tyrosine kinase 3) sowie den Rezeptor des Makrophagen-Kolonie-stimulierenden Faktors 1 (CSF1R) hemmt (Tabelle 5.3). (Mendel et al. 2003, Sun et al. 2009). SU12662, ein an der basischen Seitenkette deethylierter Hauptmetabolit des SU11248 zeigte inhibitorischen Eigenschaften in derselben Größenordnung gegen dieselben RTKs wie SU11248.

		Zellulärer IC_{50}	
Tyrosinkinase	Biochemischer K_i	RTK-Phosphorylierung	Zellproliferation
VEGFR 1	0,002 µM	nicht bestimmt	nicht bestimmt
VEGFR 2	0,009 µM	0,004 µM	0,004 µM
VEGFR 3	0,017 µM	nicht bestimmt	nicht bestimmt
PDGFRA	nicht bestimmt	nicht bestimmt	0,069 µM

PDGFRB	0,008 µM	0,004 µM	0,039 µM
c-kit	nicht bestimmt	0,001 µM	0,002 µM
Wild-Typ-FLT3	nicht bestimmt	0,25 µM	0,01 µM
ITD-FLT3	nicht bestimmt	0,05 µM	0,001 -0,01 µM
Ret	nicht bestimmt	0,05 µM	0,05 µM
CSF1R	nicht bestimmt	0,05 – 0,10 µM	nicht bestimmt

Tabelle 5.3: Inhibition von Target-Rezeptor-Tyrosinkinasen durch SU11248 (nach Mendel et al. 2003, Sun et al. 2009).

Sunitinib zeigt gute pharmakokinetische Eigenschaften, die eine perorale Applikation ermöglichen und therapeutische Plasmaspiegel erlauben (Mendel et al. 2003). Die gute Löslichkeit (>25 mg/ml über einen pH-Bereich von 1,2 bis 6,8) und der basische Diethylamino-Substituent ermöglichen eine Salzbildung (Abbildung 5.10). Mit einem pK_S-Wert der korrespondierenden Säure von 8,95 ist der Diethylamino-Rest des Sunitinibs etwas schwächer basisch, als man es von tertiären Aminen kennt. Sunitinib wird als Sunitinibmalat, als Salz der Apfelsäure, eingesetzt. Die Fluor-Substitution an C5 des Indolin-2-on-Pharmakophors trägt zur metabolischen Stabilität bei, da es eine Oxidation (Hydroxylierung) an dieser Position vermeidet (Abbildung 5.10). Der deethylierte Hauptmetabolit zeigt vergleichbare *In-vitro-* und *In-vivo-*Antitumor-Eigenschaften wie Sunitinib (Mendel et al. 2003, Sun et al. 2009). Das Fertigarzneimittel Sutent® wird bei GIST einmal als orale Gabe für 4 aufeinanderfolgende Wochen eingenommen, gefolgt von einer zweiwöchigen Therapiepause (4/2-Schema). Ein kompletter Behandlungszyklus umfasst daher 6 Wochen (Fachinformation Sutent® 2020).

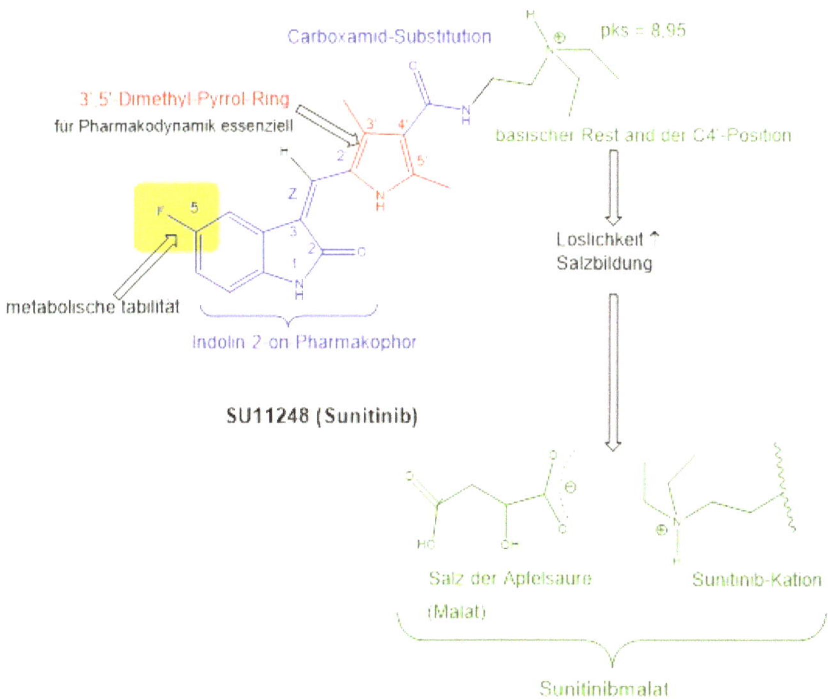

Abbildung 5.10: Strukturerläuterung des Sunitinibmalats.

Die Hartkapseln können mit oder ohne Nahrung eingenommen werden. Im Dosisbereich 25 mg bis 100 mg erhöhen sich AUC und c_{max} dosisproportional. Bei täglicher Gabe kumuliert Sunitinib auf das 3- bis 4-fache und sein aktiver Hauptmetabolit SU12662 auf das 7- bis 10-fache. Steady-State-Konzentrationen werden nach 10 bis 14 Tagen erreicht. Der primäre, deethylierte Hauptmetabolit macht 23 – 37 % der Gesamtexposition im Plasma aus. Nach oraler Gabe erreicht Sunitinib nach t_{max} = 6 – 12 h maximale Plasmakonzentrationen c_{max}. Nahrung hat keinen Einfluss auf die Bioverfügbarkeit von Sunitinib (Fachinformation Sutent®2020). Die Biotransformation verläuft hauptsächlich hepatisch über das CYP-Isoenzym CYP3A4, wobei als primärer Metabolit das aktive deethylierte Sunitinib-Derivat durch oxidative Desalkylierung gebildet wird. Dieser Hauptmetabolit wird dann durch CYP3A4 weiter abgebaut. Die gleichzeitige Gabe mit Induktoren des CYP3A4-Isoenzyms sollte unterbleiben, da hierdurch die Sunitinib-Plasmaspiegel unter den therapeutischen Bereich sinken könnten. Entsprechendes gilt für die gleichzeitige Anwendung von Sunitinib und starken CYP3A4-Inhibitoren, die zu stark erhöhten Sunitinib-Plasmaspiegeln und damit zu toxischen Effekten führen können (Fachinformazion Sutent®2020). Andere CYP-Isoformen scheinen nicht in klinisch relevantem Ausmaß beeinflusst zu werden. Hier besteht also keine Gefahr einer Interaktion. Die Elimination erfolgt hauptsächlich über den Faezes (61 %), während die renale Elimination nur 16 % einer verabreichten Dosis ausmacht. Nach oralen Gaben an gesunden Patienten liegt die Eliminationshalbwertszeit $t_{1/2}$ für die Ausgangsverbindung Sunitinib bei 40 – 60 h und für den Hauptmetaboliten bei 80 – 110 h (Fachinformazion Sutent®2020).

Sunitinib ist *in vitro* ein Substrat des Efflux-Transporters BCRP (breast cancer resistance protein). Laut Fachinformation hat die gleichzeitige Gabe von Sunitinib mit dem BCRP-Inhibitor Gefitinib keinen Einfluss auf die pharmakokinetischen Parameter des Sunitinibs. Allerdings sollte die gleichzeitige Anwendung von BCRP-

Inhibitoren und Sunitinib nur mit Vorsicht erfolgen (Fachinformazion Sutent®2020).

In Abbildung 5.11 ist noch einmal zusammenfassend die Entwicklung von den Anfängen bis zur Zulassung des Sunitinibs dargestellt.

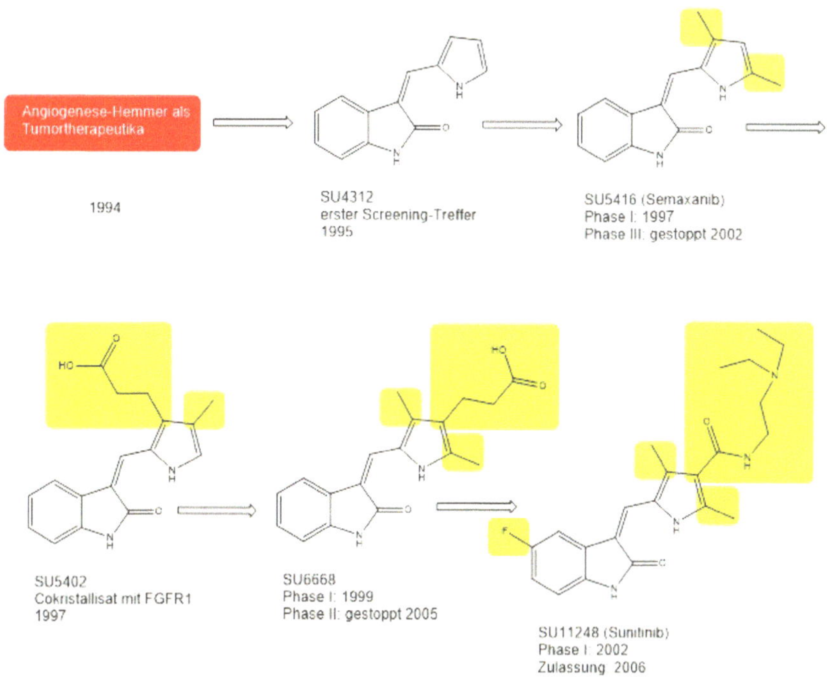

Abbildung 5.11: Der Weg zum Sunitinib (nach Sun et al. 2009).

Innerhalb des VEGF-Rezeptors 2 besteht die Aktivierungsschleife aus den Aminosäure-Resten Asp1046 – Glu1075 mit 2 Tyrosin-Autophosphorylierungsstellen Tyr1054 und Tyr 1059 (Mc Tigue et al. 1999). Die Struktur der hochkonservierten Aminosäure-Triade am Beginn der Schleife (Asp1046-Phe1047-Gly1048, im Einbuchstaben-Code: D1046-F1047-G1048) gehört zu den Charakteristika, mit denen man den Rezeptor-Status beschreiben kann. Die aktive Konformation des Rezeptors besitzt die DFG-in-Konformation mit Salzbrücken zwischen Lys868 und Glu885 sowie Asp1046, wohingegen die inaktive Kinase die DFG-out-Konformation einnimmt mit nur einer Salzbrücke zwischen Lys868 und Glu885 (Abbildung 5.12).

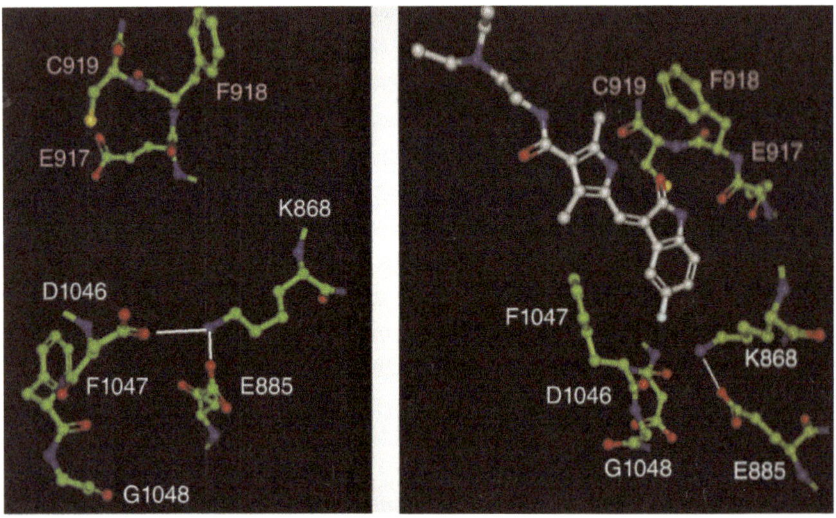

Abbildung 5.12: Der VEGF-Rezeptor 2 im aktiven Zustand in der DFG-in-Konformation (links, PDB-ID: 3B8R, Weiss et al. 2008) und im inaktiven Zustand in der DFG-out-Konformation (rechts, PDB-ID: 4AGD, McTigue et al. 2012) (nach Todd et al.2018).

Sunitinib bindet an die ATP-Bindungsstelle. Durch die Bindung zwingt Sunitinib die Aktivierungsschleife in die DFG-out-Konformation. Somit versetzt Sunitinib die Kinase in einen inaktiven Zustand und verhindert die Signalweiterleitung (Abbildung 5.13) (Todd et al. 2018).

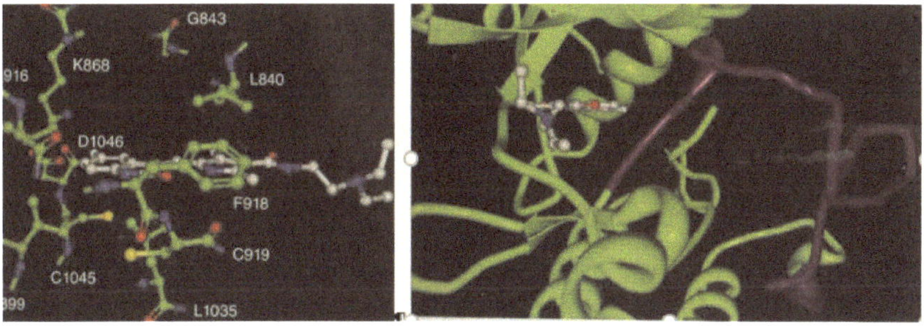

Abbildung 5.13: Sunitinib-Bindung in der ATP-Bindungstasche des VEGF-Rezeptors 2 (nach Todd et al. 2018).

Links: Aminosäuren, die für die ATP-Bindung zuständig sind im Einbuchstaben-Code. Rechts: der Effekt der Sunitinib-Bindung auf die Konformation des Aktivierungsloops (PDB-ID: 4AGD, McTigue et al. 2012).

5.3 Regorafenib

Regorafenib (Bay73-4506, Stivarga®), das in Deutschland nicht auf dem Markt ist, ist zusätzlich zum fortgeschrittenem hepatozellulären Karzinom und zu bestimmten kolorektalen Tumoren, die zuvor mit der zytotoxischen Dreierkombination Fluorpyrimidin, Oxaliplatin und dem Topoisomerase-I-Hemmer Irinotecan oder einer Anti-VEGF-Therapie oder einer Anti-EGFR-Therapie behandelt wurden, beim fortgeschrittenen und/oder metastasierten gastrointestinalen Stromatumor als Drittlinientherapie indiziert, sofern unter Imatinib und Sunitinib eine Progression zu verzeichnen ist (Onkopedia Leitlinie Gastrointestinale Stromatumoren (GIST)

2019, Fachinformation Stivarga® 2020). Wie Imatinib und Sunitinib ist Regorafenib ein peroral bioverfügbarer Kinase-Inhibitor. Der erste Rezeptor-Tyroinkinase-Inhibitor, der einen klinischen Nutzen bei GIST bei einer Imatinib-Resistenz zeigte, war Sunitinib. Regorafenib ist nun als Drittlinientherapie in die Leitlinie bei Versagen der Erstlinien- und Zweitlinientherapie in die Leitlinie aufgenommen worden (Onkopedia Leitlinie Gastrointestinale Stromatumoren (GIST) 2019) Die Zulassung für die Indikation erfolgte bereits im Jahr 2012. Regorafenib führte zu einer signifikanten Verlängerung des PFS (progression-free survival) im Vergleich zu Placebos in Patienten mit metastasierten GIST-Tumoren nach Progression unter Standardtherapie (Ettrich und Seufferlein 2014).

Regorafenib ist nun wie Sunitinib ein weiterer Mulikinase-Inhibitor, der unabhängig vom *RAS*- und *BRAF*-Mutationsstatus wirksam zu sein scheint (Arai et al. 2019). Regorafenb ist nicht selektiv gegenüber einer Kinase wirksam, sondern er gehört, wie oben erwähnt, zu den Multikinase-Inhibitoren und hemmt angiogene (VEGF-Rezeptoren 1 -3, TIE2), stromale (PDGF-Rezeptor β, FGF-Rezeptor) und onkogene Rezeptor-Tyrosin-Kinasen (c-kit-Rezeptor, Ret-Rezeptor und RAF) (Ettrich und Seufferlein 2014). Raf ist eine Serin/Threonin-spezifische Raf-Kinase. Die TEK (= TIE1)- und TIE2-Rezeptor-Tyrosinkinasen (TIE: Tyrosine kinasewith Ig and EGF homology domains 2) spielen eine wichtige Rolle bei der vaskulären und hämatopoetischen Entwicklung und ihre Expression ist wie die der VEGF-Rezeptoren streng beschränkt auf endotheliale Zellen (Jones et al. 1999). TIE2 (CD202B), ein Angiopoetin-1-Rezeptor wird durch das *TEK*-Gen codiert. Strukturell unterscheiden sie sich von den VEGF-Rezeptoren stark (Jones et al. 1999). TIE-2-Rezeptor-Tyrosinkinasen verfügen über eine charakteristische extrazelluläre Domäne (Abbildung 5.14). Auf die beiden N-terminalen Ig-like-Subdomänen folgen drei EGFR-like-Subdomänen (EGFR-like) und eine Ig-like-Subdomäne. C-terminal enthält eine solche Rezeptor-Tyrosinkinase innerhalb der extrazellulären Domäne drei Fibronectin-III-Subdomänen (FnIII) (Fiedler et al. 2003).

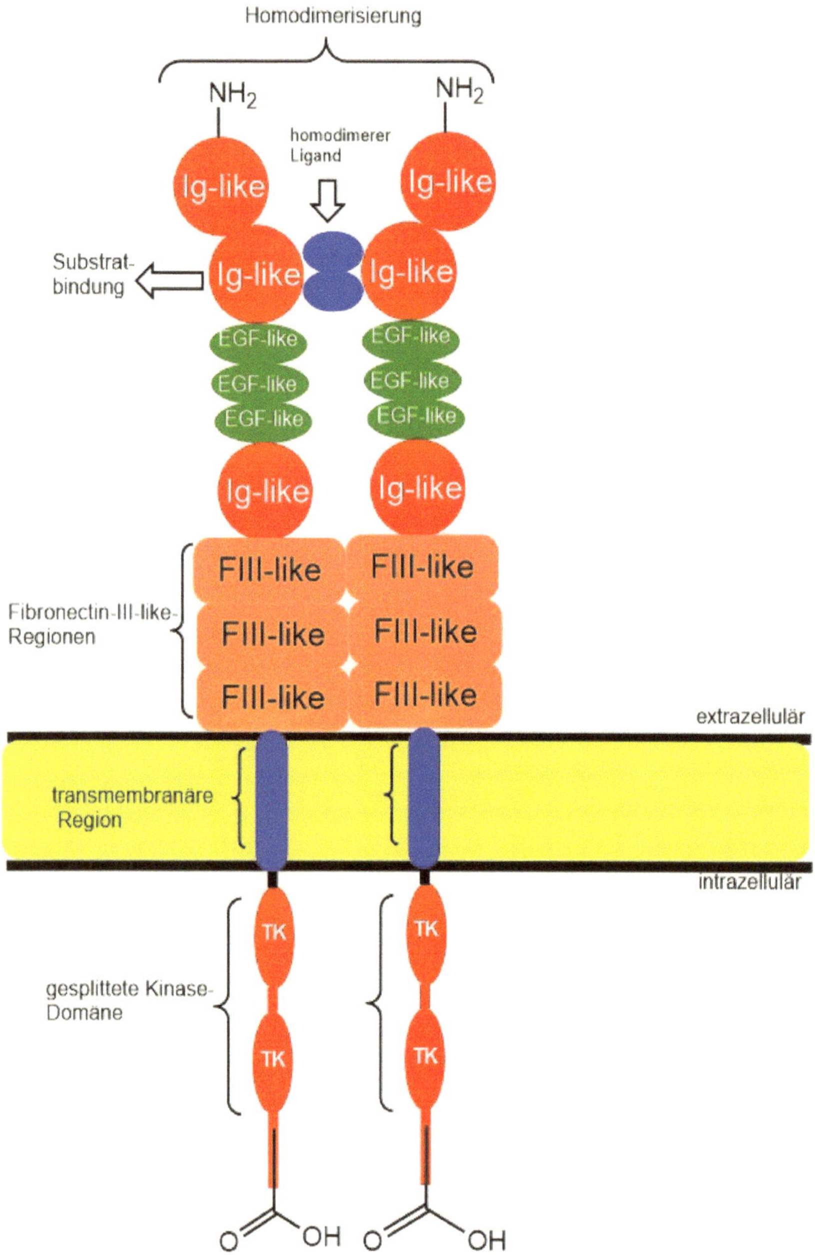

Homodimerisierung
NH2
NH2
homodimerer
Ligand
Ig-like
Ig-like
Substrat-
bindung
Ig-like
Ig-like
EGF-like
EGF-like
EGF-like
EGF-like
EGF-like
EGF-like
Ig-like
Ig-like
Fibronectin-III-like-
Regionen
FIII-like
FIII-like
FIII-like
FIII-like
FIII-like
FIII-like
extrazellulär
transmembranäre
Region
intrazellulär
gesplittete Kinase-
Domäne
TK
TK
TK
TK
O
OH
O
OH

Abbildung 5.14: Schematische Darstellung der angiogenen TIE2-Rezeptor-Tyosinkinase nach homodimerer Liganden-Bindung, die eine Homodimersierung des TIE2-Rezeptors und Autophosphorylierungen induziert.
TIE2-Oberflächen-Rezeptoren, deren natürliche Liganden die Angiopoetine sind, regulieren Angiogenese, endotheliales Zellüberleben, Proliferation, Migration und auch die vaskuläre Stilllegung von Blutgefäßen.

Wert wird bei der Firma Bayer darauf gelegt, dass es sich um einen dualen angiogenen Wirkmechanismus über die VEGF-Rezeptoren 1 – 3 und über den TIE2-Rezeptor handelt. Es ist mittlerweile auch allgemein akzeptiert, dass viele Signaltransduktionswege koordiniert zusammenarbeiten, um Tumorgröße, -überleben, Infiltration bzw. Migration in andere Gewebe und Angiogenese zu regulieren. Für die Angiogenese spielen die VEGF-Rezeptoren – und hier insbesondere die Subtyp-2-Rezeptoren – als Regulatoren eine der wichtigsten Rollen (Abbildung 5.15) (Ferrara 2004).

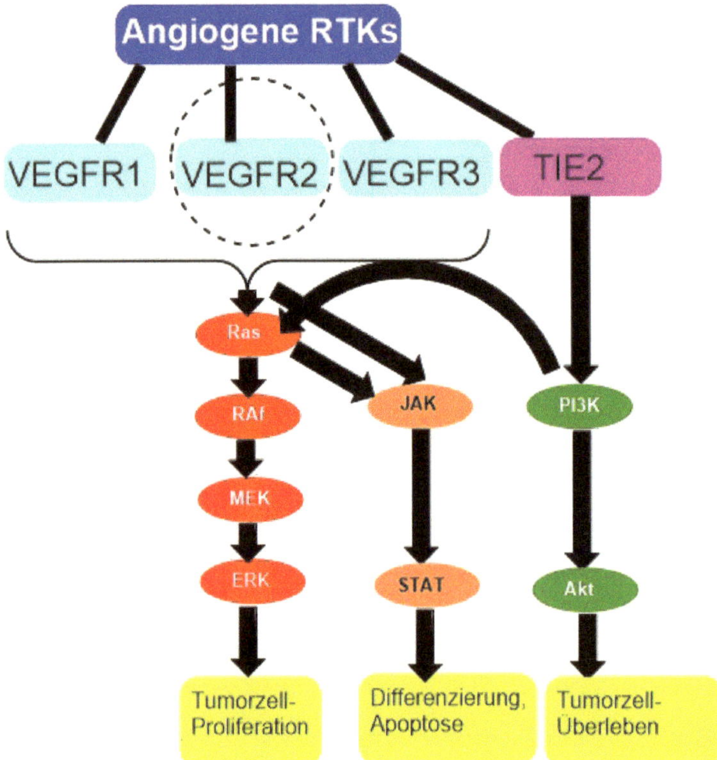

Abbildung 5.15: Angiogene Rezeptor-Tyrosinkinasen und ihre Downstream-Signalüberträger.

Wie die anderen beiden Rezeptor-Tyrosinkinase-Inhibitoren zur Therapie der GIST ist Regorafenib ein ATP-kompetitiver Inhibitor, der in der ATP-Tasche der Kinase bindet. *In-vitro*-Untersuchungen zeigten, dass Regorafenib einige angiogene Rezeptor-Tyrosinkinasen im niedrigen bis hohen nanomolaren Bereich hemmt (Wilhelm et al. 2011). Auch onkogene RTKs eingeschlossen c-kit und RET werden durch Regorafenib in einem Bereich von IC_{50} 1,5 -7 nM gehemmt (Wilhelm et al. 2011). Zusätzlich hemmt

Regorafenib stromale RRTKs, wie z. B. PDGFRB und FGFR1 mit IC_{50}-Werten von 22 bis 202 nM. Auch intrazelluläre Kinasen unterhalb der Ebene der Rezeptor-Tyrosinkinasen, z. B. c-RAF/RAF-1, Wild-Typ-BRAF und mutiertes $BRAF^{V600}$, werden im niedrigen nanomolaren Konzentrationsbereich gehemmt (Wilhelm et al. 2011). Zu beachten ist allerdings, dass Regorafenib bei hohen Konzentrationen von 1µM zahlreiche Kinasen überhaupt nicht hemmt, einschließlich Kinasen, die mit der Familie des epidermalen Wachstumsfaktor-Rezeptors oder mit der Proteinkinase-C-Familie in Zusammenhang stehen. Auch CDKs (Cyclin-abhängige Kinasen) und Kinasen, die assoziiert sind mit dem Insulin-ähnlichen Wachstumsfaktor-Rezeptor 1 (IGF-R1) genauso wie c-Met, MEK, ERK1/2 und AKT werden selbst bei hohen mikromolaren Konzentrationen nicht gehemmt (Wilhelm et al. 2011). Mittels zellulärer Phosphorylierungs-Assays konnte gezeigt werden, dass Regorafenib ein starker Inhibitor von zahlreichen Kinasen wie etwa VEGFR2 ist. Regorafenib hemmt die VEGFR2-Autophosphorylierung in NIH-3T3/VEGFR2-Zellen mit einem IC_{50}-Wert von 3 nM. In ähnlicher Weise hemmt Regorafenib die TIE2-Autophosphorylierung in CHO/TIE2-Zellen mit einem IC_{50}-Wert von 31 nM. Die PDGFRB-Autophosphorylierung wird nach Stimulation mit dem Liganden PDGFBB in glatten Muskelzellen der Aorta mit IC_{50} = 90 nM gehemmt. Auch die FGFR-Signalweiterleitung in MCF-7-Brustkrebszellen, die durch FGF10 stimuliert wurden, mit einem IC_{50}-Wert von ca. 200 nM. Auch mutante RTKs wie c-kit(Lys642Glu) und RET(Cys634Trp) mit IC_{50}-Werten von 10 – 20 nM (Wilhelm et al. 2011). Die inhibitorische Aktivität auf den c-kit-Rezeptor erklärt die klinische Aktivität bei gastrointestinalen

Stromatumoren. Tabelle 5.4 fasst die inhibitorischen In-vitro-Aktivitäten gegen einzelne RTKs zusammen.

Typ der Kinase	Kinase	Regorafenib IC_{50}
Angiogene Rezeptor-Tyrosinkinasen	VEGFR1, VEGFR2, VEGFR3, TIE-2	42 – 311 nM
Onkogene Rezeptor-Tyrosinkinasen	c-kit, RET	1,5 – 7 nM
Stromale Rezepttor-Tyrosinkinasen	PDGFRB, FGFR1	22 – 202 nM
Intrazellulär Signal-weiterleitende Kinasen	C-RAF/RAF-1, Wild-Typ-BRAF, $BRAF^{V600E}$	2,5 – 28 nM

Tabelle 5.4: *In-vitro*-inhibitorische Aktivitäten gegen angiogene, onkogene, stromale und „downstream" Signal-weiterleitende Kinasetypen (nach Goel 2018).

Ebenso wie die Wirksamkeit gegen einzelne Kinasen, wurde auch die Wirksamkeit des Regorafenibs *in vitro* gegen vaskuläre und Tumorzelllinien bestimmt (Tabelle 5.5). Regorafenib hemmt die Proliferation von $VEGF^{165}$-stimulierten-HUVEC-Zellinien mit einem IC_{50}-Wert von 2,6 nM (Wilhelm et al. 2011). Schwächer war de Hemmung bei PDGFBB- und FGF2-stimulierten-HUVEC-Zelllinien mit IC_{50}-Werten von 146 nM bzw. 127 nM. Diese Daten passen zu den Aktivitäten gegenüber den Kinasen, wo Regorafenib insbesondere VEGFR2 stark inhibierte. Ebenfalls stark sind die inhibitorischen Aktivitäten des Regorafenibs auf VEGFR2-stimulierte HUVEC-Zelllinien mit einem IC_{50}-Wert von 4 – 16 nM. Denselben IC_{50}-

Wert weisen auch VEGFR3-stimulierte lymphatische Endothel-Zelllinien auf (Schmieder et al. 2014).

Zelllinie	Regorafenib IC_{50}
$VEGF^{165\text{-stimulierte}}$ HUVEC-Zelllinien	2,6 nM
FGF2-stimulierte HUVEC-Zelllinien	127 nM
PDGFBB-stimulierte HUVEC-Zelllinien	146 nM
VEGFR2-stimulierte HUVEC-Zelllinien	4 – 16 nM
VEGFR3-stimulierte Lymphatische Endothel-zelllinien (LEC)	4 – 16 nM

Tabelle 5.5:*In-vitro*-antiproliferative Aktivität des Regorafenibs gegenüber vaskulären und Tumorzelllinien (nach Goel 2018).

Dabei ist Regorafenib als Molekül gar nicht so unbekannt. Es unterscheidet sich von dem seit 2005 zur Behandlung von Nierenzellkarzinomen und hepatozellulären Karzinomen zugelassenen Multikinase-Inhibitor Sorafenib (Nexavar®) lediglich durch eine zusätzliche 3-Fluor-Substitution an der Phenoxy-Partialstruktur (Abbildung 5.16) (Avendaño und Menéndez 2015). Ansonsten sind Sorafenib und Regorafenib absolut identisch in ihrer Struktur. Die initiale Leitstruktur, die 1995 – 10 Jahre vor Zulassung des Sorafenibs – entdeckt wurde, war ein Phenylharnstoffthiophenester (Abbildung 5.17) (Wilhelm et al. 2007, Avendaño und Menéndez 2015). Diese Substanz wurde mittels eines High-Throughput-

Screenings (HTS) von Substanzbibliotheken entdeckt. Das HTS hatte zum Ziel, mögliche Hits aufzuspüren, die gegen die aus Kinasen bestehende c-Raf-MEK-ERK-Signaltransduktionskaskade gerichtet waren (Wilhelm et al. 2007, Avendaño und Menéndez 2015).

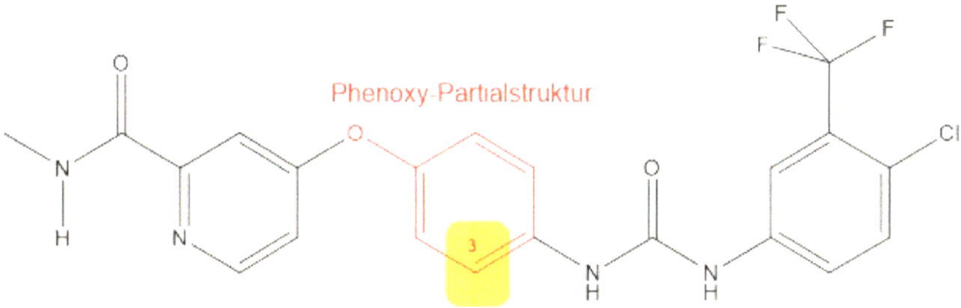

Sorafenib (Nexavar®)

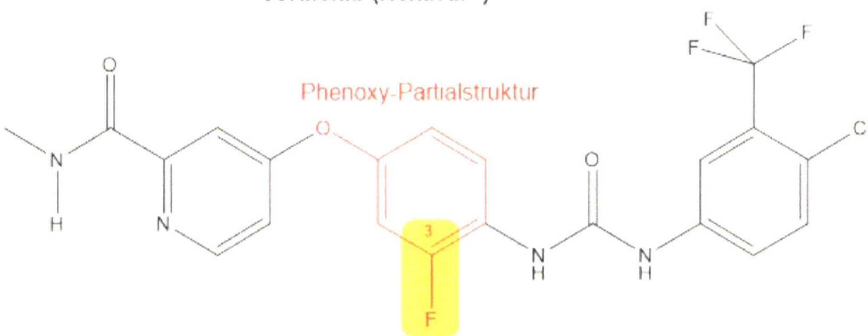

Regorafenib (Stivarga®)

Abbildung 5.16: Strukturvergleich der beiden von Bayer entwickelten Multikinase-Inhibitoren Sorafenib (Nexavar®) und Regorafenib (Stivarga®).

Die Serin/Threonin-spezifische Kinase Raf mit ihren Isoformen A-Raf, B-Raf und C-Raf ist die erste Kinase innerhalb der MAPK-Signaltransduktionskaskade und damit ein zentraler Regulator der zellulären Proliferation und des Zellüberlebens (Wilhelm et al. 2006). Eine deregulierte Raf-Kinase-Isoform, die z. B. konstitutuiv Wachstumssignale Richtung Zellkern schickt, wird in ca. 30 % der Krebsarten gefunden (Kolch et al. 2002). Eine konstitutiv aktivierte B-Raf-Isoform entsteht oftmals durch eine onkogene Punktmutation, wie z. B. *BRAF*(Valin600Glu) im codierenden Gen. Diese Mutation liegt in 63 % aller malignen Melanome vor (Brose et al. 2002). Wild-Typ-C-Raf ist überaktiv in einer Vielzahl von soliden Tumorzellen aufgrund beispielsweise der Überexpression über ihr in der Signaltransduktionskaskade liegender RTKs oder ihrer Liganden in Abwesenheit onkogener Mutationen. Zusätzlich sind konstitutiv aktive *RAS*-Onkogene gemeinsames Merkmal solider humaner Tumoren (insbesondere *K-RAS*). Sie finden sich in 90 % der Pankreaskarzinome, 45 % der koolorektalen Karzinome, in 30 % der heparozellulären Karzinome, in 35 % der NSCLC-Karzinome (non-small-cell lung cancers), in 15 % der Melanome und in 10 % aller Nierentumoren (Downward 2003). Die überaktivierte C-Raf-Isoform ohne onkogene Mutation wird in 50 % aller Nierenzellkarzinome (Oka et al. 2001) und in 100 % der hepatozellulären Karzinome (Hwang et al. 2004) gefunden. Außerdem ist eine hyperaktivierte C-Raf-Isoform mit einer schlechten Prognose bei Ovarial- (McPhillips et al. 2001) und Androgen-unabhängig wachsenden Prostatakarzinomen (Mukherjee et al. 2005) verbunden. 1989 konnte gezeigt werden, dass das spezifisch Antisense-Oligonukleotid ISIS 5132, das das *C-Raf*-Gen komplett ausschaltet, das Wachstum humaner Lungen-, Mamma-, Ovarialtumor-Xenografts in athymischen Mäusen hemmt (Kasid und Dritschilo 2003).

Eine Zusammenarbeit zwischen Bayer und Onyx Pharmaceuticals lieferte zum damaligen Zeitpunkt weitere Ergebnisse, die das *C-Raf*-Gen bzw. das korrespondierende Proteinprodukt, die C-Raf-Kinase, als valides Target für das Design und die Entwicklung eines neuartigen Antikrebs-Arzneistoffs etablierten (Lyons et al. 2001). DIE HTS-Initiative zum Auffinden C-Raf-inhibitorischer Aktivitäten wurde 1995 ins Leben gerufen und führte zur Testung von mehr als 200.000 Substanzen (Riedl et al. 2001, Smith et al. 2001).

Der erste Hit lieferte, wie oben bereits erwähnt, das 3-Thienylharnstoff-Derivat als vielversprechende Leitsubstanz für eine Weiterentwicklung (Abbildung 5.17). Diese Substanz zeigte eine moderate C-Raf-inhibitorische Aktivität im mikromolaren Bereich mit einem IC_{50}-Wert von 17 µM (Wilhelm et al. 2006). Eine Weiterentwicklung und eine 10-fache Steigerung der inhibitorischen C-Raf-Aktivität auf einen IC_{50}-Wert von 1,7 µM brachte die Einführung eines 4-Methyl-Substituenten am Phenyl-Ring (Abbildung 5.17). Allerdings brachte die Leitstruktur keine Derivate hervor, die einen IC_{50} < 1 µM aufwiesen. Daraufhin wurde eine Substanzbibliothek aufgebaut mit Bisarylharnstoff-Derivaten, um die Struktur-Wirkungs-Beziehungen dieser Substanzklasse tiefer zu untersuchen (Wilhelm et al. 2006). Das Screening dieser Substanzbibliothek lieferte einen neuen Hit, das 3-Aminoisoxazol mit einem IC_{50}-Wert gegenüber der C-Raf-Kinase von 1,1 µM (Abbildung 5.17) Wilhelm et al. 2006). Am Isoxazol-Ring war ganz zu Beginn die tert.Butyl-Gruppe erhalten aus der 3-Thienylharnstoff-Leitstruktur. Außerdem enthielt das 3-Aminoisoxazol am Phenyl-Ring in 4-Position einen Phenoxy-Rest (Abbildung 5.17). Die inhibitorische Potenz des 3-Aminoisoxazols konnte noch einmal 5-fach gesteigert werden, durch den Austausch des distalen Phenyl-Ringes durch einen 4-Pyridykl-Rest (Lowinger et al. 2002). Damit lag der IC_{50}-Wert zum ersten Mal im submikromolaren Bereich bei 230 nM (Abbildung 5.17). Das 3-Pyridyl-Analogon besaß eine geringere Lipophilie, eine bessere Wasserlöslichkeit sowie eine höhere Stabilität im wässrigen Milieu und eine signifikante Aktivität in HCT116-Proliferations-Assays. Die Hemmung der HCT116-

Zllproliferation war das Ergebnis einer deutlich verringerten Phosphorylierung und damit einer Verringerung der Aktivierung der nachgeschalteten MEK- und ERK-Kinasen (Wilhelm et al. 2006). Weitere Struktur-Wirkungs-Beziehungen deckten auf, dass die Harnstoff-Partialstruktur zwar essenziell für eine c-Raf-Hemmung war, dass aber aromarische Substitutionen der heterozyklischen Ringe durchaus möglich waren. Dies führte zu der Klasse der Diphenylharnstoff-Verbindungen und zur Identifizierung von Sorafenib (Abbildung 5.17) (Wilhelm et al. 2001, Lowinger et al. 2002, Wilhelm et al. 2006). Sorafenib weist einen IC_{50}-Wert gegenüber C-Raf von 6 nM auf (Wilhelm et al. 2004). Sorafenib wurde sodann als Multikinase-Inhibitor entdeckt, denn zusätzlich zur C-Raf-Serin/Threonin-Kinase hemmt das Diphenylharnstoff-Derivat die Wild-Typ-B-Raf-Serin/Threonin-Kinase sowie die onkogene B-Raf^{V600E}-Variante. Außerdem werden proangiogene Rezeptor-Tyrosinkinasen gehemmt, z. B. die VEGF-Rezeptoren 1 – 3, der PDGF-Rezeptor β, der FGF-Rezeptor 1 und weitere Kinasen, die in die Tumorigenese involviert sind (der c-kit-Rezeptor, Flt-3 und RET) (Wilhelm et al. 2004, Carlomagno et al. 2006, Wilhelm et al. 2006).

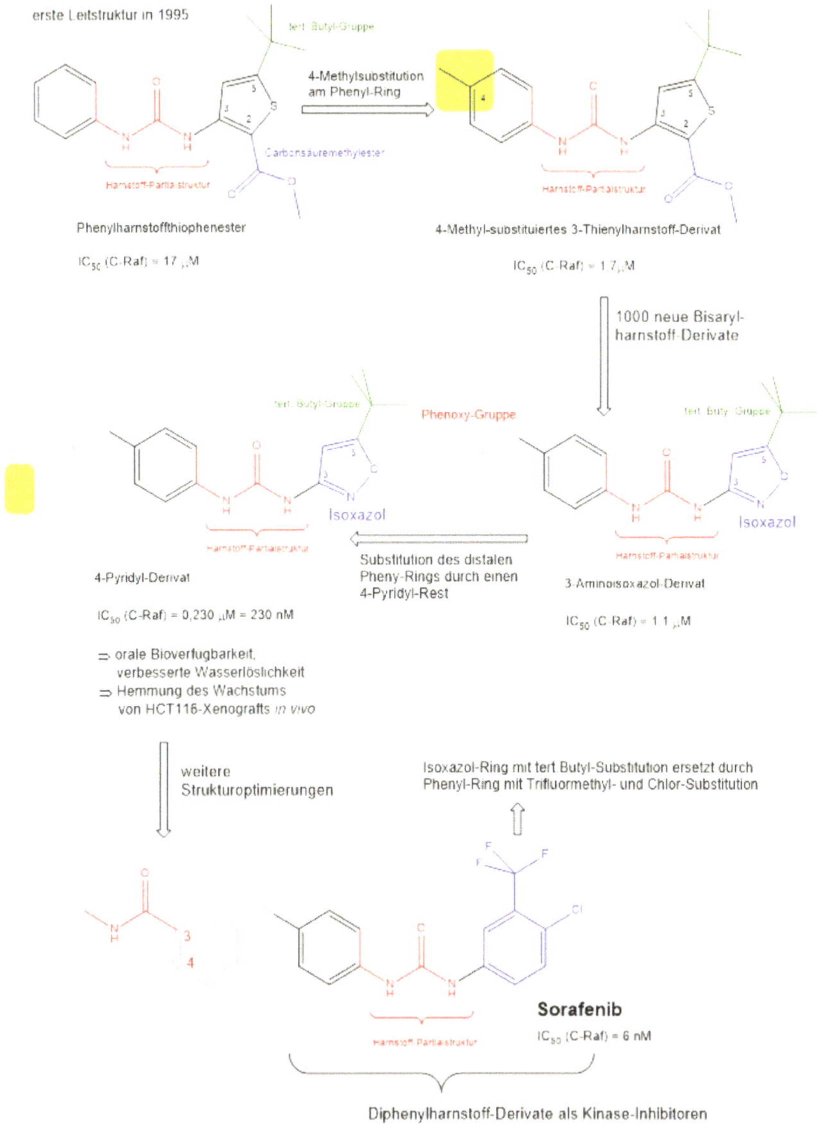

Abbildung 5.17: Entwicklung des Sorafenibs und der Diphenylharnstoffe als potente Kinase-Inhibitoren (nach Wilhelm et al. 2006).

Tabelle 5.6 gibt einen vergleichenden Überblick der inhibitorischen Aktivitäten des Sorafenibs und des „Fluor Sorafenibs“ Regorafenib.

Kinase-Target	Regorafenib IC_{50}	Sorafenib IC_{50}
VEGFR1	13 nM	nicht bestimmt
VEGFR2	4,2 nM	15 nM
VEGFR3	46 nM	20 nM
TIE-2	311 nM	nicht bestimmt
PDGFRB	22 nM	57 nM
FGFR1	202 nM	580 nM
B-Raf	28 nM	22 nM
B-Raf^{V600E}	19 nM	38 (V599E)

Tabelle 5.6: Vergleich der inhibitorischen Aktivitäten der Multikinase-Inhibitoren vom Diphenylharnstoff-Typ Regorafenib und Sorafenib (nach Wilhelm et al. 2006).

Das 1,3-Diphenylharnstoff-Derivat Regorafenib enthält zusätzlich an einem der Phenyl-Ringe einen 4-Pyridyl-Ring, der über eine Ether-Brücke mit dem Phenyl-Ring verbunden ist. Der Pyridin-Ring ist an Position 2 substituiert mit einer methylierten Carboxamid-Struktur (Abbildung 5.16). Nach einer einzelnen oralen Dosis von 120 mg Regorafenib wird c_{max} nach t_{max} = ca. 1,5 h erreicht, wobei Schwankungen von 1 h bis zu 4 h beobachtet werden (Keunecke et al. 2020). Bei Patienten mit soliden Tumoren ist die empfohlene Dosis 160 mg pro Tag, die in Form von 4 Tabletten auf einmal verabreicht wird (Fachinformation Stivarga® 2020). Nach einer Zeit t_{max} von etwa 3 – 4 h erreicht Regorafenib eine mittlere maximale Plasmakonzentration von c_{max} = 2,5 mg/l. Einzelgaben von 60 mg oder 100 mg führten zu einer relativen Bioverfügbarkeit von Tabletten im Vergleich zur Einnahme einer Lösung von 69 bzw. 83 % (Fachinformation Stivarga® 2020). Die Konzentrationen im Plasma des Regorafenibs sowie seiner beiden aktiven Hauptmetaboliten M-2 und M-5 sind nach Einnahme eines leichten, fettarmen Frühstücks größer im Vergleich zur Einnahme mit einem reichhaltigen, fettreichen Frühstück oder im Nüchternzustand. Die Bioverfügbarkeit ist nach einem fettreichen Frühstück mit 48 % am höchsten. Nach einem fettarmen Frühstück beträgt die Bioverfügbarkeit 36 % und ist höher als im nüchternen Zustand (Fachinformation Stivarga® 2020). Laut Fachinformation soll Regorafenib jeden Tag zur selben Zeit mit einer leichten Mahlzeit (<30 % Fett) und einem Glas Wasser eingenommen werden (Fachinformation Stivarga® 2020). Obwohl Regorafenib eine Reihe wichtiger Vorteile gegenüber einer herkömmlichen zytotoxischen Chemotherapie besitzt, zeichnen Regorafenib einige ähnliche klinische Probleme aus, wie z. B. das relativ kleine therapeutische Fenster und eine extrem interindividuell variable Pharmakokinetik (Baker und Hu 2009). Die pharmakokinetischen Eigenschaften des Regorafenibs werden mit der unterschiedlichen Expression verschiedener Transportsysteme und Enzyme in Zusammenhang gebracht (Di Gion et al. 2011, Hotta et al. 2015). Regorafenib wird extensiv hepatisch über das CYP3A4-Isoenzym oxidativ metabolisiert. Aber auch Phase-II-Reaktionen, wie etwa die Glucuronidierung mittels UGT1A9 UDP-Glucuronosyltransferase 1 A9), finden statt (Abbildung 5.18). Insgesamt kommt es zur Bildung zweier Hauptmetaboliten M-2 und M-5, die wie Regorafenib bioaktiv sind. Daneben wird die Bildung von 6 Nebenmetaboliten beobachtet. Die beiden Hauptmetaboliten sind das N-Oxid (M-2) und das N-Oxid- und N-Demethyl-Derivat (M-5) (Abbildung 5.18) (Gerisch et al. 2018, Fachinformation Stivarga® 2020).

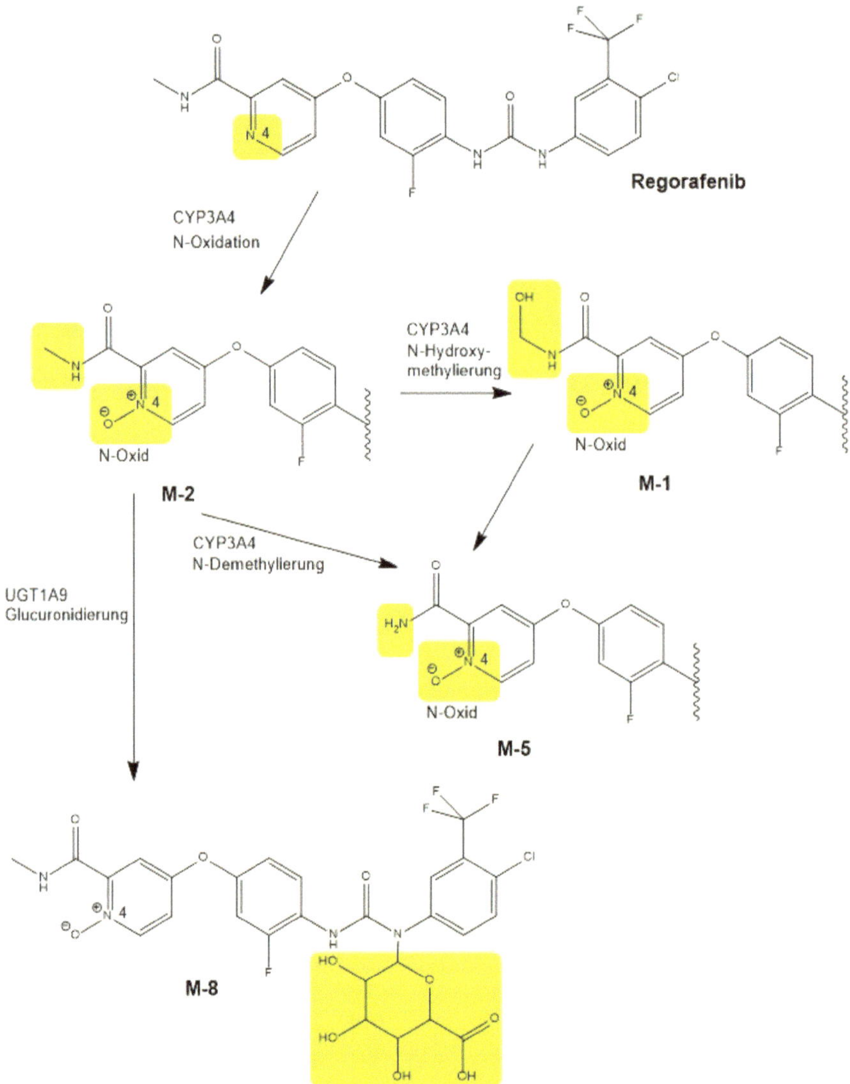

Abbildung 5.18: Die Bildung der Hauptmetaboliten M-2 und M-5 des Regorafenibs mittels hepatischer Oxidation über das CYP-Isoenzym CYP3A4 sowie eines N-Glucuronis M-8 mittels UGT1A9.

Die Hauptmetaboliten weisen im Steady-State ähnliche Konzentrationen wie Regorafenib auf. Der weitere Abbau erfolgt durch CAY3A4 und Glucuronidierung. Die glucuronidierten Metaboliten können im Darm durch die mikrobielle Flora gespalten und die unkonjugierten Metaboliten bzw. das unkonjugierte Regorafenib rückresorbiert werden. Sie unterliegen also einem enterohepatischen Kreislauf. Nach peroraler Applikation liegen die Eliminatinshalbwertszeiten $t_{1/2}$ von Regorafenib und seinem Metaboliten M-2 in verschiedenen Studien zwischen 20 h und 30 h. Die mediane Eliminationshalbwertszeit des Metaboliten M-5 liegt bei 60 h, wobei Schwankungen von 40 h bis 100 h beobachtet werden. Ca. 90 % einer verabreichten Dosis sind nach 12 Tagen wieder ausgeschieden, wobei der Großteil (ca. 71 %) über den Faezes (41 % als unverändertes Regorafenib, 24 % als Metaboliten) ausgeschieden wird. 19 % der Dosis werden in Form von Glucuroniden renal ausgeschieden. Beide Hauptmetaboliten zeigen eine nichtlineare Akkumulation, die durch ihren enterohepatischen Kreislauf oder aber durch Auslastung des UGT1A9-Enzyms verursacht sein kann (Fachinformation Stivarga® 2020).

Regorafenib und einer seiner Hauptmetaboliten M-2 hemmen in Konzentrationen, die im Steady-State erreicht werden, das Glucuronsäure übertragende Enzym UGT1A1 und UGT1A9. Der zweite Hauptmetabolit M-5 hemmt lediglich UGT1A1.

Demzufolge ist Regorafenib in der Lage, die systemische Konzentration von UGT1A1- und UGT1A9-Substraten deutlich zu erhöhen. Auch das BCRP (breast cancer resistance protein) wird durch Regorafenib gehemmt. Rosuvastatin, ein BCRP-Substrat, zeigt nach Regorafenib-Therapie deutlich höhere Plasmaspiegel. Regorafenib kann bei gleichzeitiger Anwendung mit BCRP-Substraten deren Plasmaspiegel deutlich erhöhen. Deshalb sollte hier mit Vorsicht therapiert und engmaschig kontrolliert werden (Fachinformation Stivarga® 2020).

Die aktiven Metaboliten M-2 und M-5 sind selber *in vitro* Substrate des p-Glykoproteins und des BCRP. Demnach können Induktoren bzw. Inhibitoren dieser Transporter die Plasmaspiegel von M-2 und M-5 beeinflussen. Die klinische Relevanz dieser Erkenntnisse ist allerdings unbekannt (Fachinformation Stivarga® 2020).

Regorafenib wird über CYP3A4 verstoffwechselt. Die gleichzeitige Therapie mit Ketoconazol, einem starken CYP3A4-Inhibitor, führt zu einem Anstieg der Bioverfügbarkeit des Regorafenibns im Mittel um 33 % und einer Reduktion der Bioverfügbarkeit der Hauptmetaboliten M-2 und M-5 im Mittel um 90 %. Daher lautet die Empfehlung, starke CYP3A4-Inhibitoren zu meiden. CYP3A4-Induktoren, wie z. B. Rifampicin, sind auch zu vermeiden, da sie zu einer drastischen Verringerung der AUC des Regorafenibs führen (bei Rifampicin –50 %) und zu einem 3- bis 4-fachen Anstieg der medianen Bioverfügbarkeit von M-2 und M-5 (Fachinformation Stivarga® 2020)

Interessanterweise ist Regorafenib mitten in der klinischen Entwicklung zur Therapie der neovaskulären, altersbedingten Maculardegeneration. Regorafenib wird in den diversen Studien in Form von Augentropfen verabreicht (Zimmermann et al. 2018).

Eine internationale, multizentrische, prospektive, randomisierte und Placebo-kontrollierte Phase-III-Studie (GRID) gab den Ausschlag, dass Regorafenib mit in die Leitlinie für GIST sowie als Drittlinientherapie anerkannt wurde (Demetri et al. 2013, ClinicalTrials.gov: NCT01271712). Vor Zulassung des Regorafenibs standen als einzige medikamentöse Maßnahmen Imatinib und Sunitinib zur Verfügung. In dieser Studie wurden die Patienten 2:1 randomisiert, um entweder Regorafenib 160 mg täglich peroral oder ein entsprechendes Placebo für die ersten 3 Wochen eines vierwöchigen Behandlungszyklus zu erhalten. Zusätzlich bekamen die Patienten in beiden Armen BSC (best supportive care). Primärer Endpunkt der Studie war das progressionsfreie Überleben (PFS). Bei fortschreitender Erkrankung konnten Patienten aus der Placebo- in die Regorafenib-Gruppe wechseln. Sekundäre Endpunkte waren das Gesamtüberleben (overall survival, OS), die objektive Ansprechrate, die DCR (disease control rate), also die Rate stabiler auf einem Level bleibender Erkrankungen für mindestens 12 Wochen plus kompletten oder teilweisen Ansprechens. Weiterer sekundärer Endpunkt war die Sicherheit.
240 Patienten wurden im Zeitraum Januar bis August 2011 in 57 Studienzentren in 17 Ländern innerhalb dieser Studie betreut. Das mediane progressionsfreie Überleben betrug 4,8 Monate vs. 0,9 Monate. Nach Progression wechselten 56 von 66 Patienten vom Placebo-Arm zum Regorafenib-Arm, was keinen Einfluss auf das Gesamtüberleben in den Studienarmen hatte. Ein partielles Ansprechen oder eine stabile Erkrankung wurde bei 101 von 133 Patienten (75,9 %) im Regorafenib-Arm erreicht, im Placebo-Arm waren es 23 von 66 Patienten (34,8 %). Die DCR betrug im Regorafenib-Arm 52,6 % (70 von 133 Patienten), im Placebo-Arm 9,1 %

(6 von 66 Patienten). Arzneimittel-bedingte unerwünschte Wirkungen traten bei 130 von 132 Patienten in der Regorafenib-Gruppe auf, also bei 98,5 %. In der Placebo-Gruppe traten Nebenwirkungen bei 45 von 66 Patienten auf, was 68,2 % entspricht. Die häufigsten Grad≥3-Nebenwirkungen in der Regorafenib-Gruppe waren Hypertonie bei 23,5 %, Hand-Fuß-Hautreaktionen bei 19,7 % und Diarrhoe bei 5,3 % der Patienten. Innerhalb dieser Studie zeigte Regorafenib, dass es beim fortgeschrittenen bzw. metastasierten GIST wirksam ist. Regorafenib verbesserte signifikant das progressionsfreie Überleben sowie die DCR im Vergleich zu Placebo bei Patienten mit fortgeschrittenem GIST, das nach Imatinib- und Sunitinib-Versagen eine Progression zeigte (Demetri et al. 2013).

5.4 Weitere Kinase-Hemmer

Zahlreiche weitere Proteinkinase-Hemmer sind zur Behandlung gastrointestinaler Stromatumoren getestet worden. Insbesondere bei primärer oder sekundärer Resistenz gegenüber Imatinib und Sunitinib gab es vor der Einführung von Regorafenib keine medikamentöse Therapieoption. Nilotinib (AMN107, Tasigna®) ist eine strukturbasierte Weiterentwicklung des Imatinibs. Die Substanz ist ein 2-Anilinopyrimidin, dessen Adenin-bindende Region exakt der des Imatinibs entspricht. Das Vertauschen der Amid-Funktion hat keine Auswirkungen auf die Bindungsaffinität zur ATP-Bindungstasche, soll sogar zu einer geringeren Resistenzbildung führen. Eine Erhöhung der Bindungsaffinität und eine Tendenz zur verminderten Resistenzbildung erhofft man sich auch von dem

Trifluormethyl-Substituenten und insbesondere von dem 4-Methylimidazol-Ring, der anstelle des beim Imatinib vorliegenden 4-Methylpiperazins in das Molekül eingebaut ist (Abbildung 5.19) (Fava et al. 2008).

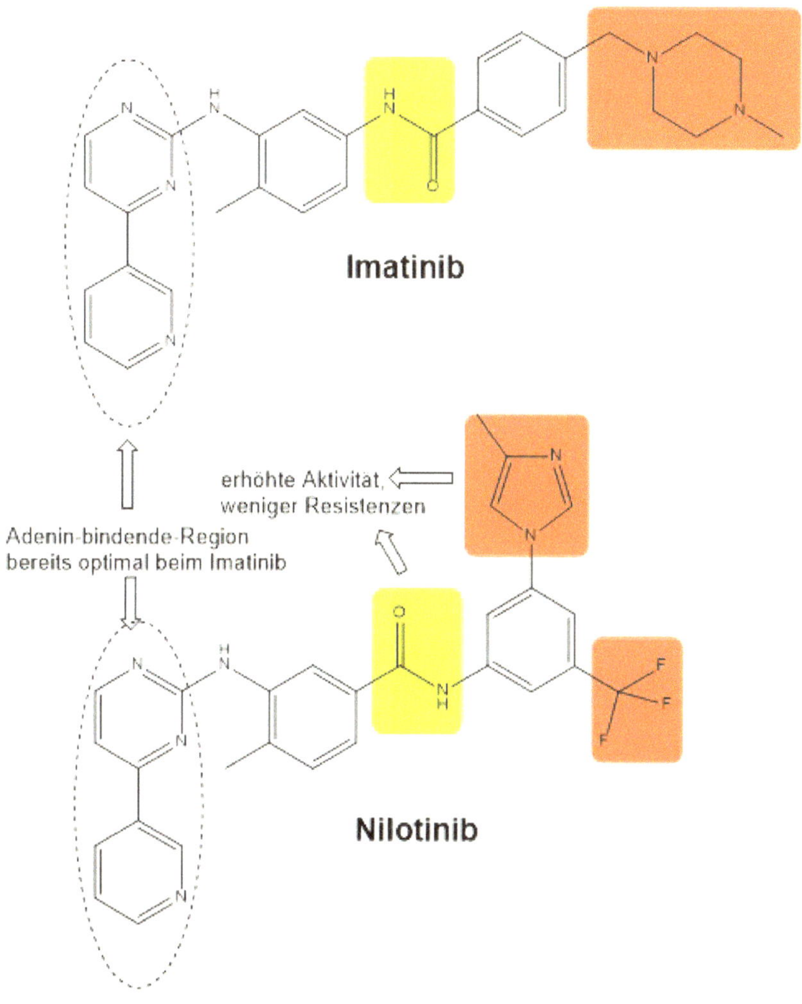

Abbildung 5.19: Struktureller Vergleich des Imatinibs und der strukturbasierten Weiterentwicklung Nilotinib.

Der Austausch der N-Methylpiperazin-Gruppe und das Verdrehen der Amid-Funktion führten zu einem sehr starken Inhibitor der Bcr-Abl-Tyrosinkinase. Wie Imatinib bindet Nilotinib an die inaktive Konformation der Abl-Kinase. Nilotinib ist so ein ATP-kompetitiver Inhibitor, der eine 10- bis 30-mal stärkere inhibitorische Aktivität gegenüber der Abl-Kinase aufweist (Fava et al. 2008). Der Grund für seine klinische Testung bei GIST liegt daran, dass auch Nilotinib nicht nur die nAbl-Kinase, sondern auch den c-kit-Rezeptor und den PDGF-Rezeptor hemmt (Tabelle 5.7) (Fachinformation Tasigna® 2019). Dementsprechend wurde Nilotinib auch an GIST-Patienten getestet (Wu et al. 2014).

Phosphorylierung IC_{50}		
Bcr-Abl	PDGF-Rezeptor	C-kit-Rezeptor
20 nM	69 nM	210 nM

Tabelle 5.7: Kinaseprofil des Nilotinibs (Fachinformation Tasigna® 2019).

Eine Meta-Analyse dreier randomisierter, kontrollierter Phase-III-Studien zeigte u. a., dass nicht nur Regorafenib, sondern auch Nilotinib das progressionsfreie Überleben (PFS) signifikant erhöhen kann (Wu et al. 2014). Aber wie Regorafenib zeigt auch Nilotinib keine Verbesserung beim Gesamtüberleben (OS). Innerhalb dieser Meta-Analyse kam man zu dem Ergebnis, dass Regorafenib – und so ist es ja auch gekommen – eine gute Alternative als Drittlinientherapie darstellt. Zudem kommt beim Nilotinib hinzu, dass es zu QT-Zeit-Verlängerungen neigt und deshalb ein weiteres Risiko für die Patienten beinhaltet (Fachinformation Tasigna® 2019).

Es ist bekannt, das *KIT*- und *PDGFR*-Mutationen bei GIST-Patienten das Ansprechen auf eine Therapieform beeinflussen. Amuvatinib (MP470) ist ein peroral bioverfügbarer, synthetisches Carbothiamid und ein Multi-Kinase-Inhibitor, der PDGFRA und c-kit hemmt (insbesondere auch mutante Formen der Rezeptoren) zusätzlich noch Flt3, C-MET, c-RET, und die Substanz ist wirksam als RAD51-Inhibitor (DNS-Reparatur-Protein) mit antineoplastischer Aktivität (Mita et al. 2014). Allerdings waren die Plasmaspiegel des Amuvatinibs meistens zu niedrig und dazu sehr variabel (Tolcher et al. 2010).
Das führte zur Entwicklung einer neuen Lidid-Suspensions-Kapsel, die eine bessere und weniger streuende Bioverfügbarkeit als die Kapsel mit trockenem Puder aufweist (Choy et al. 2012). In einer Phase-I-Dosis-Eskalationsstudie mit Amuvatinib bei GIST zeigten sich vielversprechende Resultate trotz der geringen und variablen Plasmaspiegel, was eine weitere Untersuchung der Substanz rechtfertigt (Tibes et al. 2013). Amuvatinib zeigt außerdem vielversprechende Antitumor-Aktivitäten bei neuroendokrinen Tumoren und bei (nicht-)kleinzelligen Lungenkarzinomen (NSCLC), wenn die Substanz in Kombination entweder mit Paclitaxel/Carboplatin oder Etoposid/Carboplatin gegeben wird (Mita et al. 2014).
Zu weiteren Studien bezüglich GIST ist in der Literatur nichts zu finden.
Amuvatinib besitzt einen dreigliedrigen Benzofuro[3,2-d]pyrimidin Heterozyklus. Anstelle der Harnstoff-Struktur, die bei

vielen Proteinkinase-Hemmern anzutreffen ist, enthält Amuvatinib eine Thioharnstoff-Partialstruktur Außerdem enthält sie eine charakteristische Benzodioxol-Partialstruktur (Abbildung 5.20).

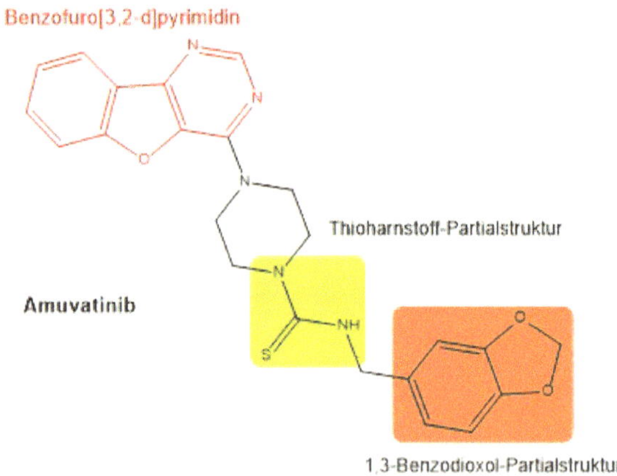

Abbildung 5.20: Strukturformel des Multikinase-Inhibitors Amuvatinib.

Amuvatinib hemmt – wie oben erwähnt – auch mutierte Varianten des c-kit-Rezeptors und des PDGF-Rezeptors β, beispielsweise c-kit(Asp816H), c-kit(Val560Gly), c-kit(Val654Ala), PDGFRA(V561Asp) und PDGFRA(Asp842Val).

In Tabelle 5.8 sind die inhibitorischen Aktivitäten des Amuvatinibs zusammengefasst.

Inhibitorische Aktivität gegenüber Proteinkinasen IC_{50}		
c-kit	PDGFRA	Flt3
10 nM	40 nM	81 nM

Tabelle 5.8:Inhibitorische Aktivitäten des Amuvatinibs gegenüber verschiedenen Proteinkinasen.

Literatur: Wenqing et al. 2009.

Masitinib (AB1010) ist ein weiterer peroral bioverfügbarer Tyrosinkinase-Inhibitor, der gegen die Rezeptor-Tyrosinkinasen c-kit, PDGFRA und PDGFRB sowie die Nichrezeptor-Tyrosinkinase Lyn (synonym: JTK8) wirksam ist (Kim et al. 2011, Lassau et al. 2012). Masatinib war Imatinib anfangs in der frühen Entwicklung bezüglich Antitumoraktivität und -selektivität bei solchen Tumoren überlegen, die keine Kinase-Mutation aufwiesen, oder bei Tumoren mit *KIT*-Exon-9-Mutation (Serrano et al. 2014). Innerhalb einer Phase-I-Dosis-Eskalationsstudie bei soliden Tumoren war die Tumorkontrollrate bei Imatinib-resistenten Patienten ermutigend. Bezüglich der Aktivität in c-kit-expressierenden Tumoren, wie z. B. GIST, müssen allerdings weitere Studien für Klarheit über den Nutzen des Masitinibs sorgen (Soria et al. 2009). Eine Phase-II-Studie im Anschluss zeigte, dass Masitinib als Erstlinientherapie fortgeschrittener/metastasierter GIST genauso effektiv hinsichtlich Sicherheit und Ansprechen der Therapie sein sollte. Das progressionsfreie Überleben (PFS) und das Gesamtüberleben (OS) zeigten in dieser Studie, dass Masatinib für die Therapie des fortgeschrittenen GIST sehr wichtig werden könnte (Le Cesne et al. 2010). Allerdings wurde in 2014 ein entsprechender Antrag zur Zulassung bei humanen gastrointestinalen Tumoren von der EMA abgewiesen, ebenso wie ein Antrag auf Zulassung in 2017 bei systemischer Mastozytose. In der Tiermedizin wird Masitinib bei Mastzelltumoren bei Hunden schon längere Zeit eingesetzt. Chemisch handelt es sich bei Masitinib um ein Imatinib-Analogon. Die einzige strukturelle Veränderung ist die, dass der Pyrimidin-Ring der 2-Anilinopyrimidin-Partialstruktur des Imatinibs durch einen bioisosteren Thiazol-Ring ersetzt ist (Abbildung 5.21). Dadurch hat man keine Guanidin-Struktur mehr wie beim Imatinib, sondern eine schwächer basische Amidin-Struktur (Abbildung 5.21).

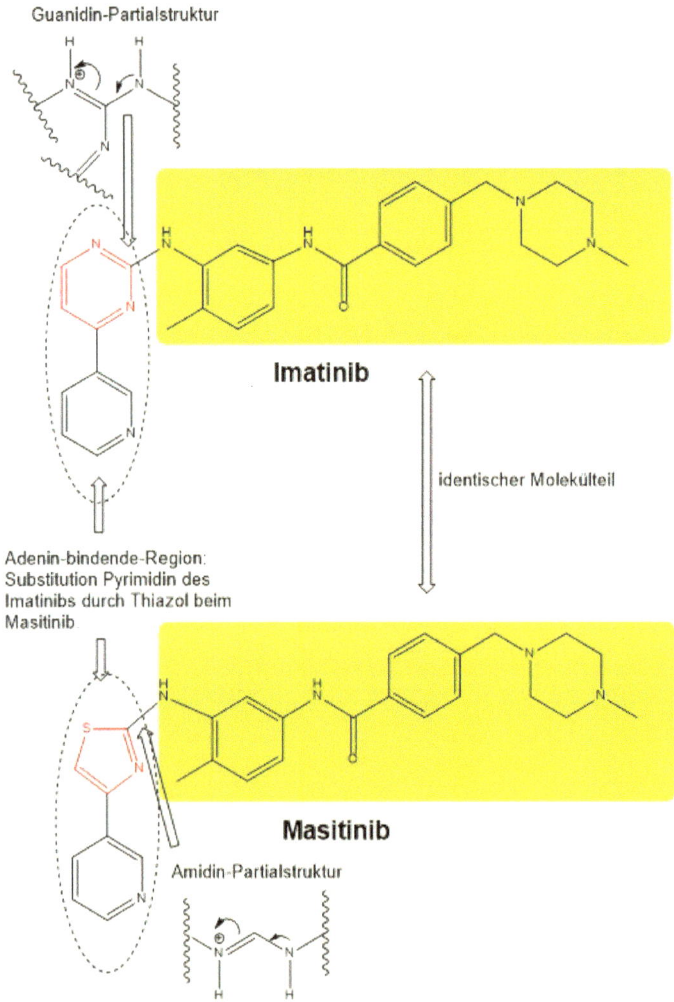

Abbildung 5.21: Strukturvergleich des Masitinibs mit Imatinib.

Pazopanib (GW786034, Votrient®) ist ein pan-VEGF-Rezeptor-Tyrosinkinase-Inhibitor, der zur Erstlinienbehandlung des Nierenzellkarzinoms bzw. zur Behandlung des Nierenzellkarzinoms eingesetzt wird, wenn vorher eine Therapie mit Zytokinen erfolgt ist sowie zur Behandlung von bestimmten Subtypen eines fortgeschrittenen, metastasierten Weichteilsarkoms (WTS, STS), wenn vorher eine zytotoxische Chemotherapie gegeben wurde oder wenn innerhalb von 12 Monaten nach einer (neo-)adjuvanten Therapie eine Progression der Erkrankung feststellbar ist (Fachinformation Votrient® 2020). Pazopanib ist ein ATP-kompetitiver Inhibitor des VEGF-Rezeprs 2 mit einem K_i-Wert von 24 nM. Der Kinase-Inhibitor ist zudem ein potenter pan-Inhibitor gegen Mitglieder der VEGFR-Kinase-Familie. Auch die nah verwandten Rezeptor-Tyrosinkinasen PDGFRA/B und c-kit werden durch Pazopanib gehemmt (Tabelle 5.9). Damit bietet sich Pazopanib natürlich auch für eine Therapie gastrointestinaler Stromatumoren an.

Kinase	Inhibitorische Aktivität IC_{50}
VEGFR1	0,01 µM
VEGFR2	0,03 µM
VEGFR3	0,047 µM
PDGFRA	0,071 µM
PDGFRB	0,084 µM
c-kit	0,074 µM

Tabelle 5.9: Inhibition einer Auswahl an Proteinkinasen durch Pazopanib (nach Harris und Stafford 2009).

Die Struktur des Pazopanibs weist einige Besonderheiten auf. Da ist zunächst das in die Adenin-bindende Region hineinragende Methylbenzolsulfonamid. Eine Guanidin-Partialstruktur ist vorhanden. Die Amid-Funktion fehlt, dafür sind die 2 aromatischen Ringe durch einen methylierten Stickstoff verbunden. Distal befindet sich ein Dimethylindazol-Heterozyklus (Abbildung 5.22).

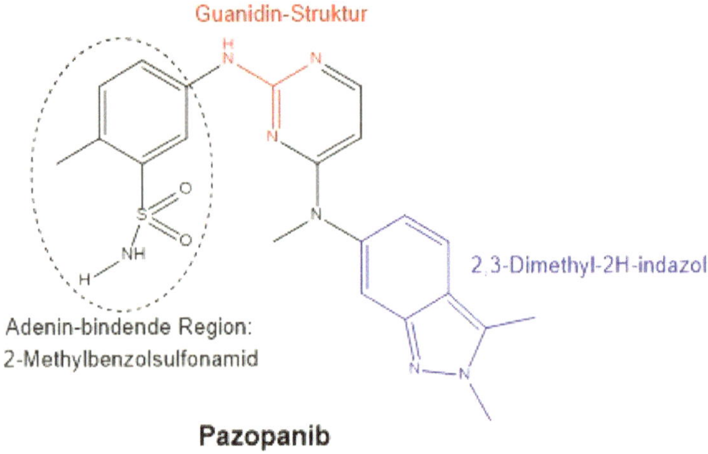

Abbildung 5.22: Strukturformel des Pazopanibs.

Eine randomisierte Phase-II-Studie mit Pazopanib bei GIST-Patienten als Drittlinientherapie nach Behandlung mit Imatinib und Sunitinib zeigte eine Krankheitskontrolle für 4 Monate bei mehr als 40 % der Patienten, die mit Pazopanib behandelt wurden (Mir et al. 2016).

Ripretinib (DCC-2618, Qinlock®) ist ein oraler Tyrosinkinase-Inhibitor mit neuartigem Wirkmechanismus, der seit Mai dieses Jahres in den USA und seit Juli 2020 in Australien als Viertlinientherapie für Patienten mit einem fortgeschrittenen/metastasierten gastrointestinalen Stromatumor zugelassen, nachdem Imatinib, Sunitinib und Regorafenib versagten (Dhillon 2020). In der klinischen Phase-III-Zulassungsstudie INVICTUS (randomisiert, doppelt verblindet, Placebo-kontrolliert, multizentrisch) erreichte Repritinib den primären Endpunkt einer Verlängerung des progressionsfreien Überlebens (PFS). Patienten, die mit Ripretinib behandelt wurden, wiesen ein medianes PFS von 6,3 Monaten auf. Dagegen wiesen die Patienten des Placebo-Arms ein PFS von 1,0 Monaten auf. Außerdem reduzierte Ripretinib signifikant das Risiko einer Krankheitsprogression oder Tod um 85 % im Vergleich zu Placebo. Beim wichtigen sekundären Endpunkt, der objektiven Ansprechrate (ORR), erreichte Ripretinib eine ORR von 9,4 % verglichen mit 0 % im Placebo-Arm, was allerdings keine statistische Signifikanz besaß. Klinisch signifikant war dagegen die Verbesserung des Gesamtüberlebens (OS) gegenüber Placebo mit medianen 15,1 Monaten unter Ripretinib gegenüber 6,6 Monaten unter Placebo (ClinicalTrials.gov: NCT03353753, Blay et al. 2020).

Ripretinib ist ein sogenannter „switch pocket control“-Inhibitor der Wild-Typ- und der mutierten Varianten (primäre und sekundäre Mutationen) des c-kit-Rezeptors und des PDGF-Rezeptors α. Es zeigt Aktivität sowohl bei Mutationen innerhalb der ATP-Bindungstasche als auch bei Mutationen in der Aktivierungsschleife (Farag et al. 2020). Aber auch andere Kinasen werden *in vitro* gehemmt, so z. B. PDGFRB, TIE2, VEGFR2 und B-Raf (Smith et al. 2019, Dhillon 2020). PDGFRA und c-kit sind sich strukturell sehr ähnlich. Beides sind duale „switch-Kinasen“, die sowohl einen inhibitorischen „switch“ als auch einen Aktivierungsschleifen-

„switch“ enthalten. Diese aktivierenden und inhibitorischen Schalter regulieren die Kinase-Aktivität, indem sie an die „switch pocket“ der Kinase binden (Smith et al. 2019, Nemunaitis et al. 2020). Repritinib is ein Typ-II-„switch-control“-Inhibitor, der die Aktivierungsschleife (den Aktivierungs-„switch“) in eine inaktive Konformation zwingt (Smith et al. 2019). Dieser „switch-control“-Mechanismus hat zwei Komponenten: 1. Ripretinib ist ein Antagonist, der Schalter davon abhält, aktive Typ-I-Konformationen anzunehmen, 2. Ripretinib ist ein Agonist, der „switches“ in der inaktiven Typ-II-Konformation stabilisiert. Ripretinib und sein aktiver Metabolit, DP-5439, hemmen das volle Spektrum primärer und sekundärer Mutationen von c-kit und PDGFRA, einschließlich Aktivierungsschleifen-Mutationen, von denen man bis vor kurzem noch dachte, sie könnten nur durch Typ-I-Inhibitoren bekämpft werden.

Von der chemischen Struktur her gehört Repritinib zu den 1,3-Diphenylharnstoff-Derivaten (Abbildung 5.23). Ein Phenyl-Ring ist direkt über eine C-C-Bindung an einen 1,2-Dihydro-1,6-naphthyriden-Bizyklus gebunden.

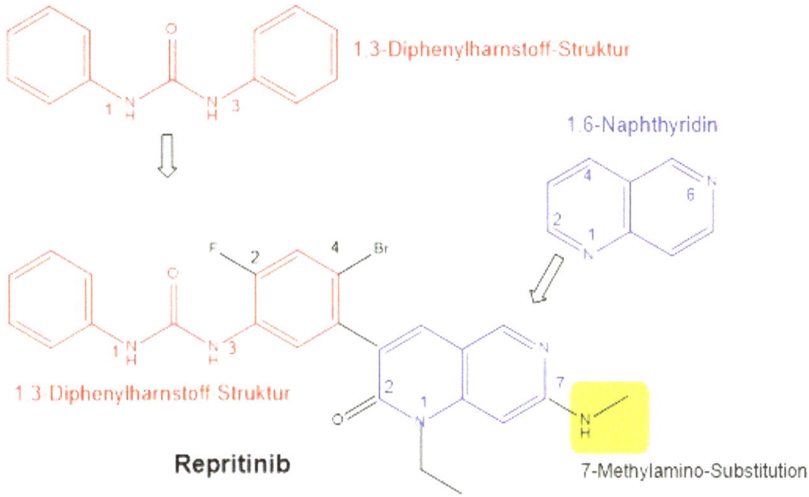

Abbildung 5.23: Struktureller Aufbau des Repritinib-Moleküls.

Literatur:

Aiello, L.P. et al. Ophthalmology 2002, 109, 1745

Arai, H. et al. Cancer Treat Rev 2019, 81, 101912, doi: 10.1016/j.ctrv.2019.101912

Avendaño, C. und Menéndez. C. In: Medicinal Chemistry of Anticancer Drugs 2015, 2nd edition, Elsevier, Amsterdam, Niederlande

Baker, S.D. und Hu, S. Clin Pharmacol Ther 2009, 85, 208

Blay, J.Y. et al. Lancet Oncol 2020, 21, e341

Brose, M.S. et al. Cancer Res 2002, 2002, 62, 6997

Capdeville, R. et al. Nature Rev Drug Discov 2002, 1, 493

Carlomagno, F. et al. J Natl Cancer Inst 2006, 98, 326

Le Cesne, A. et al. Eur J Cancer 2010, 46, 1344, doi: 10.1016/j.ejca.2010.02.014

Choy, G. et al. Cancer Chemother Pharmacol 2012, 70, 183

Cowan-Jacob, S.W. et al. Acta Crystall D Biol Crystall 2007, D63, 80

Demetri, G.D. et al. Lancet 2013, 381, 9863, doi: 10.1016/S0140-6736(12)61857-1

Dhillon, S. Drugs 2020, 80, 1133, doi: 10.1007/s40265-020-01348-2

Downward, J. Nat Rev Cancer 2003, 3, 11

Eicher, T. und Hauptmann, S. In: Chemie der Heterocyclen 1994, Georg Thieme Verlag Stuttgart – New York

Elguero, J. und Katritzky; A.R. Adv Heterocyclic Chem 2000, 76, 86

Ettrich, T.J und Seufferlein, T. Recent Results Cancer Res 2014, 201, 185, doi: 10.1007/978-3-642-54490-3_10

Fachinformation Stivarga® 2020, Bayer AG, Leverkusen, Deutschland

Fachinformation Sutent®2020, Pfizer Europe MA EEIG

Fachinformation Tasigna® 2019, Novartis Europharm Limited

Fachinformation Votrient® 2020, Novartis Pharma GmbH

Farag, S. et al. Curr Treat Options in Oncol 2020, 21, 55, doi: 10.1007/s11864-020-00754-8

Fava, C. et al. Drug Des Devel Ther 2008, 2, 233

Ferrara, N. Oncologist 2004, 9(Suppl 1), 2

Fiedler, U. et al. J Biol Chem 2003, 278, 1721, doi: 10.1074/jbc.M208550200

Fiedler, W. et al. Blood 2003, 102, 2763

Fong, T.A.T. et al. Cancer Res 1999, 59, 99

Gerisch, M. et al. Cancer Chemother Pharmacol 2018, 81, 195, doi: 10.1007/s00280-017-3480-9

Giles, F.J. et al. Blood 2003, 102, 795

Di Gion, P. et al. Pharmacokinet2011, 50, 551

Goel, G. Cancer Manag Res 2018, 10, 425

Hafner, F.-T. et al. Bioanalysis 2014, 6, doi: 10.4155/bio.14.52

Harris, P.A. und Stafford, J.A. In: Kinase Inhibitor Drugs 2009, Chapter 3, John Wiley & Sons, NJ, USA

Hotta, K. et al. AntiCancer Res 2015, 35, 4681

Hwang, Y.H. et al. Hepatol Res 2004, 29, 113

Jones, N. et al. J Biol Chem 1999, 274, 30896

Kasid, U. und Dritschilo, A. Oncogene 2003, 22, 5876

Keunecke, A. Br J Clin Pharmacol 2020, 86, 2362

Kim, E.J. et al. J Surg Oncol 2011, 104, 901

De Kogel, C.E. und Schellenns, J.H.M. The oncologist 2007, 12, 1390

Kolch, W. et al. Expert Rev Mol Med 2002, 1

Laird, A.D. et al. Cancer Res 2000, 60, 4152

Lassau, N. et al. Invest New Drugs 2012, 30, 765

Lowinger, T.B. et al. Curr Pharm Des 2002, 8, 2269
Lyons, Endocrine-Related Cancer 2001, 8, 219
Mendel, D.B. et al. Clin Cancer Res 2003, 9, 327
Mir, O. et al. Lancet Oncol 2016, 17, 632
Mita, M. et al. Cancer Chemother Pharmacol 2014, 74, 195
Mohammadi, M. et al. Science 1997, 276, 955
Mukherjee, R. et al. Prostatae 2005, 64, 101
Nagar, B. et al. Cancer Res 2002, 62, 4236
O'Neil, M.J. In: The Merck Index 2001, 13. Auflage; Ehitehouse Station, NJ, Merck & Co. Inc.
Nemunaitis, J. et al. Future Oncol 2020, 16, 4251
Nowakowski, J. et al. Cell Mol Biol Lett 2003,8, 556
Oka, H. et al. Cancer Res 1995, 55, 4182
Onkopedia Leitlinie Gastrointestinale Stromatumoren (GIST) 2019, Deutsche Gesellschaft für Hämatologie und Medizinische Onkologie e.V.
Peng, B. et al. Clin pharmacokinet 2005, 44, 879
McPhillips, F. et al. Br J Cancer 2001, 85, 1753
Riedl, B. et al. Clin Cancer Res 2001, 20, 83a
Schindler, T. et al. Science, 2000, 289, 1958
Serrano, C. et al. Ther Adv Med Oncol 2014, 6, 115
Smith, R.A. et al. Bioorg Med Chem Lett 2001, 11, 2775
Smith, B.D. et al. Cancer Cell 2019, 35, 738
Soria, J.C. et al. Eur J Cancer 2009, 45, 2333, doi: 10.1016/j.ejca.2009.05.010
Sun, L. et al. J Med Chem 1998, 41, 2588
Sun, L. et al. J Med Chem 1999, 42, 5120
Sun, L. et al. J Med Chem 2003, 46, 1116

Sun, C.L. et al. In: Kinase Inhibitor Drugs 2009, Chapter 1, John Wiley & Sons, Inc. Hoboken, NJ, USA
Terman, B.I. et al. Biochem Biophys Res Commun 1992 187, 1579
McTigue, M.A. et al. Structure 1999, 7, 319
McTigue, M. et al. Proc Natl Acad Sci USA 2012, 109, 18281
Schmieder, R. et al. Int J Cancer 2014, 135, 1487
Tibes, R. et al. Cancer Chemother Pharmacol 2013, 71, 463
Todd, A. In: Anticancer Therapeutics: From Drug Discovery to Clinical Application 2018, First Edition , John Wiley & Sons Ltd.
Tolcher, A.W. AACR proceedings 2010, Abstract 2749
Vajkoczy, P. et al. Neoplasia 1999, 1, 31
De Vries, C. et al. Science 1992, 255, 989
Weiss, M.M. et al. J Med Chem 2008, 51, 1668
Wenqing, Q. et al. BMXC Cancer 2009, 9, 142, doi: 10.1186/1471-2407-9-142
Wilhelm, S.et al. Proc Am Assoc Cancer Res 2001, 42, 823
Wilhelm, S. et al. Cancer Res 2004, 64, 7099
Wilhelm, S. et al. Nat Rev Drug Discov 2006, 5, 835
Wilhelm, S.M. et al. Int J Cancer 2011, 129, 245
Wu, L. et al. Drug Des Devel Ther 2014,8, 2061
Zimmermann, J. et al. Bioorg Med Chem Lett 1997, 7, 187
Zimmermann, T. et al. Br J Clin Pharmacol 2018, 84, 865

6. Avapritinib

6.1. Struktureller chemischer Aufbau, Wirksamkeit und inhibitorische Aktivität gegen c-kit- und PDGFRA-Isoformen.

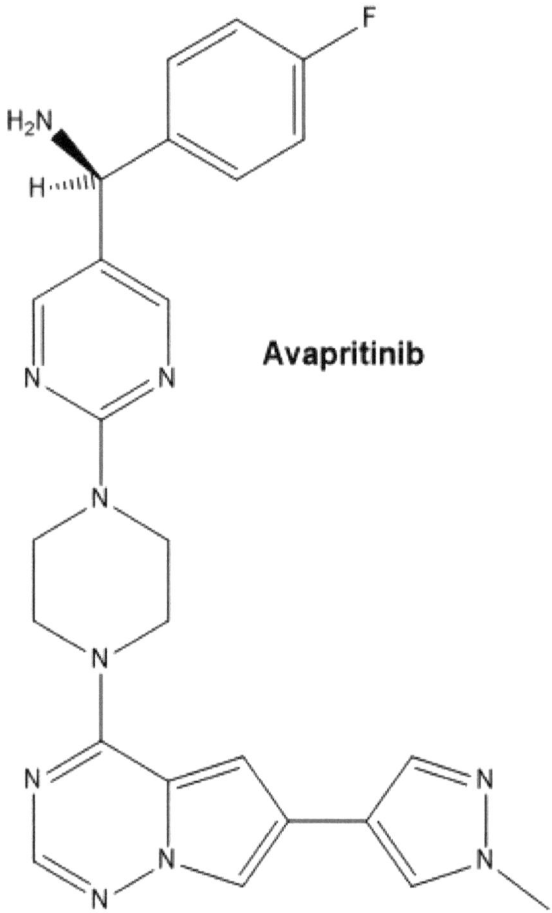

Abbildung 6.1: Strukturformel des Avapritinibs (BLU-285).

Avapritinib (BLU-285) ist ein hochselektiver und ATP-kompetitiver Typ-I-Inhibitor, der die innerhalb der Aktivierungsschleife punktmutierten, rekombinanten Rezeoptor-Tyrosinkinasen c-kit(Asp816Val) und PDGFRA(Asp842Val) mit *In-vitro*-Aktivitäten von IC_{50} = 3,4 nM bzw. 3,7 nM hemmt (Smith et al. 2019).Außerdem hemmt Avapritinib die PDGFRA(Asp842Val)-Autophosphorylierung im Zellsystem mit einem IC_{50}-Wert von 30 nM (Smith et al. 2019). Zelluläre Assays, die die Hemmung der mutierten c-kit-Variante bestimmen, bestätigen die starke inhibitorische Aktivität gegen den Asp816Val-mutierten c-kit-Rezeptor in HMC1.2-Zellen mit IC_{50}= 3 nM (Smith et al. 2019). Auch andere Substitutionen an Position 816 in der Aktivierungsschleife werden durch Avapritinib gehemmt, so z. B. c-kit(Asp816Tyr) in P815-Zellen mit einem IC_{50}-Wert von 22 nM oder c-kit(Asn822Lys) in Kasumi-Zellen mit einem IC_{50}-Wert von 40 nM, genauso wie andere *KIT*-Exon-17-Mutationen, die in Typ-II-Inhibitor-refraktären GIST gefunden werden (Tabellen 6.1 und 6.2) (Smith et al. 2019).

Als Typ-I-Inhibitor bindet Avapritinib nur an die aktive Konformation (DFG-in) der Kinase. Andere Beispiele für Typ-I-Inhibitoren sind Crenolanib, das sich in der klinischen Entwicklung befindet, das altbekannte Dasatinib (Sprycel®), das bei Philadelphia-Chromosom-positiver chronischer myeloischer Leukämie (Ph+ CML) bzw. Philadelphia-Chromosom-positiver akuter lymphatischer Leukämie (Ph+ ALL) eingesetzt wird (Fachinformation Sprycel® 2019) sowie MIdostaurin (Rydapt®) (Abbildung 6.7).

mutierte Rezeptor-Tyrosinkinase	Avapritinib IC_{50} (*in vitro*)
PDGFRA(Asp842Val) (=	3,7 nM

D842V)	
Wild-Typ-PDGFRA	7,0 nM
c-kit(Asp816Val) (= D816V)	3,4 nM
c-kit (Asp816 His) (= D816H)	10,1 nM

Tabelle 6.1: *In-vitro*-Aktivitäten des Avapritinibs gegen punktmutierte, rekombinante Varianten der Typ-III-Rezeptor-Tyrosinkinasen PDGFRA (PDGF-Rezeptor α und den c-kit-Rezeptor (nach Smith et al. 2019).

Mutierte Rezeptor-Tyrosinkinase	Avapritinib IC_{50}
PDGFRA(Asp842Val) (= D842V)	30 nM
PDGFRA(Asp842Val) (= D842V)	0,1 nM (CHO-Zellen)
c-kit(Asp816Val) (= D816V)	3,0 nM(HMC1.2-Zellen)
c-kit(Asp816Val) (= D816V)	7,4 nM (CHO-Zellen)
c-kit(Asp816Tyr) (= D816Y)	22 nM (P815-Zellen)
c-kit(Asp816Tyr) (= D816Y)	33 nM (Ba/F3-Zellen)

Tabelle 6.2: Hemmung der PDGFRA- und c-kit-Autophosphorylierung in transfizierten Zellen (nach Smith et al. 2019).

Avapritinib ist ein langgestreckter TKI. Zunächst kommt ein elektronenreicher Heteroaromat, ein Pyrazol (= 1,2-Diazol) als Konstitutionsisomeres des Imidazols, mit einem Pyrrol- und einem Pyridin-artigen Stickstoff ausgestattet (Abbildung 6.2). Das Pyrazol ist am N1 methyliert. Über eine C—C-Einfachbindung des Pyrazol-C4 ist das 5-Ringsystem mit dem C8 eines heterozyklischen, 3 Stickstoffatome tragendenden Bizyklus verbunden. Der Bizyklus besteht aus einem aromatischen Pyrrol, dessen N-Atom aber auch Bestandteil eines 1,2,4-Triazin-6er-Rings ist. Das ganze 5-6-Ringsystem ergibt ein Pyrrolo[2,1-f][1,2,4]-Triazin. Dieser Bizyklus ist über sein C4 an das N1 eines Piperazin-Ringes gebunden. N4 des Piperazins ist an C2 mit einem Pyrimidin-Ring verbunden. Dieser Pyrimidin-Ring ist mit einem 4-Fluorphenyl-Rest über eine Methylen-Brücke verbunden mit 4 verschiedenen Substituenten, u. a. eine primäre Amino-Gruppe. Daraus ergibt sich ein chirales C-Atom sowie ein (S)- und ein (R)-Enantiomer. Das pharmazeutisch genutzte Avapritinib ist das reine (S)-Enantiomer (Abbildung 6.2).

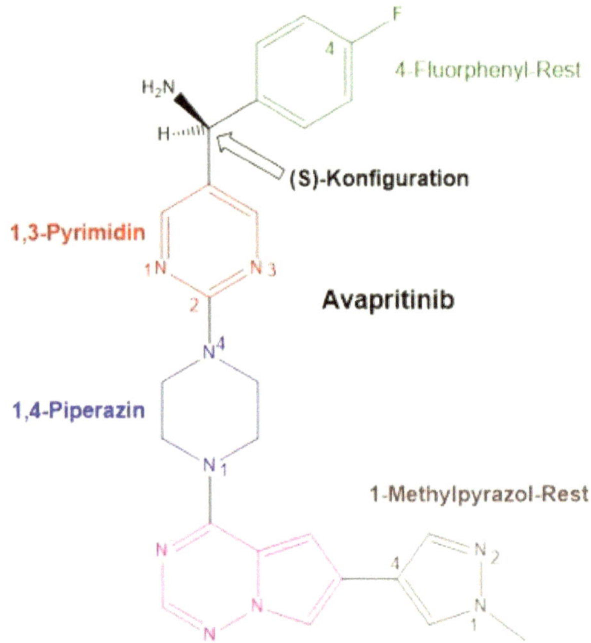

F
4-Fluorphenyl-Rest
H2N
H
(S)-Konfiguration
1,3-Pyrimidin
Avapritinib
1,4-Piperazin
1-Methylpyrazol-Rest

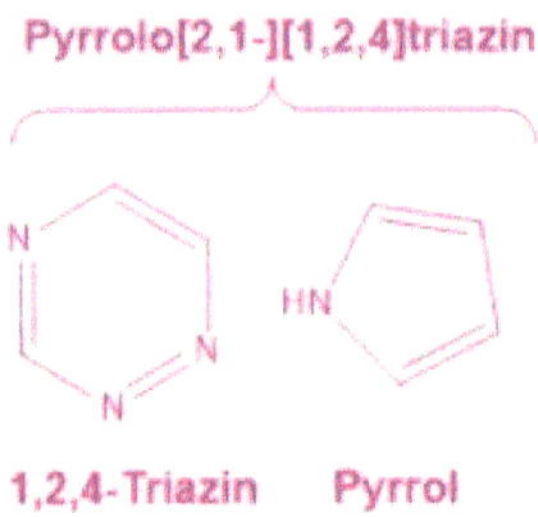

Pyrrolo[2,1-][1,2,4]triazin
1,2,4-Triazin
Pyrrol

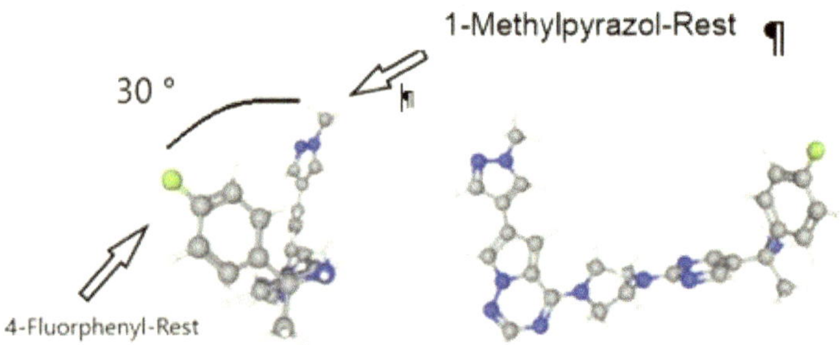

1-Methylpyrazol-Rest
30 °
4-Fluorphenyl-Rest

Abbildung 6.2: Strukturerläuterung des Avapritinibs.
Beim Avapritinib handelt es sich in seiner energetisch günstigsten Konformation nicht um ein lineares, gestrecktes Molekül. Der 4-Fluorphenyl-Rest und der auf der anderen Seite des Moleküls gelegene 1-Methylpyrazol- und der sich anschließende Pyrrolotriazin-Heterozyklus ragen aus der Ebene des Piperazinylpyrimidin-Ringsystems heraus und sind etwa 30 ° gegeneinander versetzt.

Bildnachweis: PubChem [Internet]. Bethesda (MD): National Library of Medicine (US), National Center for Biotechnology Information; 2004-. PubChem Compound Summary for CID 118023034, Avapritinib; [cited 2020 Dec. 24]. Available from: https://pubchem.ncbi.nlm.nih.gov/compound/Avapritinib

Gastrointestinale Stromatumoren (GIST) gehören zu den häufigsten Sarkomen. Getriggert werden sie durch Mutationen in den Genen *KIT* und *PDFGRA*, die für die Rezeptor-Tyrosinkinasen c-kit und PDGF-Rezeptor α codieren. Obwohl die Erstlinientherapie mit dem relativ selektiv wirksamen Imatinib die GIST-Therapie revolutioniert hat, entwickeln die meisten Patienten im Laufe der Zeit sekundäre *KIT/PDGFRA*-Mutationen. Imatinib ist ohne Frage eine starke Frontline-Therapie, die bei nahezu 80 % der Patienten ein teilweises Ansprechen oder eine stabile Lage der Tumorerkrankung mit einer medianen Zeit bis zur Progression der Erkrankung von etwa 18 Monaten erreicht (Demetri et al. 2002). Aber diese sekundären Mutationen, v. a. im *KIT*-Gen, betreffen vielfach die Exons 13 und 14, d. h. im Translationsprodukt, dem c-kit-Rezeptor, Aminosäure-Substitutionen innerhalb der ATP-

Bindungstasche (Antonescu et al. 2005, Heinrich et al. 2006). Somit interferieren sie mit der Arzneistoff-Bindung in der ATP-Bindungstasche. Oder sekundäre Mutationen betreffen die Aktivierungsschleife des c-kit-Rezeptors, was den Exons 17 und 18 im *KIT*-Gen entspricht. Diese Mutationen stabilisieren c-kit in der aktiven Konformation und verhindern eine Bindung des Imatinibs, das nur in der inaktiven Konformation binden kann (Heinrich et al. 2009).

Die Zweit- und Drittlinientherapie nach sekundärer Imatinib-Resistenz mit den Multikinase-Hemmern Sunitinib und Regorafenib besitzen gegen eine Vielzahl dieser erworbenen Mutationen keine Aktivität. Mutationen im *KIT*-Gen führen zu einer Ligand-unabhängigen Phosphorylierung des Rezeptors mit nachgeschalteter Aktivierung von Signaltransduktionswegen wie dem RAS-MEK-ERK- oder dem Phospholipase γ (PLCγ)-Phosphoinositol-3'-kinase (PI3K)-AKT-Signalweg, die für die Onkogenese, das Zellwachstum und -überleben, die Zelldifferenzierung eine entscheidende Rolle spielen (Liang et al. 2013). Sunitinib ist unwirksam gegen Mutationen innerhalb der Aktivierungsschleife. Allein diese Mutationen machen 50 % der für eine Imatinib-Resistenz verantwortlichen Mutationen aus (Gajiwala et al. 2009). Die Drittlinien-Therapie mit Regorafenib ist leider nur moderat wirksam (Demetri et al. 2013). Sunitinib und Regorafenib zeigen geringe Gesamtansprechraten (ORR, overall response rates) von 7 % für Sunitinib und 4,5 % für Regorafenib mit medianen Zeiten bis zur Tumorprogression von 6,2 bzw. 4,8 Monaten (Demtri et al. 2006, Demetri et al. 2013).

Zusätzlich weisen Sunitinib und Regorafenib aufgrund ihres wesentlich breiteren Kinase-Inhibitionsprofils – beide gehören zu

den Multikinase-Inhibitoren – eine geringe Toleranz bei den Patienten aufgrund vielfacher Nebenwirkungen auf. Das führt häufig zu Dosisanpassungen oder zu einem Pausieren der Therapie, was die Effizienz dieser Arzneistoffe natürlich deutlich schmälert (Bauer und Joensuu 2015, Ben-Ami et al. 2016). Sunitinib und Regorafenib hemmen zudem den VEGF-Rezeptor 2 (VEGFR2) stark, was mit einer „high-grade"-Hypertonie und anderen toxischen Effekten verbunden ist (Bauer und Joensuu 2015, Ben-Ami 2016).
GIST-Patienten brauchen dringend ein von den Nebenwirkungen her tolerables Anti-GIST-Arzneimittel, das zuverlässig eine Reihe dieser sekundären *KIT/PDGFRA*-Mutationen inhibiert. Hoffnung bietet der bereits in den USA und in Australien zugelassene „switch-control"-Inhibitor Repritinib (vgl. Kapitel 5.4.), der dort zunächst als Viertlinientherapie vorgesehen ist.
Obwohl die meisten GIST auf Mutationen im *KIT*-Gen zurückzuführen sind, besitzen 10- 15 % der GIST-Patienten aktivierende Mutationen im *PDGFRA*-Gen. Die Substitution der Asparaginsäure in Codon 842 gegen ein Valin in Exon 18 (Asp842Val, D842V) ist mit ca. 60 % die mit Abstand häufigste Punktmutation im *PDGFR*-Gen (Heinrich et al. 2003, Corless et al. 2005). Obwohl Imatinib durchaus gegen primäre Mutationen im *PDGFRA*-Gen wirksam ist, so z. B. gegen die Punktmutation Val561Asp (V561D), ist Asp842Val die häufigste Mutation, die für eine komplette Resistenz gegenüber Imatinib und Sunitinib verantwortlich ist (Cassier et al. 2012). GIST-Patienten mit dieser Mutation im *PDGFRA*-Gen, die konventionell mit einem Leitlinien-gerechten Tyrosinkinase-Inhibitor behandelt werden, zeigen nur einen sehr geringen klinischen Benefit mit medianem Gesamtüberleben (OS) von ungefähr einem Jahr. Wenn man dem die medianen 4 – 5 Jahre Gesamt-

überleben für GIST-Patienten mit einer *KIT*-Exon-11-Mutation entgegensetzt, wird deutlich, wie gravierend der Unterschied ist (Cassier et al. 2012).
Ein vielversprechendes neues Anti-GIST-Therapeutikum – neben Repritinib – ist Avapritinib (BLU-285, Ayvakyt®), das seit einigen Monaten auch in Deutschland zugelassen ist. Avapritinib ist indiziert zur Monotherapie gastrointestinaler Stromatumoren (GIST), die aufgrund ihres fortgeschrittenen Stadiums nicht durch eine Operation entfernt werden können und bereits metastasiert sind. Avapritinib wird jedoch nur nach einem Gentest angewendet, wenn die Tumorzellen eine Imatinib-verursachende Asp842Val-Mutation im *PDGFR*-Gen aufweisen (Fachinformtion Ayvakyt® 2020). GIST ist ein seltener Tumor des Gastrointestinaltraktes und Ayvakyt® wurde daraufhin im Juli 2020 als Orphan-Drug ausgewiesen (ema.europa.eu/medicines/human/orphan-designations/eu3171889).

Verschiedene Arzneistoff-Klassen sind als PDGF-Antagonisten entwickelt worden. Monoklonale Antikörper können an den PDGF-Rezeptor binden und somit die Bindung der Liganden PDGFA oder PDGFB sterisch verhindern, oder sie können den Rezeptor-Abbau fördern (Jayson et al. 2005, Shen et al. 2007, Shen et al. 2009). DNS-Aptamere oder lösliche Rezeptoren, die über die extrazelluläre Domäne verfügen, binden die PDGF-Isoformen im Plasma und verhindern auf diese Weise deren Rezeptor-Bindung (Green et al. 1996, Hawthorne et al. 2008). Diese PDGF-Antagonisten besitzen den Vorteil der Spezifität gegenüber PDGF oder dem PDGF-Rezeptor. Allerdings sind sie teuer und die Applikation ist nicht auf oralem Weg möglich. Eine weitere Klasse von

PDGFR-Antagonisten ist die der kleinen organischen Moleküle, die als Inhibitoren der PDGF-Rezeptor-Kinasen entwickelt worden sind. Ihr Vorteil ist die einfache perorale Applikation. Jedoch ist keiner dieser Inhibitoren spezifisch. Sie alle besitzen ein charakteristisches Inhibitor-Profil und hemmen verschiedene andere Kinasen (Tabelle 6.3) (Heldin 2013). Zusätzlich zur Hemmung der PDGF-Rezeptor-Kinasen hemmt Imatinib den Stammzellfaktor-Rezeptor c-kit und Abl-Tyrosinkinasen. Sunitinib hemmt VEGF-Rezeptoren und Flt3. Sorafenib besitzt ein dem Sunitinib ähnliches Profil als Proteinkinase-Inhibitor, aber hemmt zusätzlich auch die Serin/Threonin-Kinase Raf. Auch wenn der Mangel an Spezifität als Nachteil angesehen wird und z. B. zu verstärkten Nebenwirkungen führt, zeigt die Erfahrung, dass es in manchen Fällen vorteilhaft sein kann, bei der Tumortherapie mehr als eine Kinase zu hemmen (Heldin 2013).

Proteinkinase-Inhibitor	primäre Targets	sekundäre Targets
Imatinib	Abl, PDGFR, c-kit	Raf
Sunitinib	PDGFR, VEGFR, c-kit, Flt3	
Sorafenib	Raf, VEGFR, PDGFR, c-kit, Flt3	FGFR
Pazopanib	VEGFR, PDGFR, c-kit	FGFR
Nilotinib	c-kit, Abl, PDGFR	
Cediranib	VEGFR, c-kit, PDGFR	FGFR
Motesanib	VEGFR, c-kit	PDGFR, Ret
Axitinib	VEGFR	PDGFR, c-kit
Linifenib	VEGFR, c-kit	PDGFR
Dasatinib	Abl, Src	PDGFR, c-kit
Quizartinib	Flt3	c-kit, PDGFR, Ret, CSF1R
Ponatinib	Ret, Abl	PDGFR, VEGFR

Tabelle 6.3: Charakteristische Inhibitor-Profile von PDGF-Rezeptor-Kinase-Inhibitoren (nach Heldin 2013).

Abl: Abelson-Kinase; c-kit: Stammzellfaktor-Rezeptor, CD117, „kit" für Kätzchen, „c" für cellular; FGFR: fibroblast growth factor receptor; Flt3: fms like tyrosine kinase 3; CSF1R: Kolonie-stimulierender-Faktor-1-Rezeptor; Raf: rat fibrosarcoma, rapidly accelerated fibrosarcoma; Ret: rearranged during transfection, VEGFR: vascular endothelilal growth factor receptor, PDGFR: platelet-derived growth factor receptor; Src: auch c-Src, Akronym für cellular sarcoma.

Sekundäre Target-Kinasen sind solche, die bei mind. 10-fach höheren Konzentrationen an Inhibitor gehemmt werden.

Die Punktmutation im *PDGFRA*-Gen innerhalb des Exons 18, d. h. im translatierten Protein im Bereich der Aktivierungsschleife, Asp842Val (D842V) ist eine primär aktivierende Mutation, die bei 5 – 6 % der Patienten mit fortgeschrittenem GIST auftritt und für die es bislang keine therapeutischen Optionen gab (Cassier et al. 2012). Analog dazu verhält es sich beim c-kit-Rezeptor, wo die Punktmutation im *KIT*-Gen Asp816Val (D816V) innerhalb des Aktivierungsloops bei mehr als 90 % aller Patienten mit systemischer Mastozytose auftritt (Garcia-Montero 2006). *KIT* D816V ist eine aktivierende Mutation und ist strukturell äquivalent zur *PDGFRA*-D842V-Mutation. Auch für Patienten mit systemischer Mastozytose und dieser Punktmutation existierte bislang keine adäquate Therapie. Die Typ-III-Rezeptor-Tyrosinkinasen PDFGRA und c-kit sind hochgradig verwandt. Das humane Kinase-Kinom zeigt die enge Verwandtschaft und damit auch die Strukturähnlichkeit von PDGFRA und c-kit (Abbildung 6.3).

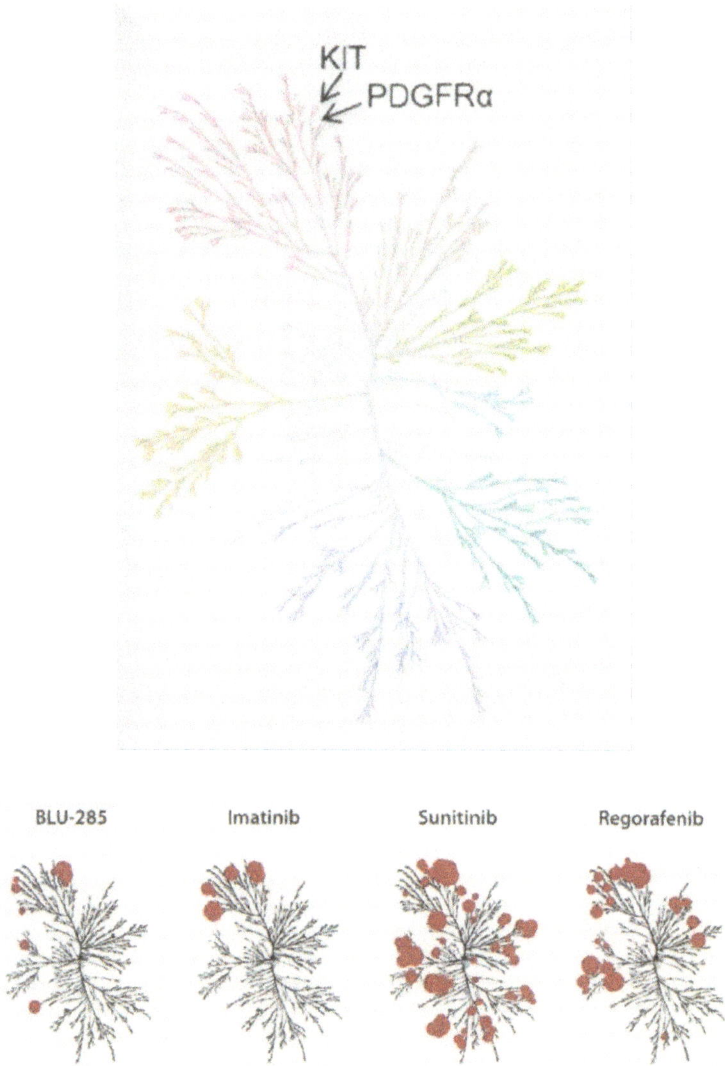

Abbildung 6.3: Die Ähnlichkeit der Typ-III-Rezeptor-Tyrosinkinasen c-kit und PDGF-Rezeptor α wird bei Betrachten des humanen Proteinkinase-Kinoms deutlich (nach Cell Signaling Technology Inc., www.cellsignal.com).

Unten: Avapritinib (BLU-285) im Vergleich zu wenig selektiven RezeptorTyrosinkinase-Inhiboren, wie Imatinib, oder Multikinase-Hemmern, wie Sunitinib und Regorafenib.

Bei Blueprint Medicines war man nach Durchsicht der Screening-Daten tausender Verbindungen verteilt über das gesamte humane Kinom zu der Überzeugung gelangt, dass die *KIT*-D816V-Mutation wie alle Mutationen innerhalb der c-kit-Aktivierungsschleife die inaktive Konformation der Tyrosinkinase des c-kit-Rezeptors destabilisieren und damit das Gleichgewicht deutlich auf die Seite der aktiven Tyrosinkinase-Konformation verschieben. Das zerstört die Bindungskavität innerhalb der ATP-Bindungstasche von Typ-II-Inhibitoren, wie z. B. Imatinib, die ausschließlich an die inaktive Kinase-Konformation binden (Gardino et al. 2018).
Beide Mutationen sind im Aktivierungsloop der jeweiligen Kinase zu finden, dort, wo auch das Asp-Phe-Gly-Motiv ist, d. h. im Einbuchstaben-Code das DFG-Motiv, das die „in“- oder „out“-Konformation einnehmen kann entsprechend zur aktiven oder inaktiven Konformation der Kinase (Liang et al. 2016). Kristallstruktur-Untersuchungen zu Protein-Ligand-Interaktionen zeigen, dass Imatinib an die inaktiven (DFG-out-) Konformationen der Typ-III-transmembranären-Rezeptor-Proteintyrosinkinasen c-kit und PDGFRA bindet (Roskoski 2016).
Die Mutation Asp842Val innerhalb der Aktivierungsschleife des PDGF-Rezeptors α führt nach Berechnungen von Indio und Mitarbeitern zum Verlust polarer Interaktionen (Indio et al. 2018). Betroffen sind die Aminosäure-Reste His845, Ile843, Met844 und Asp846, die essenziell für die Stabilität der Aktivierungsschleife

und deren Konformation sind. Durch die polaren Interaktionen wird die DFG-out – also die inaktive Konformation – stabilisiert. Der Verlust dieser Wechselwirkungen führt zur Änderung der Konformation. Von der inaktiven DFG-out-Konformation erfolgt ein Wechsel zur aktiven DFG-in-Konformation, wodurch die Kinase aktiviert wird (Abbildung 6.4) (Gardino et al. 2018).

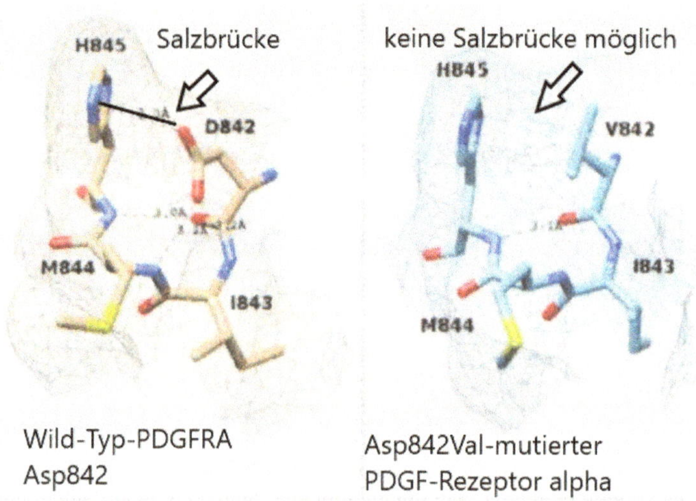

Abbildung 6.4: Polare Interaktionen des Wild-Typ-PDGF-Rezeptors α mit Asp842 (links). Hier ist eine Salzbrücke zwischen der Seitenketten-Carboxylat-Gruppe des Asp842 und His845 möglich, die bei der Asp842Val-mutierten Isoform des PDGF-Rezeptors α nicht mehr möglich ist (rechts) (nach Gardino et al. 2018).

6.1.2. Crenolanib als erster Vertreter der Typ-I-Tyrosinkinase-Inhibitoren

Crenolanib war die erste Substanz, der man zutraute, eine Therapiealternative bei Imatinib- und Sunitinib-Versagen zu werden. Dieser Tyrosinkinase-Inhibitor vom Typ I ist in der Lage, an die aktive Konformation innerhalb der ATP-Bindungstasche zu binden und die PDGFR-Asp842Val-Kinase zu hemmen. *In-vitro*-Studien zeigen, dass Crenolanib mindestens 100-mal stärker an die ATP-Bindungstasche der mutierten Kinase bindet als Imatinib. Außerdem weist es in einer Phase-I-Studie bei fortgeschrittenen soliden Tumoren eine gute Verträglichkeit auf (Lewis et al. 2009, Michael et al. 2010, Heinrich et al. 2012). Crenolanib (CP-868,596-26) wird derzeit hinsichtlich seines Sicherheitsprofils und seiner Wirksamkeit bei verschiedenen Tumorarten – u. a. auch bei fortgeschrittenen gastrointestinalen Stromatumoren – klinisch getestet (ClinicalTrials.gov: NCT01243346).

Crenolanib ist ein peroral bioverfügbarer Inhibitor der Wild-Typ- sowie der mutierten Isoformen der Typ-III-Rezeptor-Tyrosinkinasen Flt3, PDGFRA und PDGFRB und c-kit. Im Gegensatz zu den meisten anderen Rezeptor-Tyrosinkinase-Hemmern bindet Crenolanib nicht an die inaktive Konformation (DFG-out) der Kinase, sondern an die phosphorylierte aktive Kinase mit dem DFG-in-Motiv innerhalb der Aktivierungsschleife. Damit ist Crenolanib ein Typ-I-Inhibitor im Gegensatz z. B. zu Imatinib, das als typischer Typ-II-Inhibitor nur an die inaktive Konformation bindet (Klug et al. 2018). Die Wild-Typ-c-kit-Rezeptor-Tyrosinkinase wird mit einer inhibitorischen Aktivität von IC_{50} = 67 nM *in vitro* gehemmt. Der K_d-Wert für die Wild-Typ-Isoform beträgt *in vitro* 78 nM (Muralidhara et al. 2012). In CHO-Zelllinien, die die aktivierende Mutation Asp842Val besitzen und dementsprechend einen mutierten PDGF-Rezeptor α (D842V) exprimieren, zeigt Crenolanib ebenso starke inhibitorische Aktivitäten mit einem IC_{50}-Wert von 6 nM und einem IC_{90}-Wert von 25 nM (Heinrich et al. 2012). Zusätzlich hemmt Crenolanib die Phosphorylierung zweier PDGFRA-Isoformen mit doppelter Mutation (PDGFRA(V561D + D842V) und PDGFRA(T674I + D842V)) (Heinrich et al. 2012).

Crenolanib weist eine tetrazyklische Struktur auf (Abbildung 6.5). ein 3-Methyloxetan-Ring ist über eine Methoxy-Gruppe mit dem C5 eines Benzimidazols verknüpft. Das Benzimidazol ist wiederum mit seinem N1 mit einem Chinolin-Ring über dessen C2 verbunden. Schließlich trägt C8 des Chinolins einen 4-Amino-piperidin-Ring, wobei der Ring-Stickstoff die Bindung zum Chinolin-C8 herstellt (Abbildung 6.5).

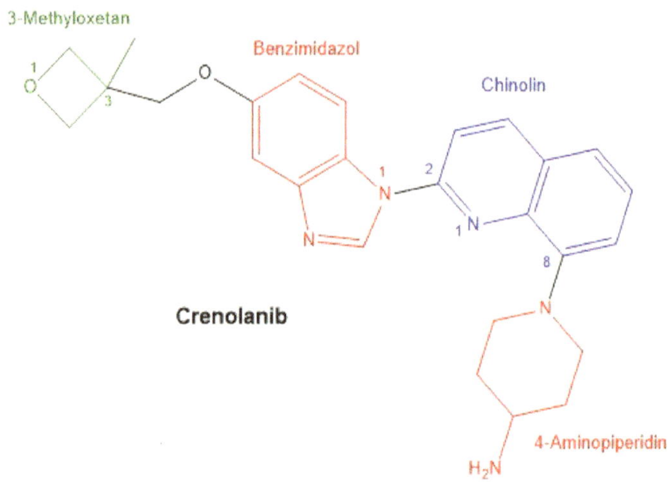

Abbildung 6.5: Strukturformel des ersten Typ-I-Rezeptor-Tyrosinkinase-Inhibitors Crenolanib.

6.1.3. Wirkmechanismus der Typ-I-Inhibitoren um Avapritinib, Wirkstärken gegen primäre, sekundäre Muationen, Resistenzen

Blueprint Medicines identifizierte bei seinen Kinase-Screenings potenzielle Kinase-Inhibitoren, die an die aktive Konformation der Kinase binden, sogenannte Typ-I-Inhibitoren, die nach Optimierung der physikochemischen Eigenschaften zu Avapritinib (BLU-285) führten. Avapritinib ist der erste stark wirksame und selektive Inhibitor der *KIT*- und *PDGFRA*-Aktivierungsschleifen-Mutationen. Die halbmaximalen inhibitorischen Konzentrationen liegen bei IC_{50} = 0,27 nM für den c-kit(Asp816Val)-Rezeptor und bei IC_{50} = 0,24 nM für die PDGFRA(Asp842Val)-Isoform. Molekular-Modeling-Studien bestätigen, dass Avapritinib an die Kinasen in deren aktiver DFG-in-Konformation bindet – im Gegensatz zu den Typ-II-Inhibitoren um Imatinib. Andere Typ-I-Inhibitoren, wie z. B. Crenolanib, Dasatinib oder das Staurosporin-Derivat Midostaurin (Abbildung 6.7), sind weniger stark inhibitorisch wirksam als Avapritinib gegen *KIT*-Mutationen innerhalb der Aktivierungsschleife (Tabelle 6.2) (Gardino et al. 2018).

Typ-I-Inhibitor	PDGFRA(D842V) IC_{50} Exon 18 (Aktivierungsschleife)	c-kit(D816V) IC_{50} Exon 17 (Aktivierungsschleife)	c-kit (D816V/V560G) Exons 11/17 (juxtamembranäre Region + Aktivierungsschleife)
Avapritinib	0,24 nM	0,27 nM	0,10 nM
Dasatinib	nicht bestimmt	1,6 nM	nicht bestimmt
Midostaurin	4,9 nM	2,9 nM	1,4 nM
Imatinib	759 nM	8150 nM	6145 nm
Sunitinib	120 nM	207 nM	97,2 nM
Regorafenib	810 nM	3640 nM	1685 nM
Crenolanib	0,2 nM	1,5 nM	1,2 nM

Tabelle 6.4: IC_{50}-Konzentrationen der Typ-I- und Typ-II-Rezeptor-Proteinkinasen-Inhibitoren gegenüber den innerhalb ihrer Aktivierungsschleifen mutierten Kinasen, dem PDGF-Rezeptor α mit der Mutation Asp842Val (D842V) und dem c-kit-Rezeptor mit der entsprechenden äquivalenten Mutation Asp816Val (D816V). Auch gegenüber *KIT*-Tandem-Mutationen (D842V/V560G) zeigen Typ-I-Inhibitoren starke Aktivitäten.

Orangefarben: nichtselektive Typ-I-Inhibitoren; blau: Typ-II-Inhibitoren; weiß: selektiver Typ-I-Inhibitor.

Es ist zu beachten, dass IC_{50}-Werte je nach Testsystem stark variieren können und in der Literatur z. B. für Avapritinib verschiedene Werte angegeben sind, die aber alle im selben Bereich, d. h. im subnanomolaren Bereich, liegen.

Das in Tabelle 6.4 aufgeführte Midostaurin (PKC412, Rydapt®) (Strukturformel Abbildung 6.7) ist das semisynthetisches N‘-Benzoyl-Derivat des natürlich vorkommenden Indolocarbazol-Alkaloids Staurosporin, das erstmals 1977 aus einer Streptomyces-Art isoliert wurde (Omura et al. 1977). Midostaurin ist ein Multikinase-Inhibitor, der seit 2017 für zwei bisher kaum beherrschbare Krankheiten zugelassen ist. Midostaurin ist ein typischer nichtselektiver Typ-I-Inhibitor und ist indiziert zur Therapie der akuten myeloischen Leukämie (AML) mit nachgewiesener Mutation in der Flt3-Rezeptor-Tyrosinkinase sowie zur Therapie dreier spezieller Subtypen der seltenen Mastozytose (Fachinformation Rydapt® 2017).

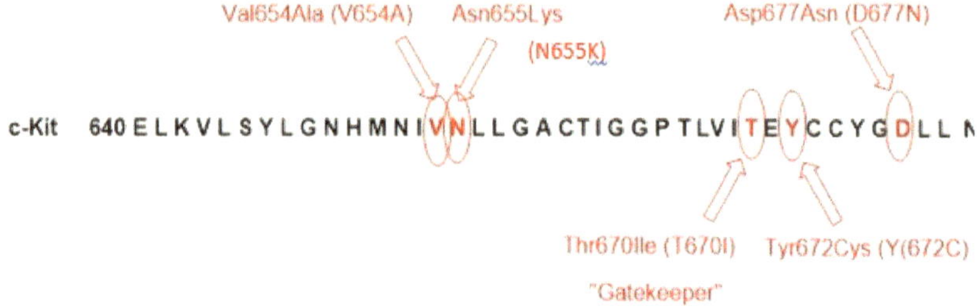

Kristallstruktur der Tyrosinkinase-Domäne des Wild-Typ-c-Kit-Rezeptors mit Angabe der häufig mutierten Aminosäure Asp816 (D816) im Aktivierungsloop (PDB-ID: 4HVS).

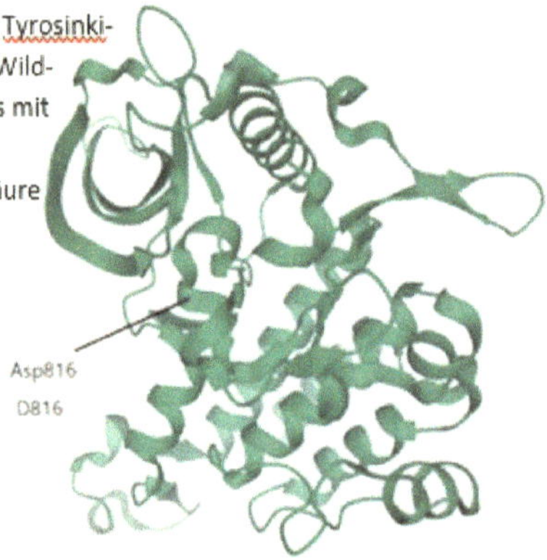

Kristallstruktur der Tyrosinkinase-Domäne des Wild-Typ-PDGF-Rezeptors α mit Angabe der häufig mutierten Aminosäure Asp842 (D842) im Aktivierungsloop (PDB-ID: 6JOL).

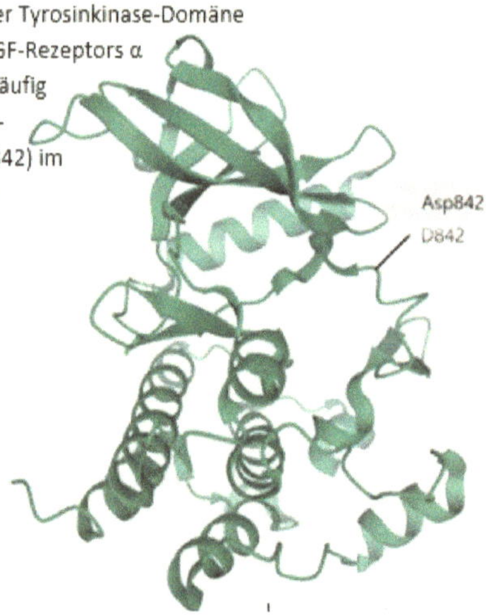

Abbildung 6.6: Oben: Aminosäuresequenz 640 – 680 des Wild-Typ-c-kit-Rezeptors, in der viele Mutationen auftreten.

Die Mutation Val654Ala (V654A) führt zur Imatinib-Resistenz und der anderer TKIs aufgrund des Verlustes wichtiger van-der Waals-Interaktionen. Durch die Gatekeeper-Mutation Thr670Ile (T670I) wird eine essenzielle H-Brücke verhindert, v. a. aufgrund sterischer Hindernisse wegen der zusätzlichen Methyl-Gruppe des Isoleucins, es kommt ebenfalls zur Imatinib-Resistenz.
Darunter Kristallstrukturen der Tyrosinkinasen-Domänen des Wild-Typ-c-Kit-Rezeptors mit der häufig punktmutierten Aminosäure Asparaginsäure an Position 816 (PDB-ID: 4HVS).
Ganz unten die Kristallstruktur der Tyrosinkinase-Domäne des Wild-Typ-PDGF-Rezeptors α mit der c-kit-D816 entsprechenden Aminosäure Asparaginsäure an Position 842 (PDB-ID: 6JOL).

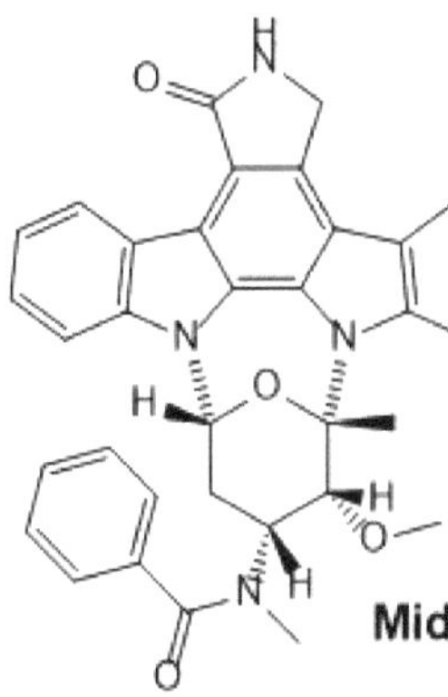

Midostaurin

Abbildung 6.7: Strukturformel des semisynthetischen Staurosporin-Derivats Midostaurin (Rydapt®), das ein nichtselektiver Typ-I-Inhibitor ist. Therapeutisch wird v. a. seine inhibitorische Aktivität gegenüber der mutierten Flt3-Kinase ausgenutzt.

Zurück zur gesamten Klasse der nichtselektiv wirksamen Typ-I-Inhibitoren um Dasatinib, Midostaurin und Crenolanib. Sie besitzen eine breitere Kinom-Aktivität als Avapritinib. Demgegenüber beweist das Aktivitätsprofil des Avapritinibs über das gesamte humane Kinom hinweg, dass ein Typ-I-Inhibitor des PDGFRA und des c-kit-Rezeptors mit Mutationen innerhalb ihrer Aktivierungsschleifen durchaus selektiv wirksam sein kann (Gardino et al. 2018).

Weiterhin erweist sich Avapritinib als aktiv gegenüber primären und Resistenz-auslösenden *KIT*-Mutationen außerhalb der Aktivierungsschleife. Beispielsweise ist Avapritinib wirksam gegenüber *KIT*-Mutationen in Exon 11, was im translatierten Protein der juxtamembranären Region entspricht. Auch gegenüber Tandem-Mutationen, eine innerhalb der juxtamembranären Region (Exon 11) und eine innerhalb der ATP-Bindungstasche (Exon 13 oder Exon 14), zeigt Avapritinib starke Aktivitäten. Aber auch in Exon 11 des KIT-Gens gibt es Mutationen, die eine Resistenz gegenüber Avapritinib auslösen, wie z. B. die sekundäre Mutation Val560Asp (V560Asp) in der juxtamembranären Region (IC_{50} (V560D) =1660 nM) (Abbildung 6.8). Im Vergleich dazu liegt der Wert für Imatinib bei IC_{50} (V560D) = 800 nM (in CHO-Zellen) (Smith et al. 2019).

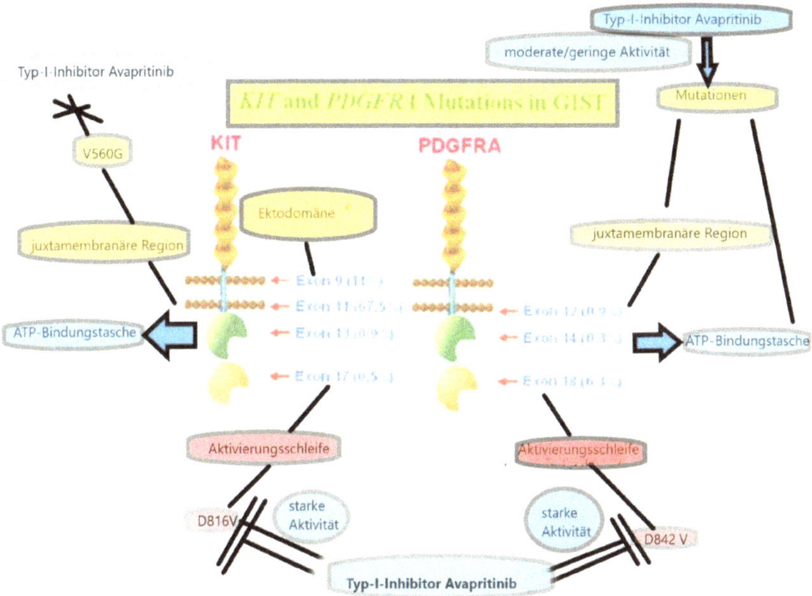

Abbildung 6.8: Zuordnung der *KIT*- bzw. *PDGFRA*-Exons zur translatierten Proteinregion des c-kit und des PDGF-Rezeptor α, für die sie codieren sowie Angabe der qualitativen inhibitorischen Aktivität des Avapritinibs innerhalb der verschiedenen Regionen und bei speziellen, wichtigen Mutationen bei GIST.

***KIT*: Exon 9** **c-kit:** extrazelluläre Domäne

(ca. 10 % der GIST: primäre Muationen in Exon 9);

***KIT*: Exon 11** **c-kit:** juxtamembranäre Domäne

(ca. 70 % der GIST: primäre Mutationen in Exon 11 in der juxtamembranären Region im inhibitorischen Switch (Rubin et al. 2001, Mol et al. 2004);

***KIT*: Exon 13/14** **c-kit:** ATP-Bindungstasche

***KIT*: Exon 17** **c-kit:** Aktivierungsschleife

(ein kleiner Teil der primär aktivierenden Mutationen und nahezu alle sekundären Mutationen finden sich hier);

Entsprechende Zuordnungen für den **PDGF-Rezeptor α**:

***PDGFRA*: Exon 10** **PDGF-Rezeptor α:** Ektodomäne (extrazelluläre Domäne)

(keine primäre Mutationen);

***PDGFRA*: Exon 12** **PDGF-Rezeptor α:** juxtamembranäre Region

(ca. 0,9 % primäre und sekundäre Mutationen);

***PDGFRA*: Exon 14/15** **PDGF-Rezeptor α: ATP-**Bindungstasche

(ca. 0,3 % primäre und sekundäre Mutationen),

***PDGFRA*: Exon 18** **PDGF-Rezeptor α:**

Aktivierungsschleife

(ca. 6 % primäre Imatinib-Resistenz-auslösende Mutationen).

Die D816V)-Mutation des *KIT*-Gens ist äquivalent zur D842V-Mutation im *PDGFRA*-Gen. Beide liegen an derselben Stelle des Aktivierungsloops. Avapritinib ist ein potenter Inhibitor beider Kinasen mit dieser Mutation.

Das *KIT*-Gen weist bei einigen Tumorarten häufig Mutationen in den Exons 11 und 17 auf. Für *KIT*-Exon-11-Mutationen sind die Erstgenerationen-Inhibitoren Imatinib, Sunitinib und Regorafenib sensitiv. Sie transformieren GIST, die durch Exon-11-Mutationen permanente Signale zur Zellproliferation, zum Zellüberleben und zur Migration erhalten, von einer tödlichen Krankheit in eine chronische Krankheit (Demetri et al. 2002). Allerdings erleiden mehr als 50 % dieser Patienten einen Rückfall durch sekundäre Mutationen. Diese sekundären Mutationen sind in der Regel nicht im Exon 11 des *KIT*-Gens, sondern in den Exons 13 und 14, die für die ATP- bzw. Inhibitor-Bindungstasche codieren, oder aber in

Exon 17 lokalisiert, das für die Aktivierungsschleife codiert (Antonescu et al. 2005). Ein zusätzliches Problem existiert bei einigen Krebsarten, wie z. B. der akuten myeloischen Leukämie oder der systemischen Mastozytose, durch primäre *de-novo*-Exon-17-Mutationen, die insensitiv gegenüber Erstgenerationen-Inhibitoren sind, da Exon-17-mutierte c-kit-Rezeptoren konstitutiv aktiv sind und Kinase-Inhibitoren exklusiv an die inaktive Konformation binden (Krishnamurty und Maly 2010, Dar und Shokat 2011, Winger et al. 2019). Typ-II-Inhibitoren binden ausschließlich an die inaktive Konformation, bei der das N-terminal an der Aktivierungsschleife lokalisierte DFG-Motiv (Asp-Phe-Gly) in der DFG-out-Konformation vorliegt und aus der aktiven Seite herauszeigt, sodass keine Interaktionen möglich sind (Winger et al. 2019). Das semisynthetische Staurosporin-Derivat Midostaurin und Avapritinib sind die ersten Typ-I-Inhibitoren, die eine ausgeprägte klinische Aktivität bei malignen Erkrankungen zeigen, die Exon-17-Mutationen im *KIT*-Gen aufweisen. 2017 erhielt Midostaurin die Zulassung für verschiedene Arten der systemischen Mastozytose, u. a. für die fortgeschrittene systemische Mastozytose. Die Grundlage hierfür bildete eine einarmige, offene Phase-II-Studie mit reichlich vorbehandelten Patienten, die unter Midostaurin eine Gesamtansprechrate von 60 % zeigten (Gotlib et al. 2016). Frühe Phase-I-Ergebnisse des Avaprinibs bei fortgeschrittener systemischer Mastozytose sind ebenso ermutigend mit einer Gesamtansprechrate auch bei stark vorbehandelten Patienten von 70 % (Winger et al. 2019):

Sekundäre Kinase-Mutationen sind die bestbeschriebenen Mutationen, die zu einer erworbenen Resistenz gegenüber Tyrosinkinase-Inhibitoren führen. Derartige Mutationen vermitteln die

Resistenz durch drei Mechanismen: 1. Sie interferieren direkt mit der TKI-Bindung in der ATP-Bindungstasche und verhindern eine TKI-Bindung durch sterische Behinderung oder den Verlust von Interaktionsmöglichkeiten (Schindler et al. 2000, Mol et al. 2004, Dar und Shokat 2011), 2. sie erhöhen die Affinität des physiologischen Liganden ATP für seine Bindungstasche (Yun et al. 2008) und/oder 3. sie destabilisieren die Kinase-Konformation, die für eine TKI-Bindung essenziell ist (Azam et al. 2008, Gajiwala et al. 2009).

Eine besondere, oftmals problematische Aminosäure in Proteinkinasen ist die sogenannte Gatekeeper-Aminosäure, die sich im hinteren Bereich der ATP-Bindungstasche befindet und den Zugang zu einer tiefen hydrophoben Tasche kontrolliert, die häufig von TKIs zur Bindung genutzt wird (Krishnamurty und Maly 2010, Dar und Shokat 2011). Gatekeeper-Mutationen führen üblicherweise zu einer Resistenz gegenüber den TKIs. Diese Mutationen können über alle drei oben beschriebenen Mechanismen die Resistenz verursachen (Branford et al. 2002, Azam et al. 2008, Yun et al. 2008, Garner et al. 2014, Winger et al. 2019).

Avapritinib zeigt eine starke inhibitorische Aktivität gegenüber c-kit(Asp816Val). In Ba/F3-Zelllinien mit dieser Mutation im Aktivierungsloop des c-kit-Rezeptors weist Avapritinib einen IC_{50}-Wert von 3,8 nM auf (Tabelle 6.5). Dieser Wert ist etwa 10-fach niedriger als der von Midostaurin (IC_{50} =36 nM) (Tabelle 6.5) (Winger et al. 2019). Kommt zusätzlich zu dieser primären Mutation eine sekundäre Mutation dazu, wie etwa Val654Ala, Asn655Lys, Tyr672Cys oder Asp677Asn, erhöht sich der IC_{50}-Wert des Avapritinibs nur geringfügig (IC_{50} = 1,1 – 16 nM). Das bedeutet, Avapritinib behält auch bei Auftreten einer sekundären Mutation sein inhibitorisches Potenzial. Betrifft die sekundäre Mutation allerdings die Gatekeeper-Aminosäure Thr670, kommt es zu einer relativen Resistenz gegenüber Avapritinib. Der primär mutierte c-kit(Asp816Val)-Rezeptor plus die sekundäre Gatekeeper-Mutation Thr670Ile lassen den IC_{50}-Wert in Ba/F3-Zellen etwa um das 70-fache auf 270 nM ansteigen (Tabelle 6.5) (Winger et al. 2019). Ein anderes Bild zeigt sich beim Midostaurin, das mit einer primären Asp816Val-Mutation innerhalb der Aktivierungsschleife des c-kit-Rezeptors und der sekundären Gatekeeper-Mutation Thr670Ile nur einen etwa 5-fachen Anstieg des IC_{50}-Wertes aufweist. Midostaurin ist auch gegenüber dem zweifach mutierten c-kit(Asp816Val/Thr670Ile)-Rezeptor inhibitorisch wirksam (Tabelle 6.5). Der c-kit-Rezeptor mit der sekundären Gatekeeper-Mutation behält anders als bei Avapritinib seine Sensitivität für Midostaurin (Winger et al. 2019).

Eine der ersten klinischen Erfahrungen mit Avapritinib in stark vorbehandelten GIST-Patienten, die in der Regel eine primäre juxtamembranäre Mutation im c-kit-Rezeptor aufweisen (Hirota et al. 1998), war die, dass Val654Ala- und Thr670Ile-Mutationen zu einer klinischen Resistenz gegenüber Avapritinib führen (Winger et al. 2019). Die Gesamtansprechrate (ORR) bei Patienten mit einem gastrointestinalen Stromatumor, der entweder die Val654Ala- oder die Gatekeeper-Mutation Thr670Ile besitzt, war 0 %. Im Vergleich dazu lag die ORR bei Patienten ohne eine dieser Mutationen bei 26 %. Auch die Progressionsrate der Tumoren mit einer dieser beiden Mutationen lag signifikant höher als bei Patienten mit Tumoren ohne eine der zwei Mutationen (72 % vs. 23 %). Der IC_{50}-Wert des Avapritinibs für den rekombinanten c-kit-Rezeptor mit einer der Mutationen, die sehr häufig eine Imatinib-

Resistenz bedingen, Val654Ala, in der juxtamembranären Region gelegen (entsprechend Exon 13 im *KIT*-Gen), beträgt 660 nM und für den c-kit-Rezeptor mit Gatekeeper-Mutation Thr670Ile beträgt er 71 nM (Smith et al. 2019). Beim Midostaurin führt eine Mutation wie Val654Ala zur vollständigen Wirkungslosigkeit (IC_{50} >3300 nM), während die Gatekeeper-Mutation Thr670Ile keinen Einfluss auf seine Aktivität hat (IC_{50} = 10,4 nM) (Smith et al. 2019).

Die nicht überlappenden Resistenzprofile der beiden Typ-I-Inhibitoren Midostaurin und Avapritinib stützen die Hypothese, dass beide Inhibitoren mit anderen Aminosäure-Resten innerhalb der ATP-Bindungstasche des c-kit(Asp816Val)-Rezeptors wechselwirken. Außerdem scheint Avapritinib nicht direkt mit dem Gatekeeper-Rest T670 zu interagieren (Winger et al. 2019).

Molecular-Docking-Studien am Asp816Val-mutierten c-kit-Rezeptor bestätigen dies. Midostaurin, ein großes, sterisch anspruchsvolles Molekül, ragt mit seiner 3-Pyrrolin-2-on-Kopf-Gruppe in Richtung der Gelenk-Region der Bindungstasche (Abbildung 6.9a). Dort kann es zwei H-Brücken ausbilden mit den Backbone-Amiden von Glu671 und Cys673. Der Phenyl-Ring des Midostaurins ragt aus der Bindungstasche heraus und bindet in eine Tasche in der Nähe von Asp677 (Abbildung 6.9b). Die Gatekeeper-Aminosäuren Thr670 sowie Val654 sind so positioniert, dass sie hydrophobe Interaktionen mit Midostaurin eingehen können (Winger et al. 2019).

Im Gegensatz dazu bindet Avapritinib an eine dünnere, längere Region innerhalb der ATP-Bindungstasche (Abbildungen 6.9a und 6.9b). Es kann nur eine H-Brücke mit dem Backbone von Cys673 innerhalb der Gelenk-Region ausbilden (Abbildung 6.9b). Die Molekular-Docking-Studien von Winger und Mitarbeitern sagen eine weitere H-Brücke zwischen dem primären Amin am chiralen C-Atom des Avapritinibs und der Seitenketten-Carboxylat-Gruppe von Asp810 voraus. Asp810 ist Teil des DFG-Motivs. Die Fluorphenyl-Gruppe positioniert sich angrenzend an die P-Schleife im aktiven Zentrum, eine sehr flexible Schleife, deren Aufgabe es ist, die Phosphat-Gruppen des Liganden ATP während des Phosphat-Gruppentransfers richtig zu positionieren. Die durch die Docking-Experimente vorhergesagten Interaktionen des DFG-Motivs und der P-Schleife mit Avapritinib fehlen beim Midostaurin, das weit weg von diesen beiden Motiven bindet. Trotz der Tatsache, dass die Gatekeeper-Mutation hochresistent gegenüber Avrapritinib ist, sagen die Docking-Studien voraus, dass der TKI nicht nahe an Thr670 bindet (Winger et al. 2019). Winger und Mitarbeiter haben durch ihre Docking-Studien gezeigt, dass Midostaurin und Avapritinib vollkommen unterschiedlich in der ATP-Bindungstasche der mutierten c-kit(Asp816Val)-Variante fixiert werden, und damit Gründe für deren unterschiedliches Resistenzprofil geliefert (Abbildung 6.9a). Anschließend führte die Arbeitsgruppe Molekül-Dynamik-Studien durch, um die möglichen strukturellen Bausteine zu ergründen, durch die Resistenzen herbeigeführt werden.

Da Gatekeeper-Reste oftmals direkt mit den bindenden TKIs wechselwirken, wie z. B. im Fall des Imatinibs, wo c-kit(T670) eine H-Brücke mit Imatinib bildet (Mol et al. 2004), haben Winger und Mitarbeiter dies auch zunächst für Avapritinib und das Gatekeeper-Threonin an Position 670 angenommen. Allerdings bestätigen die Ergebnisse dies nicht. Avapritinib ist mehr als 5 Å entfernt von Thr670 innerhalb der ATP-Bindungstasche entfernt und damit nicht in der Lage, eine H-Brücke auszubilden, geschweige denn hydrophobe Wechselwirkungen mit dem Threonin einzugehen (Abbildung 6.9b). Beim Midostaurin sehen die MD-Simulationen anders aus. Hier ist die Seitenketten-Methyl-Gruppe des Threonins so nah am Midostaurin positioniert, dass stabilisierende hydrophobe Wechselwirkungen möglich sind (Abbildung 6.9b). Auch bei einer Substitution des Threonins durch die hydrophobe Aminosäure Isoleucin bleiben diese Interaktionen erhalten. Die etwas sperrigere Seitenkette des Isoleucins kann den leichten, nur etwa 5-fachen Anstieg des IC_{50}-Wertes für Midostaurin gegenüber dem doppelt mutierten Rezeptor c-kit(Asp816Val/Thr670Ile) von etwa 180 nM im Vergleich zum nur an Position 816 substituierten c-kit(Asp816Val) mit einem IC_{50}-Wert von 36 nM plausibel erklären (Tabelle 6.5) (Winger et al. 2019). Anders sieht es beim Avapritinib aus, das weit vom Gatekeeper-Rest entfernt in der Bindungstasche fixiert ist. Die Doppelmutation Asp617Val/Thr670Ie führt zu einer signifikanten Resistenz gegenüber Avapritinib und zu einem, wie bereits erwähnt, 70-fachen Anstieg des IC_{50}-Wertes (IC_{50} c-kit(Asp617Val) = 3,8 nM vs. IC_{50} (c-kit(Asp617Val/Thr670Ile)) = 270 nM (Tabelle 6.5) (Winger et al. 2019). Dass durch die Substitution die Affinität für das physiologische Substrat ATP erhöht wird, ist kaum anzunehmen, da dieses seine Sensitivität gegenüber Midostaurin beibehält. Tatsächlich sollen es abgelegene strukturelle Änderungen innerhalb der Bindungstasche sein, die – induziert durch die Substitution des Threonins am Gatekeeper-Rest 670 durch Isoleucin – die Avapritinib-Bindung an den c-kit(Asp617Val/Thr670Ile)-Rezeptor beeinträchtigen. Derartige strukturelle Veränderungen sind für Gatekeeper-Mutationen bereits beschrieben worden. Beispiele hierfür sind die Abl-Tyrosinkinase oder die Familie der Src-

Tyrosinkinasen, wo durch die Gatekeeper-Mutation die Kinase in eine aktive Konformation gedrängt wird durch Stabilisierung eines hydrophoben Rückgrats aus Aminosäure-Resten (Azam et al. 2008). Durch Verschiebung des Gleichgewichts in Richtung der aktiven Konformation führen derartige strukturelle Änderungen zu einer Resistenz gegenüber Typ-II-TKIs (Azam et al. 2008). Die MD-Simulationen von Winger und Mitarbeitern zeigen ein etwas anderes Bild. Die Thr670Ile-Mutation führt zu einer Veränderung der Struktur des aktiven Zentrums, allerdings kommt es nicht zur Stabilisierung eines hydrophoben Aminosäure-Rückgrats, sondern zu einer Abnahme der Flexibilität des N-terminalen Lappens, der sehr rigide und unbeweglich wird (Winger et al. 2019). Die größere aliphatische Seitenkette des Ile670 im Vergleich zu Thr670 führt zu verstärkten hydrophoben Interaktionen des Restes Ile670 mit Aminosäuren in der Nähe der P-Schleife (Winger et al. 2019). Die Rigidität des N-terminalen Lappens soll einen großen Effekt auf die Konformation und die Positionierung der P-Schleife haben. Sie rückt näher an die Bindungskavität des 4-Fluorphenyl-Ringes des Avapritinibs (Abbildung 6.9b). Veränderungen an dieser Bindungstasche werden Einfluss auf die Bindungsaffinität haben. Für Avapritinib bedeutet dies eine Beeinträchtigung der Bindung und eine Abnahme der Bindungsaffinität. Auch den geringen Einfluss dieser strukturellen Veränderung auf die Bindungsaffinität des Midostaurins kann man erklären. Midostaurin nutzt diese Tasche nämlich gar nicht für seine Bindung an den c-kit-Rezeptor. Winger und Mitarbeiter haben demnach durch Molekular-Modeling eine plausible Hypothese für den beobachteten Effekt geliefert, den die Thr670Ile-Mutation hervorruft: Sie führt zu einer selektiven Resistenzentwicklung gegenüber Avapritinib (Abbildungen 6.9

und 6.10) (Winger et al. 2019). Diese Hypothese wird gestützt durch verschiedene andere Gatekeeper-Mutationen. Weniger hydrophobe Substitutionen wie der Austausch des Threonins durch ein Alanin (c-kit(Asp617Val/Thr670Ala)) zeigt, dass die Sensitivität gegenüber Avapritinib erhalten bleibt (Tabelle 6.5).

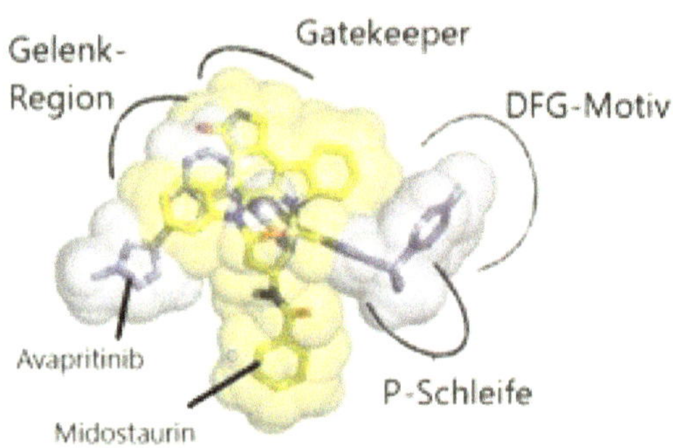

Abbildung 6.9a: Model der Bindungskonformationen des Midostaurins (gelb) und des Avapritinibs (blau) in der ATP-Bindungstasche des c-kit(Asp816Val)-Rezeptors (nach Winger et al. 2019).

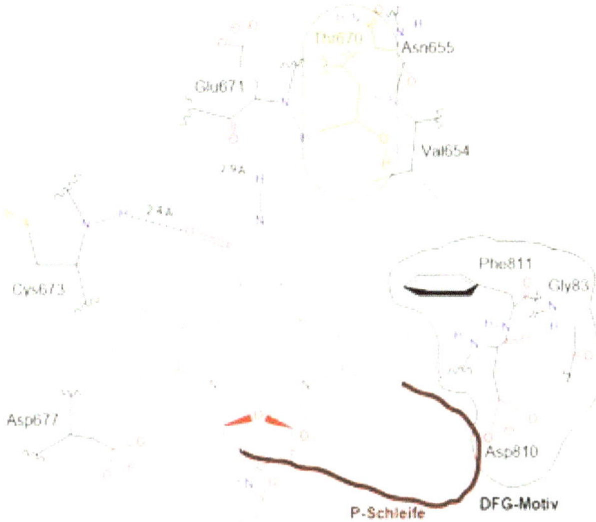
Thr670
Asn655
Glu671
Val654
2.9 A
2.4 A
Phe811
Gly83
Cys673
Asp677
Asp810
P-Schleife
DFG-Motiv

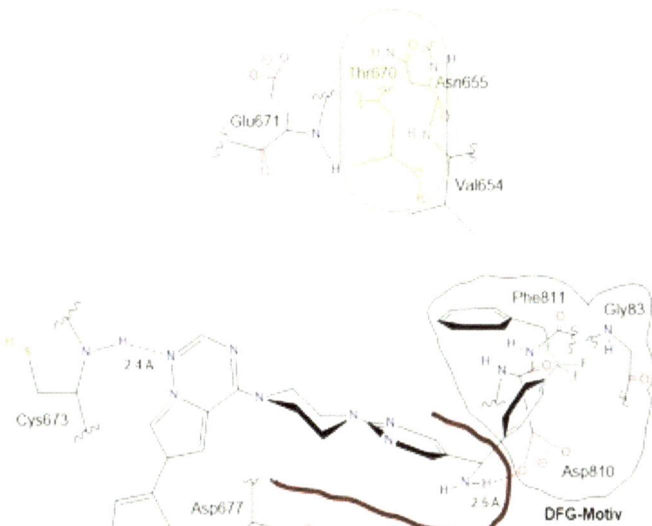
Thr670
Asn655
Glu671
Val654
Phe811
Gly83
Cys673
2.4 A
Asp810
Asp677
2.5 A
DFG-Motiv
P-Schleife

Abbildung 6.9b: Schematische Darstellung der einzelnen Bindungsmodi des Midostaurins (oben) und des Avapritinibs (unten) mit Angabe der wichtigsten Aminosäuren des c-kit(Asp816Val)-Rezeptors und der H-Brücken mit den in der Bindungstasche fixierten Typ-I-Tyrosinkinase-Hemmern Midostaurin (oben) und Avapritinib (unten) (nach Winger et al. 2019).
Der Gatekeeper-Rest Thr670 ist hellgelb unterlegt.

Hydrophobere Substitutionen wie etwa der Austausch des Threonins durch ein Valin (c-kit(Asp617Val/Thr670Val)), das etwa denselben Grad an Hydrophobizität aufweist wie Isoleucin, führen zu einem Verlust der Sensitivität und damit zu einer Resistenz gegenüber Avapritinib. Avapritinib weist gegenüber dem doppelmutierten Rezeptor c-kit(Asp617Val/Thr670Ala) eine starke inhibitorische Aktivität auf (IC_{50} = 20nM) (Winger et al. 2019). Gegenüber der c-kit(Asp617ValThr670Val)-Variante zeigt Avapritinib eine relative Resistenz (IC_{50} = 360 nM) (Tabelle 6.5. Abbildung 6.10)) (Winger et al. 2019). Des weiteren spricht für die Hypothese von Winger et al., dass beide Rezeptor-Varianten, c-kit(Asp617Val/Thr670Ala) und c-kit(Asp617Val/Thr670Val) ihre Sensitivität gegenüber Midostaurin beibehalten (Tabelle 6.5. Abbildung. 6.10). Die größere Hydrophobizität der Gatekeeper-Mutation hat keinen Einfluss auf die Bindung des Midostaurins, solange die Seitenkette der neuen Aminosäuren nicht zu groß ist und es zu einer sterischen Beeinträchtigung der Bindung kommt (Abbildung 6.9b) (Winger et al. 2019).

c-kit-Variante (Ba/F3)	Avapritinib IC_{50}	Midostaurin IC_{50}
Asp617Val	3,8 nM	36 nM
Asp617Val/Thr670Ala	20 nM	12 nM
Asp617Val/Thr670Val	360 nM	7 nM
Asp617Val/Thr670Ile	270 nM	180 nM

Tabelle 6.5: IC_{50}-Werte der Typ-I-Tyrosinkinase-Inhibitoren Avapritinib und Midostaurin gegenüber der in der Aktivierungsschleife Asp617Val-mutierten c-kit Variante und solchen c-kit-Varianten, die zusätzlich eine Gatekeeper-Mutation an Position 670 aufweisen (nach Winger et al. 2019).

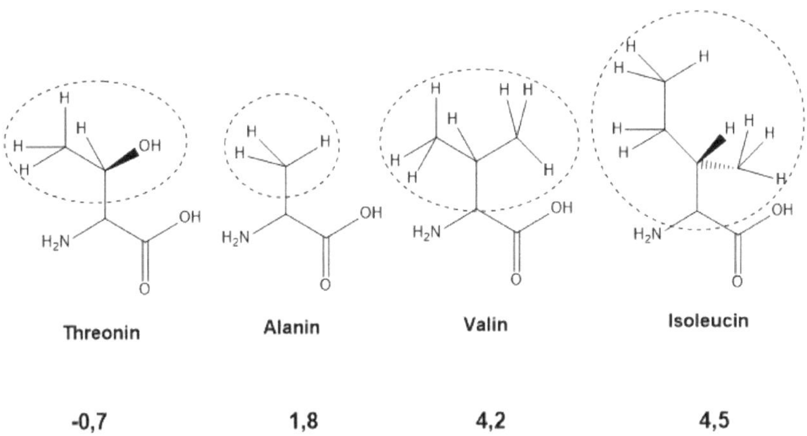

Abbildung 6.10: Hydrophobizitäten verschiedener Gatekeeper-Reste am c-kit-Rezeptor (Hydrophobizitätsskala nach Kyte-Doolittle) (Kyte und Doolittle 1982).

Eine größere Hydrophobizität an der Gatekeeper-Aminosäure korreliert mit einer größeren Resistenz gegenüber Avapritinib.

Das Ausmaß hat auf die inhibitorische Wirksamkeit des Midostaurins nur einen minimalen Effekt (nach Winger et al. 2019).

Zusammenfassend lässt sich feststellen, dass Mutationen innerhalb des Aktivierungsloops – sei es beim c-kit-Rezeptor oder sei es beim PDGF-Rezeptor α – eine Resistenz gegenüber den etablierten Typ-II-Inhibitoren, wie z. B. Imatinib und Sunitinib, auslösen. Ursache hierfür ist eine Konformationsänderung, die zu einer Öffnung der Aktivierungsschleife führt. Dadurch nimmt die Kinase ihre aktive Konformation mit dem DFG-Motiv in der DFG-in-Konformation ein. Typ-II-Inhibitoren binden aber nur an die inaktive DFG-out-Konformation der Kinase mit geschlossener Aktivierungsschleife. Avapritinib ist nicht nur wirksam bei der für seine Zulassung relevanten Mutation Asp842Val (D842V) innerhalb der Aktivierungsschleife (Exon 18 des *PDGFRA*-Gens) des PDGF-Rezeptors α, sondern bei einer Vielzahl von *PDGFRA*-Exon-18-Mutationen bzw. *KIT*-Exon-17-Mutationen, die zu einer Aktivierung der entsprechenden Kinase führen. Typ-I-Inhibitoren binden im Unterschied zu den Typ-II-Inhibitoren an die aktive Kinase mit DFG-in-Konformation. Für ca. 6 % der GIST-Patienten mit primärer Asp842Val-Mutation im PDGFRA wird Avapritinib nach erfolgtem Gentest zur Erstlinientherapie werden. Das ist aber noch längst nicht das Ende der Entwicklung des hochselektiven und starken Inhibitors der Tyrosinkinasen c-kit und PDGFRA. Avapritinib hat für PDGFRA-Asp842Val-GIST und die fortgeschrittene systemische Mastozytose den Status „Breakthrough Therapy“ von der amerikanischen Zulassungsbehörde FDA erhalten. Die fortlaufende Weiterentwicklung mit Indikationserweiterungen bei fortgeschrittenen gastrointestinalen Stromatumoren ist bereits seit einiger

Zeit angelaufen, genauso wie die Entwicklung als Therapieoption bei systemischer Mastozytose (SM) (Evans et al. 2017).

Avapritinib zeigt keine Aktivität gegenüber der primären *KIT*-Exon-9-AY502-503-Duplikation (IC_{50} > 3000 nM). Auch gegen die primären Mutationen *KIT*-Exon-11-Val560Asp und *KIT*-Exon-13-Lys642Glu ist der Typ-I-Inhibitor unwirksam (IC_{50} = 1660 nM und IC_{50} > 3000 nM) (Smith et al. 2019). Gegenüber allen sekundären *KIT*-Exon-13/Exon-14-Mutationen ist die inhibitorische Aktivität des Avapritinibs gering mit Ausnahme der *KIT*-Exon-14-Mutation Asn680Lys, gegenüber der Avapritinib eine moderate inhibitorische Aktivität von IC_{50} = 173 nM aufweist (Tabelle 6.6).

Mutation(en)	Exon(s)	Avapritinib IC_{50}
KIT-AY502-503	9	>3000 nM
KIT-AY502-503/Val654Ala	9/13	>3000 nM
KIT-AY502-503/Asn655Ser	9/13	2810 nM
KIT-AY502-503/Asn680Lys	9/14	173 nM
KIT-AY502-503/Asp816Gly	9/17	182 nM
KIT-AY502-503/Asp816His	9/17	416 nM
KIT-AY502-503/Asp820Gly	9/17	165 nM
KIT-AY502-503/Asp820Glu	9/17	215 nM
KIT-AY502-503/Asp820Asn	9/17	2888 nM
KIT-AY502-503/Asp820Val	9/17	>3000 nM
KIT-AY502-503/Asp820Tyr	9/17	>3000 nM
KIT-AY502-503/Asn822His	9/17	467 nM
KIT-AY502-503/Asn822Lys	9/17	291 nM
KIT-AY502-503/Asn822Thr	9/17	>3000 nM
KIT-AY502-503/Asn822Tyr	9/17	272 nM
KIT-AY502-503/Ser840Asn	9/18	>3000 nM
KIT-Val560Asp	11	1660 nM
KIT-Val560Asp/Val654Ala	11/13	>3000 nM

KIT-Val560Asp/Thr670Ile	11/14	>3000 nM
KIT-Val560Asp/Asn822Lys	11/17	956 nM
KIT-Val560Asp/Tyr823Asp	11/17	>3000 nM
KIT-Val560Asp/Ala829pro	11/18	1030 nM
KIT-ΔWKV557C/Thr670Ile	11/14	>3000 nM
KIT-ΔWKV557C/Asp820Ala	11/17	279 nM
KIT-ΔWKV557C/Asp820Tyr	11/17	129 nM
KIT-ΔWKV557C/Asn822Lys	11/17	159 nM
KIT-ΔWKV557C/Tyr823Asp	11/17	590 nM
KIT-ΔVal559-Val560/Asp816Val	11/17	6,4 nM
KIT-Lys642Glu	13	>3000 nM
KIT-Asp816Phe	17	14 nM
KIT-Asp816Val (CHO)	17	7,4 nM
KIT-Asp816Val (Ba/F3)	17	14 nM
KIT-Asp816Tyr	17	33 nM
KIT-Asp820Ala	17	131 nM
PDGFRA-Asn659Lys	14	125 nM
PDGFRA-Asp842Val	18	0,1 nM
PDGFRA-ΔDIMH841-845	18	4 nM

Tabelle 6.6: Inhibitorische Aktivitäten des Avapritinibs gegenüber primären und/oder sekundären *KIT*- und *PDGFRA*-Mutationen (Nach Smith et al. 2019).

Gemessen wurde die Hemmung der Phosphorylierung in transfizierten Zellen (CHO oder Ba/F3).

Gelb unterlegt sind die für Avapritinib Indikations-relevanten Mutationen im PDGFRA-Rezeptor Asp842X bzw. die entsprechenden Mutationen im c-kit-Rezeptor Asp816X.

Auch gegen die primäre *KIT*-Exon-9-AY502-503-Duplikation, entweder allein oder gekoppelt mit diversen sekundären Punktmutationen der Exons 13, 14, 17 und 18, weist Avapritinib entweder keine oder nur moderate inhibitorische Aktivitäten auf (Tabelle 6.6). Die primäre AY502-503-Duplikation und die hier als sekundäre Mutationen auftretenden Asp816Gly- bzw. Asp816His-Substitutionen in der Aktivierungsschleife des c-kit-Rezeptors werden durch Avapritinib mit IC_{50}-Werten von 182 nM bzw. 416 nM nur mäßig stark gehemmt (Tabelle 6.6). Die eine Imatinib-Resistenz am häufigsten auslösende Mutation Val654Ala (Exon 13 im *KIT*-Gen) wird durch Avapritinib leider gar nicht gehemmt (IC_{50} > 3000 nM) (Tabelle 6.6) (Smith et al. 2019). In den meisten gastrointestinalen Stromatumoren ist eine KIT-Exon-9- oder 11-Mutation der primär proliferationsfördernde Faktor für den Tumor. Nach der Therapie mit Imatinib, Sunitinib und/oder Regorafenib werden zusätzlich sekundäre *KIT*-Mutationen in den Exons 13, 14, 17 und 18 gefunden. Da die Tumoren der meisten Patienten, die einen Tyrosinkinase-Inhibitor erhalten, bereits metastasiert sind, kann es durchaus vorkommen, dass verschiedene Tumoren eines Patienten viele verschiedene Resistenz-Mutationen aufweisen (Liegl et al. 2008). Deshalb wird ein Tyrosinkinase-Hemmer, der nur eine oder eine Teilmenge dieser Mutationen erfasst, in einigen Fällen nicht erfolgreich sein, da einige Metastasen weiter proliferieren. Avapritinib erfasst zwar zusätzlich zu den *KIT*- und *PDGFRA*-Mutationen der Codons 816 und 842 zahlreiche andere primäre Mutationen in den Exons 17 bzw. 18, allerdings ist die Wirksamkeit gegenüber sekundären Mutationen der Exons 13, 14 und auch 17, 18 – wenn sie überhaupt vorhanden ist – eher mäßig (Tabelle 6.6) (Smith et al. 2019). Allerdings sind andere Typ-I-Inhibitoren, wie z. B. Dasatinib oder Midostaurin, gegenüber Mutationen innerhalb der Aktivierungsschleifen des c-kit- bzw. des PDGF-Rezeptsors α schwächer wirksam als Avapritinib. Zudem besitzen sie eine deutlich breitere Kinom-Aktivität (Gardino et al. 2018).

6.1.4. Die nächste Generation an selektiv wirksamen c-kit-/PDGFRA-Inhibitoren zur Behandlung der GIST

Der Typ-I-Tyrosinkinase-Inhibitor Avapritinib und der Typ-II-Tyrosinkinase-Inhibitor Repritinib, häufiger und präziser auch als pan-c-kit-/PDGFRA-„switch control"-Inhibitor bezeichnet (vgl. Kapitel 5.4), stellen sicherlich innovative Arzneistoffe für die fortgeschrittene GIST-Therapie dar. Beide werden für bestimmte GIST-Patienten einen deutlichen Vorteil gegenüber der Erst- bis Drittlinientherapeutika Imatinib, Sunitinib und Regorafenib bieten. Avapritinib und Repritinib sind das Modernste, was bislang speziell für die GIST-Therapie seit der Einführung des Imatinibs entwickelt worden ist. Avapritinib ist wirksamer und selektiver wirksam als andere Typ-Inhibitoren (z. B. Dasatinib, Midostaurin). Insbesondere Avapritinib ist ein Paradebeispiel für eine stratifizierte, personalisierte Therapie, bei der zuerst der Gentest erfolgt und das Ergebnis des Testes die Therapie bestimmt.

Ein bereits bekannter Rezeptor-Tyrosinkinase-Inhibitor, der mehrere mit der Zellproliferation, dem Zellüberleben, der Migration bzw. Infiltration und Angiogenese in Zusammenhang stehende Tyrosinkinasen hemmt, ist das bereits zugelassene Cabozantinib. Cabozantinib ist ein extrem starker Inhibitor des VEGF-Rezeptors 2 mit IC_{50} = 35 pM (Yakes et al. 2011). Auch die anderen Proteinkinasen werden im nanomolaren Bereich gehemmt (Yakes et al. 2011). Cabozantinib ist in zwei Darreichungsformen erhältlich, einmal als Hartkapseln mit 20 mg Cabozantinib unter dem Handelsnamen Cometriq®, dann unter dem Handelsnamen Cabometyx® Filmtabletten mit 20, 40 oder 60 mg Cabozantinib. Beide Präparate sind nicht bioäquivalent und dürfen dementsprechend nicht ausgetauscht werden, zumal beide unterschiedliche Indikationen und unterschiedliche Cabozantinib-Salze enthalten (Tabelle 6.7) (Fachinformation Cabometyx® 2020, Fachinformation Cometriq® 2020).

MET und VEGFR2 ergänzen sich synergistisch, wenn es um die Förderung der Tumor-Angiogenese und die anschließende Streuung der Tumorzellen geht. MET schützt Krebszellen vor dem apoptotischen Zelltod. Die Kinase erhöht de invasiven und infiltrierenden Fähigkeiten und die Motilität. Zusätzlich fördert MET eine Resistent gegen eine VEGF-Inhibitor-Therapie. Beide Seiten der MET/VEGFR2-Achse gleichzeitig zu hemmen, kann durchaus zu einem Abbruch der Angiogenese, der Tumorigenese und der Krebsprogression führen (Yakes et al. 2011, Vaishampayan 2014). Cabozantinib ist so ein Multikinase-Inhibitor, der neben der dualen Hemmung von MET und VEGFR2 zahlreiche weitere Rezeptor-Tyrosinkinasen hemmt, die alle mit der Tumor-Pathologie in Zusammenhang stehen (Tabelle 6.7) (Yakes et al. 2011).

Parameter	Cometriq®	Cabometyx®
Indikation(en)	1.fortgeschrittenes/metastasiertes medulläres Schilddrüsenkarzinom (RET-Mutationsstatus möglichst über Gentest ermittelt)	1.fortgeschrittenes Nierenzellkarzinom (RCC) bei nicht vortherapierten Patienten ab mittlerem Risiko und bei Vortherapierten mit einer zielgerichteten Anti-VEGF-Therapie. 2. Leberzellkarzinom (HCC) in Form einer Monotherapie als Zweitlinientherapie nach Sorafenib.
Darreichungs-form	20-mg-Hartkapseln	20-, 40- und 60 mg-Filmtabletten
Wirkstoffsalz	Cabozantinib(2S)-2-hydroxybutandioat	Cabozantinib-L-malat
Targets	c-MET, VEGFR, AXL-Rezeptor, RET, ROS1, TRKB, TYRO3, MER, c-kit, Flt3, TIE-2	MET, VEGFR, AXL-Rezeptor, RET, ROS1, TRKB, TYRO3, MER, c-kit, Flt3, TIE-2

Tabelle 6.7: Die wichtigsten Unterschiede zwischen den beiden Cabozantinib-Präparaten Cometriq® und Cabometyx®.

c-MET: syn. hepatocyte growth factor receptor (HGFR), gehört zur MNNG HOS transforming gene family; VEGFR2: vascular endothelial growth factor receptor 2; AXL-Rezeptor: adhesion related kinase receptor; RET: rearranged during transfection receptor; ROS1: c-Ros Oncogene 1, receptor tyrosine kinase, TRKB: tropomyosin receptor tyrosine kinase B; TYRO3: gehört zur TAM-Rezeptor-Tyrosinkinase-Familie; MER: syn. TYRO12, ist (wie TYRO3 und AXL) einer der drei TAM-Rezeptoren; c-kit: Stammzellfaktor-Rezeptor, syn. CD117; Flt3: FMS-like tyrosine kinase 3; TIE-2: tunica internal endothelial cell kinase.

Als Resultat einer Imatinib-Hemmung der SCF-c-kit-Signaltransduktionskaskade kommt es zur Up-Regulation der MET-Aktivität. Die Hemmung der MET-Kinase durch Cabozantinib kann die Hochregulation der MET-Kinase-Aktivität ausgleichen (Cohen et al. 2015). Der Kinase-Hemmer erweist sich als wirksam in Patienten-abgeleiteten GIST-Xenografts und wird zumindest in Zusammenhang gebracht mit einem signifikanten Patienten-Nutzen innerhalb einer japanischen Phase-I-Studie an 4 GIST-Patienten mit Imatinib- und Sunitinib-Resistenz (Nokihara et al. 2013, Gebreyohannes et al. 2016). Präklinische Studien zeigten, dass Cabozantinib wirksam sowohl in Imatinib-sensitiven Xenografts als auch in Imatinib-resistenten Modellen ist (Gebreyohannes et al. 2016). Die CaboGIST-Phase-II-Studie hat die Wirksamkeit des Cabozanibs bei GIST-Patienten untersucht, die nach Imatinib und Sunitinib eine Progression der Krankheit verzeichnen. Die Studie hat ihren Endpunkt erreicht mit 58,8 % der 50 teilnehmenden Patienten, die für mindestens 12 Wochen progressionsfrei blieben (Farag et al. 2020). Das mediane progressionsfreie Überleben betrug 5,5 Monate und das Gesamtüberleben (OS) lag bei 18, 2 Monaten. Ein objektives Ansprechen konnte bei 7 der 50

Patienten (14 %) registriert werden. Ein klinischer Nutzen konnte bei 82 % der Patienten festgestellt werden. Ein objektives Ansprechen wurde bei den Patienten beobachtet, die sowohl *KIT*-Exon-9- als auch Exon11-Mutationen aufwiesen. Ein klinischer Benefit (eine stabile Erkrankung, SD als bestmöglicher Benefit) konnte bei einer Vielzahl von Mutationen nachgewiesen werden eingeschlossen dabei *KIT*-Exon-9-, *KIT*-Exon 13- und *KIT*-Exon-14-Mutationen (Farag et al. 2020).

Cabozantinib ist ein Dicarbonsäurediamid (Abbildung 6.11). Die zwei Carbonsäuremid-Partialstrukturen gehen vom gleichen C-Atom eines Cyclopropan-Ringes aus, der den Mittelpunkt des Moleküls bildet. Das Cyclopropan-1,1-dicarboxamid ist an beiden N-Atomen aromatisch substituiert: auf der einen Seite mit einem ein 4-Fluorphenyl-Substituenten, auf der anderen mit einem Phenyl-Ring, dessen C4 mit einem heterozyklischen Aromaten verbunden ist. Dieser aromatische Bizyklus ist ein 6,7-Dimethoxychinolin, das über sein C4 und eine Ether-Brücke mit dem C4 des Phenyl-Ringes verbunden ist. Damit ist das Phenyl-C4 mit einer (6,7-Dimethoxychinolin-4-yl)oxy-Partialstruktur verknüpft (Abbildung 6.11). Der Chinolin-Stickstoff ist mit pk_S = 4,87 der korrespondierenden Säure schwach basisch, ist aber zur Salzbildung geeignet. Als Gegenion dient das Anion der zweibasigen Äpfelsäure, deren Salze Monomalate oder Dimalate genannt werden. Pharmazeutisch verwendet wird Cabozantinib-L-malat (entsprechend Cabozantinib-(2S)-2-hydoxybutandioat. Es erfolgt somit eine Salzbildung mit der Stöchiometrie 2:1, d. h. 2 Moleküle Cabozantinib-Monokation bilden mit einem dianionischen Molekül L-Malat das arzneilich verwendete Cabozantinib-L-maleat (Abbildung 6.11).

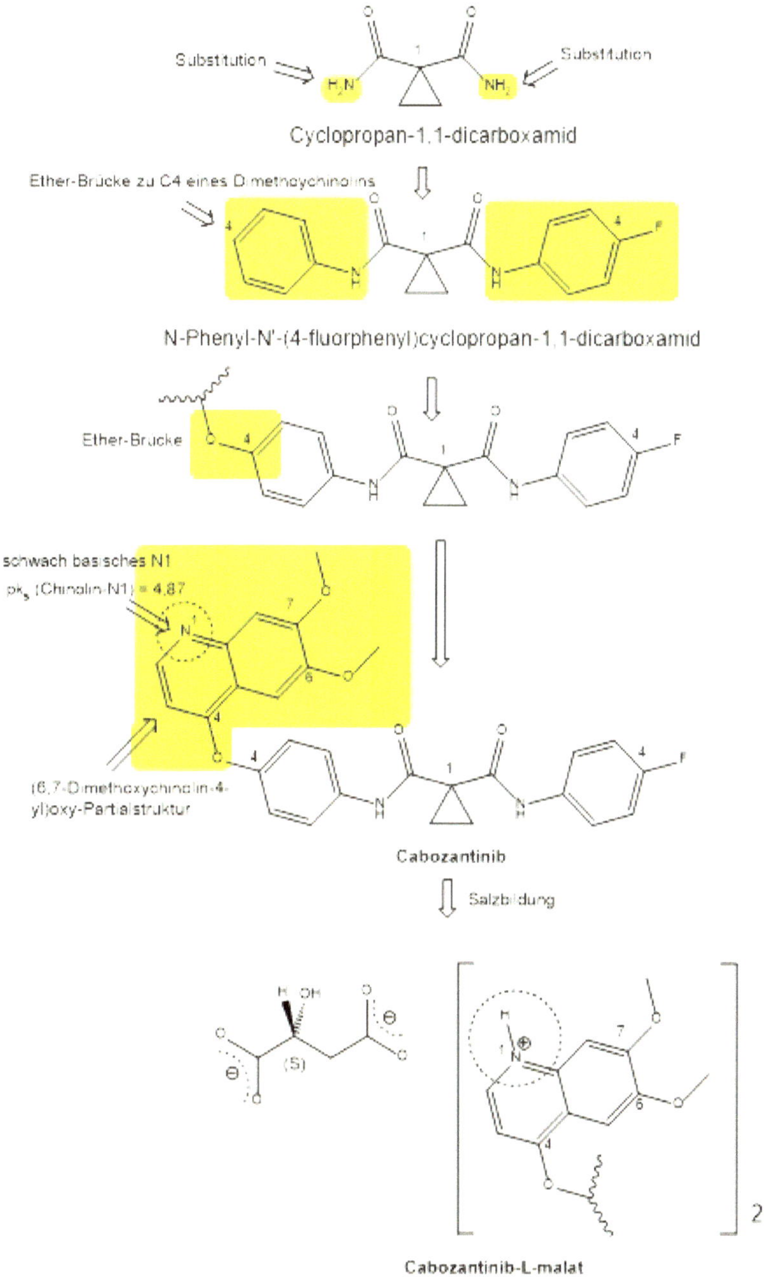
Substitution
Substitution
Cyclopropan-1,1-dicarboxamid
Ether-Brücke zu C4 eines Dimethoxychinolins
N-Phenyl-N'-(4-fluorphenyl)cyclopropan-1,1-dicarboxamid
Ether-Brücke
schwach basisches N1
pk$_s$ (Chinolin-N1) = 4,87
(6,7-Dimethoxychinolin-4-yl)oxy-Partialstruktur
Cabozantinib
Salzbildung
Cabozantinib-L-malat

Abbildung 6.11: Herleitung der Strukturformel des Cabozantinibs und Salzbildung mit dem Dianion der Äpfelsäure zum Cabozantinib-L-malat.

Allerdings muss man sagen, dass Cabozantinib als Multikinase-Inhibitor und im Speziellen als dualer MET/VEGFR2-Inhibitor sicher weitaus größeres Potenzial besitzt als für die Behandlung von GIST, zumal PDGFRA im Gegensatz zu c-kit nicht gehemmt wird.

Eine weitere Strategie sind die Kombinationstherapie-Regime, gerade vor dem Hintergrund, dass sekundäre Mutationen als Ergebnis des Einsatzes von Tyrosinkinase-Inhibitoren eine große Herausforderung darstellen. Eine denkbare Alternative wäre eine GIST-Therapie, die aus einer Kombination zweier alternierender Tyrosinkinase-Hemmer mit unterschiedlichen Target-Mutationen besteht. ALT-GIST ist eine solche randomisierte, nicht vergleichende Phase-II-Studie, mit dem Ziel zu ergründen, ob ein alternierendes Therapieregime bestehend aus Imatinib und Regorafenib ausreichend inhibitorische Aktivität sowie Sicherheit besitzt, um eine weitere Evaluation als potenzielle Erstlinientherapie beim metastasierten GIST zu rechtfertigen (Yip et al. 2019). Innerhalb dieser Studie starteten die Patienten mit einer täglichen 400-mg-Dosis Imatinib für 21 bis 25 Tage gefolgt von einer 3- bis 7-tägigen Pause und starteten anschließend mit 160 mg Regorafenib pro Tag für 21 Tage mit einer darauf folgenden abschließenden 7-tägigen Wash-out-Phase, um danach mit dem nächsten Imatinib-Zyklus zu beginnen. Patienten in der Kontrollgruppe bekamen 400 mg Imatinib kontinuierlich ohne Pause. Primärer Endpunkt der

Studie war das objektive Tumor-Ansprechen (OTR) nach 9 Monaten (Yip et al. 2019). Zwischenergebnisse dieser Studie an 76 Patienten zeigen keine signifikanten Unterschiede zwischen der Kontrollgruppe (OTR: 64 %) und der Imatinib-Regorafenib-Gruppe (OTR: 60 %). Die Studie läuft weiter, es werden weitere Endpunkte veröffentlicht werden (Yip et al. 2019).

Eine andere Phase-I-Studie untersuchte an 14 Tyrosinkinase-refraktären GIST-Patienten den Einsatz eines schnell wechselnden Therapieregimes mit den TKIs Sunitinib und Regorafenib (Serrano et al. 2019). Die Patienten in dieser Studie waren alle schon mit einer Dritt- oder Viertlinientherapie gescheitert. Das Besondere dieser Studie war der schnelle Wechsel zwischen den beiden TKIs. Zunächst bekamen die Patienten 3 Tage Sunitinib gefolgt von 4 Tagen Regorafenib. Die Therapie wurde von den Patienten toleriert, es traten keine unerwarteten Toxizitäten bzw. Nebenwirkungen auf. Allerdings konnte kein objektives Ansprechen registriert werden. 3 von 13 Patienten zeigten als bestes Ansprechen eine stabile Erkrankung (Serrano et al. 2019). Trotz der wenig überzeugenden Antitumor-Effekte zeigt die Studie dennoch, dass ein schneller Wechsel zwischen verschiedenen TKIs machbar und sicher ist. Somit wird diese Studie wahrscheinlich eine Neuauflage bekommen, in der dann andere, bei resistenten GIST-Patienten deutlich effektivere TKIs zum Einsatz kommen werden (Farag et al. 2020).
Außer alternierenden Therapieregimen sind auch Kombinationstherapien in der Testung. In präklinischen Tierstudien zeigte Imatinib bessere Ansprechraten, wenn es in Kombination mit einem Phosphatidylinositol-3'-kinase-Inhibitor (PI3k-Inhibitor), wie z. B.

Buparlisib (BKM120) oder Alpelisib (BYL719) (Strukturformeln Abbildung 6.13), gegeben wurde, als wenn es als Monotherapie verabreicht wurde. Die Reduktion des Tumorvolumens war signifikant größer. Weiterhin waren in Mäusen, die die Kombinationstherapie erhielten, apoptotische Prozesse deutlich verstärkt (van Looy et al. 2014).

Ermutigt von diesen Ergebnissen sind einige Phase-I-Studien angelaufen, die die Sicherheit und Wirksamkeit der PI3K-Inhibitoren überprüfen. Eine neuere Studie, die den pan-PI3K-Inhibitor Buparlisib (Strukturformel Abbildung 6.13) mit Imatinib bei Patienten untersuchte, bei denen nach Behandlung mit Imatinib gefolgt von Sunitinib eine Progression der Erkrankung festgestellt wurde, zeigte allerdings wenig überzeugende Resultate (Gelderblom et al. 2020).

Mit Idealisib (Zydelig®) (Strukturformel Abbildung 6.13) ist bereits in 2014 ein Phosphatidylinositol-3-kinase-Inhibitor in Deutschland auf den Markt gekommen, der selektiv die δ-Isoform der Kinase hemmt und zur Behandlung zweier schwer zu behandelnder Krebserkrankungen in Form von Filmtabletten eingesetzt wird: zur Behandlung der chronisch lymphatischen Leukämie (CLL) und des follikulären Lymphoms (Fachinformation Zydelig® 2020). Mit Alpelisib (Piqray®) (Abbildung 6.13) folgte ihm ein PI3K-Inhibitor für postmenopausale Frauen und Männer mit Brustkrebs. Er wird in Kombination mit dem Antiestrogen Fulvestrant eingesetzt bei Hormon-Rezeptor-positivem, HER2-negativem (humaner epidermaler Wachstumsfaktor-Rezeptor-2) und lokal fortgeschrittenem oder metastasiertem Brustkrebs, der Mutationen im *PI3KA*-Gen (nachgewiesen durch einen validierten Test) aufweist. Alpelisib ist ein selektiver und potenter PI3Kα-Inhibitor der Klasse I mit einem

IC_{50}-Wert von 5 nM in einer zellfreien Studie (Wang et al. 2015). Die Effekte auf die PI3K-Isoformen β, γ und δ sind minimal (Wang et al. 2015, Fachinformation Piqray® 2020). Der PI3K-Signalübertragungsweg spielt eine wichtige Rolle für das Überleben einiger entarteter Zellen. Insbesondere die δ-Isoform der PI3K wird bei B-Zell-Malignomen wie der CLL überexprimiert (Choi und Kipps 2012, Herman und Johnson 2012, Danilov 2013). PI3-Kinasen wie die Isoform PI3Kδ katalysieren die Phosphorylierung des Inositol-Ringes an der 3-OH-Gruppe des Second Messengers Phosphatidylinositol (Strukturformel Phosphatidylinositol-3-phosphat (Abbildung 6.12).

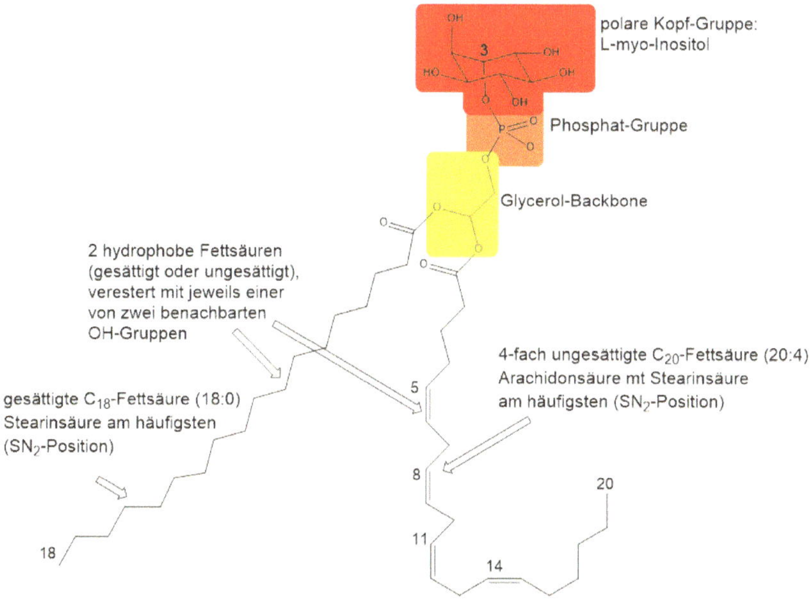

Abbildung 6.12: Eine mögliche Strukturformel des Phosphatidylinositols.

Es besteht aus der polaren Kopf-Gruppe, dem myo-Inositol, das an Position 3 eine Phosphat-Gruppe trägt, die wiederum mit der SN_3-OH-Gruppe des Glycerol-Backbones verestert ist. Die beiden anderen OH-Gruppen des Glycerols SN_1 und SN_2 sind mit gesättigten oder ungesättigten Fettsäuren verestert (am häufigsten: die C_{18}-Fettsäure Stearinsäure (18:0) sowie die 4-fach ungesättigte C_{20}-Fettsäure Arachidonsäure (20:4)). Insgesamt ergibt sich ein amphiphiles Molekül. In der Regel sind Phosphatidylinositole ein mengenmäßig kleiner Bestandteil auf der zytosolischen Seite eukaryotischer Zellmembranen.

In Abbildung 6.13. sind die bereits zugelassenen selektiven PI3Kα- bzw. PI3Kδ-Inhibitoren Apelisib (BYL719) und Idealisib dargestellt. Außerdem ist die Strukturformel des pan-PI3K-Inhibitors Buparlisib (BKM120) angegeben. Man erkennt die Diversitat der Strukturen der selektiven Inhibitoren bzw. des pan-Inhibitors. Zusätzlich ist der physiologische Ligand, Adenosin-5'-triphosphat (ATP), in Abbildung 6.13 angegeben, der von den PI3K-Inhibitoren kompetitiv aus seiner Bindungstasche verdrängt wird. Die Struktur-Wirkungs-Beziehungen für die Inhibition der einzelnen PI3K-Isoformen sind gut aufgeschlüsselt worden (Wang et al. 2015, Miller et al. 2019). Für eine Hemmung der PI3Kδ-Isoform bindet Adenosintriphosphat (ATP) als Phosphat-Donor an das aktive Zentrum der PI3Kδ. Idealisib verdrängt nun das ATP aus seiner Bindungstasche, nachfolgende Signalübertragungen wie die Akt-Phosphorylierung werden dementsprechend natürlich auch gehemmt. Hinsichtlich der chemischen Struktur lassen sich beim Idealisib durchaus Ähnlichkeiten zum physiologischen ATP erkennen (Abbildung 6.13), das durch Idealisib kompetitiv aus seiner

Bindungstasche verdrängt wird. Idealisib besitzt zwei Heterozyklen, ein 4(3H)-Chinazolinon sowie – und hier ist die Ähnlichkeit zum ATP direkt erkennbar – ein Adenin (6-Purinamin). Idealisib besitzt ein chirales C-Atom, die Substanz liegt enantiomerenrein als (S)-Enantiomer vor (vgl. Abbildung 6.13).

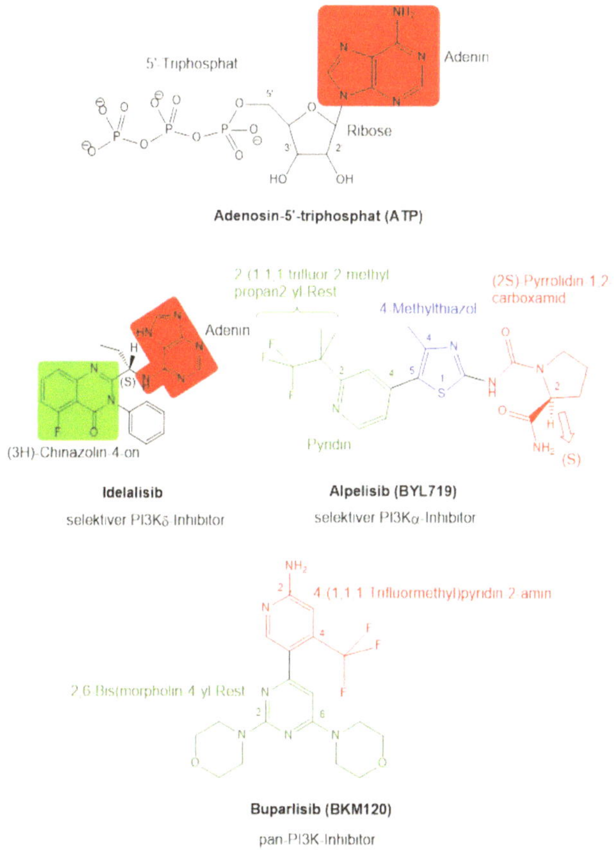

Abbildung 6.13: Strukturformeln des physiologischen Phosphat-Donors ATP sowie der PI3K-Inhibitoren Idealisib, ein selektiver Inhibitor der δ-Isoform, Alpelisib, ein selektiver Inhibitor der α-Isoform sowie des pan-PI3K-Inhibitors Buparlisib.

Novartis hat über die Optimierung einer Serie von 2-Aminothiazol-Inhibitoren berichtet, die starke Wechselwirkungen mit der Seitenketten-Amid-Struktur des Glutamins an Position 859 der PI3Kα-Isoform eingehen (Bruce et al. 2012, Furet et al. 2013, Gerspacher et al. 2015). Schon bevor die ersten Kristallstrukturen verfügbar waren, ermöglichten andere Techniken wie beispielsweise Molekular Modeling bzw. Mutagesse-Studien die Vorhersage charakteristischer nur bei dieser Isoform vorkommenden starken Interaktionen mit der Seitenkette des Gln859 und dem Backbone von SerSer854. Später erfolgte Kristallstruktur-Studien belegten diese Studien und damit die für eine Selektivität gegenüber der α-Isoform essenziellen Wechselwirkungen Furet et al. 2013, Miller et al. 2019). In Abbildung 6.14 ist die Kristallstruktur eines strukturell eng verwandten Derivats des Alpelisibs gebunden in der ATP-Bindungstasche der PI3kα-Isoform dargestellt (Furet et al. 2013, PDB-ID: 4JPS).

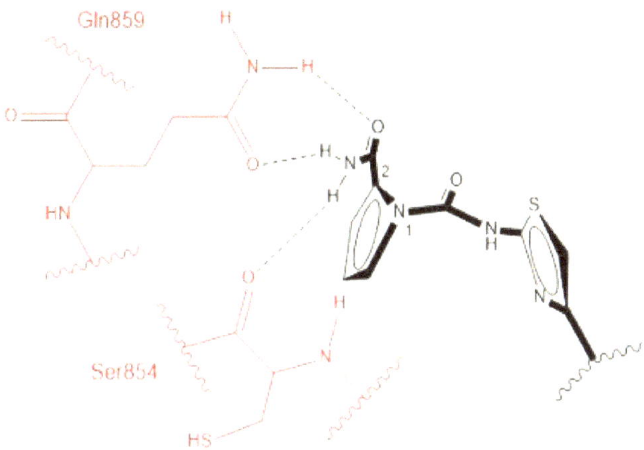

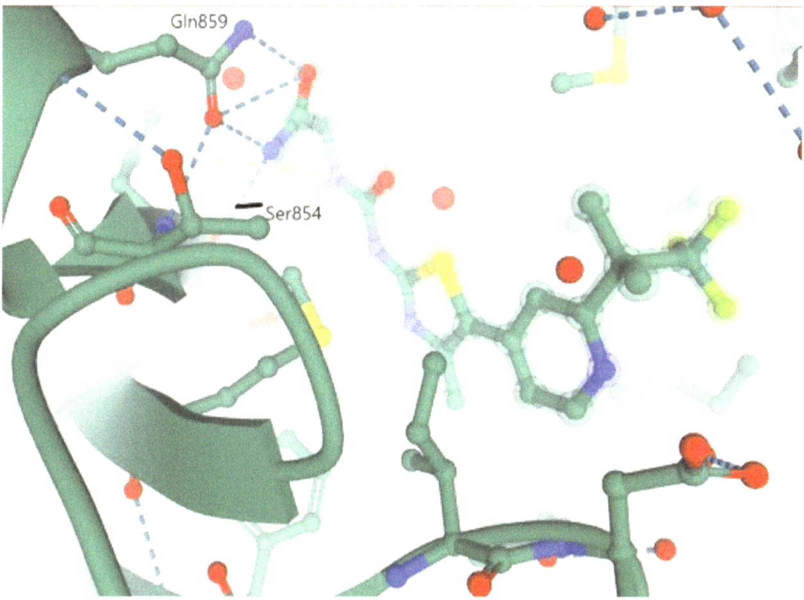

Abbildung 6.14: Ausschnitt aus der ATP-Bindungstasche der Phosphatidylinositol-3'-kinase α, in der ein Derivat des selektiven PI3Kα-Inhibitors Alpelisib gebunden ist (unten) (nach Furet et al.

2013, PDB-ID: 4JPS). Oben sind die spezifischen Interaktionen mit Gln859 und Ser854 noch einmal schematisch wiedergegeben.

Ausschlaggebend für die Selektivität des Alpelisibs für die α-Isoform sind die starken Interaktionen in Form von H-Brücken der Pyrrolidin-1,2-dicarboxamid-Partialstruktur des Alpelisibs mit der Seitenketten-Carbonsäureamid-Struktur des Glutamin an Position 859 sowie des Serin-Rückgrats an Position 854.

Ein weiterer Versuch beim metastasierten GIST besteht in der erneuten Behandlung mit Imatinib in der dritten oder vierten Linie. In einer randomisierten, Placebo-kontrollierten Phase-III-Studie (RIGHT), die das Ansprechen auf Imatinib nach Progression unter Imatinib als Erstlinientherapie und unter der Zweitlinientherapie Sunitinib untersuchte, zeigte die erneute Gabe von Imatinib nur wenig Nutzen mit einem medianen progressionsfreien Überleben (PFS) von 1,8 Monaten im Vergleich zu 0,9 Monaten in der Placebo-Gruppe sowie ein Gesamtüberleben von 8,2 Monaten gegenüber 7,5 Monaten unter Placebo (Kang et al. 2013). Von den 81 an der Studie beteiligten Patienten war bei 90 % innerhalb von 4 Monaten eine Progression zu beobachten, kein ORR wurde registriert (Urban et al. 2014). Allerdings betrug die Krankheitskontrolle (DCR, disease control rate) nach 12 Wochen 32 % im Behandlungsarm gegenüber 5 % im Placebo-Arm.

Es gibt auch einige neue Substanzentwicklungen, die vielversprechendes Potenzial in der Präklinik oder in frühen Phasen der klinischen Prüfung zeigen. Eine dieser Substanzen ist AZD3229, ein „next-generation inhibitor“ des c-kit-Rezeptors sowie des PDGF-Rezeptors α. AZD3229 ist speziell entwickelt worden, um gegen ein großes Spektrum an primären und Imatinib/Sunitinib/Regorafenib-resistenten *KIT-/PDGFRA*-Mutationen wirksam zu sein und dabei eine hohe Selektivität für c-kit und PDGFRA gegenüber anderen Proteinkinasen zu zeigen (Banks et al. 2020). Insbesondere sollte eine inhibitorische Aktivität gegen den VEGF-Rezeptor-2 vermieden werden, da durch dessen Hemmung zahlreiche Off-Target-Effekte in der Vergangenheit beobachtet wurden. Diese OFF-Target-Effekte sind auf die hohe Homologie von c-kit und VEGFR2 (56 % Identität innerhalb der Aminosäure-Sequenzen der Kinase-Domänen) zurückzuführen (Kettle et al. 2018).In Abbildung 16 sind die Anforderungen an ein neues GIST-Therapeutikum nach Banks und Mitarbeitern dargestellt (Banks et al. 2020).

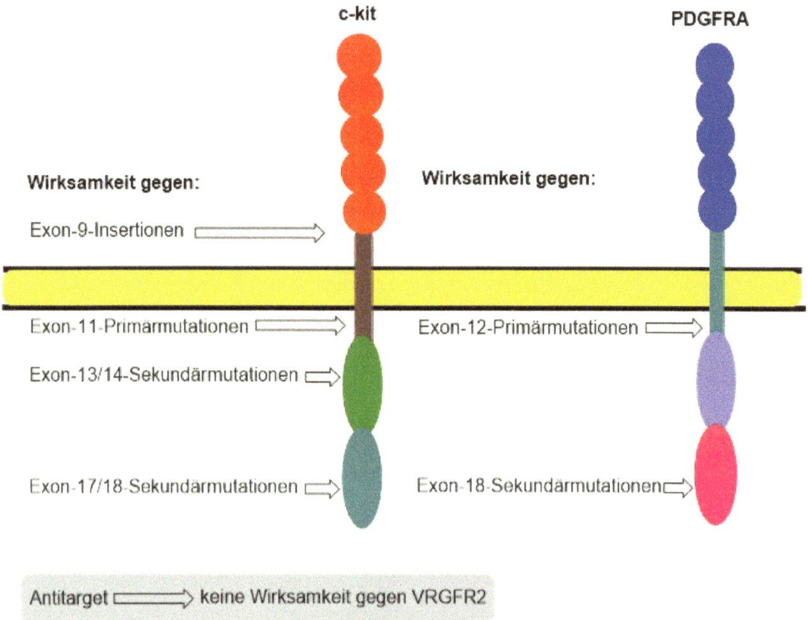

Abbildung 6.15: Anforderungen an einen „next-generation"-Inhibitor bei GIST (nach Banks et al. 2020).

Banks und Mitarbeiter entschieden sich für eine Strategie über medizinisch-chemische Synthesen und die Etablierung von Struktur-Wirkungs-Beziehungen an eine Leitstruktur zu gelangen, die pan-c-kit/PDGFRA-Wirksamkeit besitzt. Die Struktur-basierte Arzneistoff-Entwicklung führte zu einem kleinen organischen Molekül mit pan-inhibitorischer Aktivität gegen beide GIST-relevanten Rezeptoren c-kit und PDGFRA und deren Mutationen. Als Leitstrukturen nutzten sie eine Serie von Phenoxychinazolin- und chinolin-basierten Inhibitoren der Tyrosinkinase PDGFRA. Dabei hatten sie immer im Blick, dass diese Leitstrukturen auch Wirksamkeit gegenüber mutierten c-kit-Varianten besitzen. Aufbauend auf diesen PDGFRA-Leitstrukturen begann ein Optimierungsprogramm, das neue Strukturen lieferte, die iterativ wiederum medizinisch-chemisch optimiert wurden (Kettle et al. 2018, Banks et al. 2020). Diese sich wiederholenden Strukturverbesserungen dienten dazu, die Anti-c-kit-Aktivität, die Selektivität für c-kit und PDGFRA und auch schon die biopharmazeutischen Eigenschaften so optimal wie möglich zu gestalten. Schließlich mündete die komplexe Arbeit in einer einzigen Verbindung, dem Chinazolinacetamid AZD3229 (Abbildung 6.16). Hiermit meinte man, die bestmögliche Balance zwischen der inhibitorischen Aktivität gegenüber mutierten c-kit-Varianten und einer möglichst großen Selektivität gegen VEGFR2 gefunden zu haben (Kettle et al. 2018, Banks et al. 2020).

AZD3229 besitzt am bizyklischen Chinazolin an C7 eine Methoxethoxy-Gruppe, an C5 einen Fluor-Substituenten und an C4 einen Anilino-Substituenten, der mit seiner Amino-Gruppe direkt mit C4 verknüpft ist. An Position 4 der Anilin-Partialstruktur findet sich die Acetamid-Struktur, die schließlich den terminalen aromatischen 5er-Ring, ein 1,2,3-Triazol, das an Position 4 einen Isopropyl-Rest trägt (Abbildung 6.16).

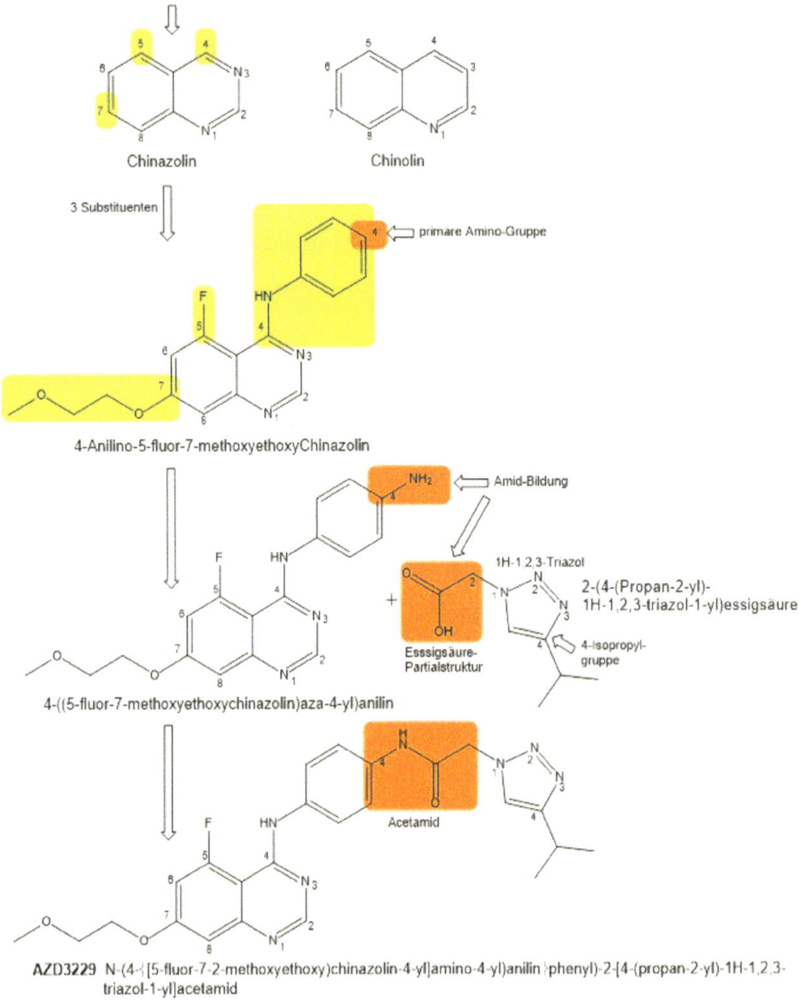

Abbildung 6.16: Medizinisch-chemische Entwicklung des AZD3229 (nach Hettle et al. 2018, Banks et al. 2020).

Ausgehend von Chinazolin- und Chinolin-Grungerüsten als Leitstrukturen kam es in ständigen Wiederholungen zu medizinisch-chemischen Optimierungen unter Aufstellung von Struktur-Wirkungs-Beziehungen.

Anstelle des nur 1 N-Atom tragenden Chinolins wählte man das 1,3-Chinazolin als Grundgerüst (oben). Dieses trägt insgesamt 3 Substituenten: an C5 ein Fluor-Atom, an C7 eine 2-Methoxyethoxy-Gruppe und an C4 zunächst einen Anilin-Ring. Dadurch wird aus dem Pyridin-artigen N3 Teil einer Amidin-Gruppierung. Der Phenyl-Ring erhält in para-Position (C4) eine primäre Amino-Substitution, um eine Verknüpfung zum weiteren Baustein des Chinazolin-C4-Substituenten sicherstellen zu können. Die C4-Amino-Gruppe wird mittels eines Essigsäure-Derivats, das an C2 einen aromatischen, heterozyklischen Rest enthält, zur Amid-Gruppe verknüpft, sodass man ein Chinazolin-acetamid-Derivat erhält. Am C2 des Acetamids ist über dessen N1 ein 1H-1,2,3-Triazol-Ring mit einem Isopropyl-Rest an C4 verbunden. Natürlich wurden hier auch andere heterozyklische 5er-Ringe, wie z. B. Pyrazole, Imidazol, stellungsisomere Triazole oder Tatrazole getestet, wobei sich die schließlich erhaltene Kombination aus 1H-1,2,3-Triazol mit 4-Isopropyl-Substitution als optimal erwies (nach Kettle et al. 2018, Banks et al. 2020).

Anschließend fertigte die Arbeitsgruppe eine hochauflösende Co-Kristallstruktur der c-kit-Kinase-Domäne im Komplex mit AZD3229 an (Kettle et al. 2018). Wie erwartet bindet AZD3229 über sein Chinzaolin-Grungerüst an die Gelenk-Regiondes c-kit. Das Chinzaolin geht auch eine H_2O-vermittelte Interaktion zum Gatekeeper-Rest Thr670 ein (Abbildung 6.17).

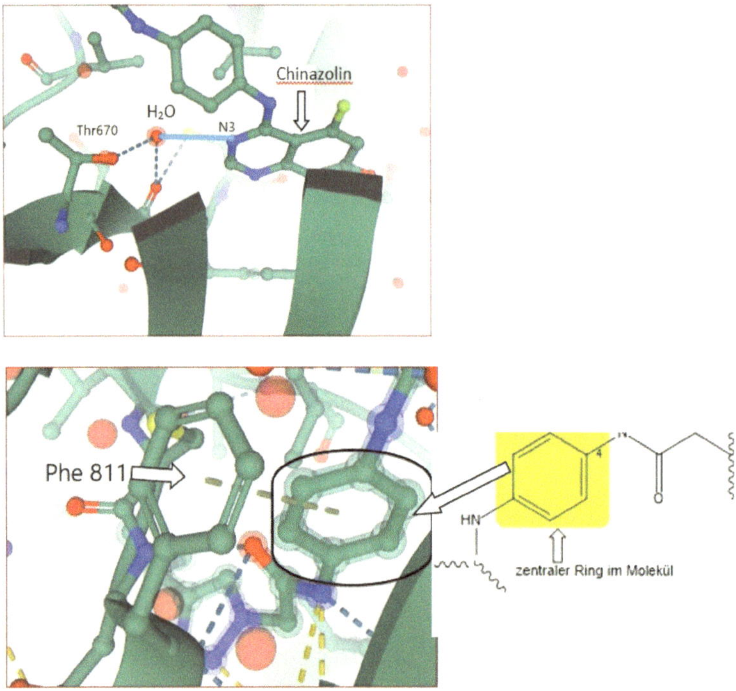

Abbildung 6.17: Ausschnitte aus der Co-Kristallstruktur der Tyrosinkinase-Domäne des c-kit und dem Chinazolinacetanid AZD 3229 (nach Kettle et al. 2018, Banks et al. 2020) (PDB-ID: 6GQM). Oben: die über ein H_2O-Molekül vermittelte spezifische Interaktion des Chinazolin-N3 mit dem Gatekeeper-Rest Thr670. Unten: die Positionierung des Phenyl-Ringes des Phe811 aus dem DFG-Motiv ist exakt so, dass spezifische „Stacking“-Interaktionen mit dem zentralen Benzen-Ring möglich sind.

Weitere H_2O-vermittelte Interaktionen bildet die Amid-Partialstruktur an C4 zu konservierten Lysin- und Glutaminsäure-Resten aus (Lys623 und Glu640) (Kettle et al. 2018, Banks et al. 2020). Der Bindungsmodus des AZD3229 ist typisch für einen Typ-II-Tyrosinkinase-Inhibitor, was die Selektivität erhöht. Die Aminosäure-Triade Asp-Phe-Gly, das DFG-Motiv, liegt in der DFG-out-Konformation vor, was eine inaktive Kinase zur Folge hat. Das Phe811 innerhalb des DFG-Motivs ist so platziert, dass Stacking-Wechselwirkungen zwischen dem zentralen aromatischen Ring des AZD3229 und dem aromatischen Phenyl-Rest des Phe811 möglich sind (Abbildung 6.17).

Eine Selektivität für c-kit gegenüber VEGFR2 kommt durch zwei essenzielle Motive zustande: 1. Die H_2O-vermittelte Interaktion mit dem Gatekeeper-Rest Threonin an Position 670 des c-kit ist beim VEGFR2 aufgrund des hydrophoben Valins an Position 916 nicht möglich, 2. der 1,2,3-Triazol-Ring befindet sich in der DFG-out-Tasche, besitzt ein lokales Dipolmoment, sodass die gebundenen Wasser-Moleküle in weitaus größerem Ausmaß stabilisiert sind, als dies bei VEGFR2 der Fall ist. Trotz der hohen Homologie zwischen c-kit und dem Antitarget VEGFR2 geht die Arbeitsgruppe davon aus, dass die strukturellen beschriebenen Unterschiede insbesondere hinsichtlich ihres Solvatationsvermögens der Schlüssel zur c-kit-Selektivität sind (Kettle et al. 2018, Banks et al. 2020).

Schon während der Strukturoptimierung liefen gleichzeitig zelluläre Assays, wie z. B. das Ba/F3-Zellmodell (Warmuth et al. 2007). Das Ba/F3-Modell hat in vielen Studien gezeigt, dass es die klinische Wirksamkeit einer Verbindung sehr gut wiedergibt (Guo et al. 2007, Garner et al. 2014). AZD3229, Imatinib, Sunitinib, Regorafenib, Ripretinib und Avapritinib sind in einem Ba/F3-Zelllinien-Assay getestet worden. Die Ba/F3-Zellen expressierten den Wild-Typ-c-kit-Rezeptor sowie den Wild-Typ-PDGF-Rezeptor α und den Wild-Typ-VEGF-Rezeptor-2 (Tabelle 6.8). AZD3229 zeigt in diesem Assay eine 50-%-ige Wachstumshemmung der Ba/F3-Zellen mit c-kit- bzw. PDGFRA im niedrigen nanomolaren Bereich, während der VEGFR2 400 – 1000-mal weniger sensitiv gegenüber AZD3229 ist und ein großes therapeutisches Fenster gewährleistet (Tabelle 6.8)

Zelllinie/ Rezeptor	GI_{50}					
	AZD3229	Imatinib	Sunitinib	Regorafenib	Ripretinib	Avapritinib
Ba/F3-c-kit	3 nM	190 nM	7 nM	129 nM	37 nM	151 nM
Ba/F3-PDGFRA	1 nM	34 nM	24 nM	49 nM	31 nM	34 nM
Ba/F3-VEGFR2	1463 nM	11364 nM	33 nM	99 nM	183 nM	4561

Tabelle 6.8: Hemmung der Viabilität von Ba/F3-Zellen (nach Kettle et al. 2018, Banks et al. 2020).

AZD3229 zeigt in diesem Testsystem starke wachstumshemmende Effekte, die stärker sind als bei allen anderen getesteten Substanzen. Avapritinib erweist sich gegenüber des c-kit-Rezeptors in Ba/F3-Zellen als 50-mal schwächer wachstumshemmend wirksam als AZD3229, gegenüber dem PDGF-Rezeptor α als 34-mal schwächer wachstumshemmend. Ebenso ist die Selektivität gegenüber des VEGFR2-Rezeptors bei AZD3229 wesentlich größer als beim

Avapritinib, was nicht nur für Avapritinib, sondern auch für alle anderen getesteten Verbindungen gilt (Kettle et al. 2018, Banks et al. 2020). Subitibib, Regorafenib und Ripretinib wirken wachstumshemmend auf den VEGFR2 im Bereich von 33 - 183 nM, was Nebenwirkungen sehr wahrscheinlich werden lässt.

Auch hinsichtlich primärer und sekundärer Mutationen zeigt AZD3229 beeindruckende Wirksamkeiten. 70 % aller primären Mutationen im *KIT*-Gen betreffen Exon 11. Übertragen auf das translatierte Protein bedeutet das, diese Mutationen liegen innerhalb der juxtamembranären Region. Es handelt sich vornehmlich um In-frame-Deletionen, Substitutionen und Insertionen. Banks und Mitarbeiter entschieden sich für *KIT*-Exon-11-Deletionen als primäre Mutationen innerhalb des Ba/F3-Zellsystems (Banks et al. 2020). Alle sekundären Mutationen sollten aus diesem Zellpool generiert werden. Wegen der Häufigkeit von Mutationen im *KIT*-Exon-11-Gen wurden viele verschiedene Varianten generiert, u. a. Deletionen (557-558), die im Zusammenhang mit einem sehr malignen Wachstum stehen (Wardelmann et al. 2003). Zudem wurden Ba/F3-Zellen mit der *KIT*-Exon-11-Substitution Val560 Asp sowie mit der *KIT*-Exon-9-Insertion AY502-503 generiert. Exon-9-Insertionen machen etwa 10 – 15 % der *KIT*-Mutationen bei GIST-Patienten aus und zeigen eine primäre Resistenz gegenüber Imatinib und ein aggressives klinisches Verhalten (Antonescu et al. 2003).

AZD3229 hemmt das Wachstum innerhalb des Ba/F3-Viabilitäts-Modells der primären *KIT*-Exon-9-Insertion mit einem GI_{50}-Wert von 3,1 nM und ist damit 65-, 60- und 10-mal stärker wachstumshemmend wirksam als Imatinib, Avapritinib und Repritinib. In GIST-T1-Zellen mit einer primären *KIT*-Exon-11-Deletion(560 –

578) (Taguchi et al. 2002) zeigt sich AZD3229 ebenso den anderen Substanzen überlegen, was die Hemmung der c-kit-Signalübertragung bzw. des Zellwachstums betrifft. AZD3229 ist wirksam in primären *KIT*-Exon-9-, *KIT*-Exon-11-Mutationen genauso wie in primären *PDGFRA*-aktivierenden Mutationen einschließlich der primären Mutation Val561Asp sowie der Resistenz-auslösenden Mutationen Asp842Val und Val561Asp/Asp842Val. AZD3229 hemmt ebenso *KIT*-Aktivierungsschleifen-Mutationen, die resistent gegen Imatinib und Sunitinib sind. AZD3229 inhibiert die PDGFRA-Phosphorylierung mit einem IC_{50}-Wert < 10 nM in sekundär mutierten Ba/F3-(Val561Asp/Asp842Val)-Zellen. Im Zell-Viabilitäts-Testsystem erweist sich AZD3229 als sehr wirksam gegen die mutierten PDGF-Rezeptoren PDGFRA(Val561Asp), PDGFRA(Asp842Val) und PDGFRA(Val561Asp/Asp842Val) mit GI_{50}-Werten von 0,2 nM, 50 nM und 27 nM (Kettle et al. 2018, Banks et al. 2020). Dennoch erweist sich Avapritinib bei den Resistenz-auslösenden Mutationen, für die es ja auch eine Zulassung hat, als einzige Substanz wirksamer als AZD3229 (Banks et al. 2020). Dennoch ist zu hoffen, dass die klinische Prüfung des AZD3229 genauso erfolgreich verläuft wie die bisherige Entwicklung. AZD3229 scheint die Substanz zu sein, von der momentan am meisten Gewinn für GIST-Patienten zu erzielen ist.

6.2. Die Anwendung und das Sicherheitsprofil des Ayvakyts®

Avapritinib wird im Gegensatz zu den meisten anderen Tyrosinkinase-Inhibitoren nicht als gut lösliches Salz eingesetzt, sondern als freie Base, deren Wasserlöslichkeit mit 0,0301 mg/ml schlecht ist. Dennoch sind die pharmakokinetischen Eigenschaften so gut, dass eine perorale Applikation möglich ist. Es gibt Ayvakyt®-Filmtabletten mit 100 mg, mit 200 mg und mit 300 mg Avapritinib. Die empfohlene Anfangsdosierung beträgt 300 mg oral einmal täglich auf nüchternen Magen. Eine Stunde vor bis zwei Stunden nach der Einnahme sollte keine Nahrung aufgenommen werden. Die Einnahme erfolgt mit einem großen Glas Wasser ohne die Tablette zu zerkauen, zu zerkleinern oder zu teilen (Fachinformation Ayvakyt® 2020). Die Behandlung wird unter eventueller Dosisanpassung fortgesetzt bis zum Fortschreiten der Erkrankung oder bis zum Auftreten inakzeptabler Nebenwirkungen bzw. Toxizitäten. Falls es nach der Einnahme zum Erbrechen kommen sollte, wird keine weitere Dosis eingenommen, sondern einfach mit der nächsten geplanten Dosis in der Behandlung fortgefahren. Wird eine Dosis verpasst, sollte der Patient diese so schnell wie möglich nachholen, die nächste geplante Dosis steht bereits an. Es sollten keine zwei Dosen in einem Abstand von weniger als 8 Stunden eingenommen werden. Aufgrund von Nebenwirkungen können Dosisreduktionen nötig werden. Diese Reduktionen sollten in 100-mg-Schritten erfolgen. Maximal sind 2 Dosisreduktionen möglich, die Minimaldosis beträgt einmal täglich 100 mg Avapritinib. Treten intrakranielle Blutungen auf, sollte Ayvakyt® dauerhaft abgesetzt werden (EMA 2020, Fachinformation Ayvakyt® 2020). Der Schweregrad spielt dabei keine Rolle. Der Mechanismus dieser intrakraniellen Blutungen ist bislang nicht aufgeklärt. Ab Therapiebeginn sollte das Risiko einer (intrakraniellen) Blutung insbesondere bei Risikopatienten – beispielsweise Patienten mit schwerer Thrombozytopenie, Patienten mit Gefäßaneurysma oder einer Vorgeschichte einer intrakraniellen Blutung innerhalb des letzten Jahres – sorgfältig geprüft und überwacht werden (EMA 2020, Fachinformation Ayvakyt® 2020).

Kognitive Nebenwirkungen wie etwa Gedächtnisstörungen, Verwirrtheitszustände und Enzephalopathien sind sehr häufig, treten bei etwa einem Drittel der Patienten auf und ihr Auftreten scheint von der Dosis unabhängig zu sein. Ältere Patienten über 65 Jahren haben nur ein leicht höheres Risiko, kognitive Störungen unter Avapritinib zu erleiden (33 % (< 65 Jahre) vs. 37 % (≥ 65 Jahre). Meistens sind diese Arten der Nebenwirkungen vom Schweregrad 1. Schweregrad 2 oder größer trat in den klinischen Prüfungen bei 11 % der Patienten auf. Bei Grad-4-Nebenwirkungen sollte die Therapie mit Avapritinib dauerhaft abgesetzt werden. Eine Unterbrechung der Therapie erfolgt bei kognitiven Störungen der Grade 2 und 3 bis zur Verbesserung auf Baseline oder auf Grad 1 oder bis zur Ausheilung. Anschließend kann die Therapie mit der gleichen oder einer reduzierten Dosis fortgesetzt werden. Bei kognitiven Störungen vom Grad 1 kann die Therapie entweder so beibehalten werden oder aber bis zur Verbesserung auf Baseline oder nach Ausheilung mit der gleichen oder einer reduzierten Dosis fortgesetzt werden (EMA 2020, Fachinformation Ayvakyt® 2020).

Bei allen weiteren Nebenwirkungen vom Grad 3 oder 4 sollte die Avapritinib-Therapie unterbrochen werden, bis Grad 2 oder weniger erreicht ist. Dann kann die Therapie mit der gleichen oder einer reduzierten Dosis fortgesetzt werden.

Für Patienten, die 65 oder älter sind, wird keine Dosisanpassung empfohlen (EMA 2020, Fachinformation Ayvakyt® 2020).

Das Auftreten von Ödemen (Gesichts-, periorbitales oder peripheres Ödem und/oder Pleuraergüsse), ob lokalisiert oder generalisiert, ist eine typische Nebenwirkung des Avapritinibs. Patienten sollten regelmäßig auf eine Flüssigkeitsretention hin untersucht werden, z. b. über eine tägliche Gewichtskontrolle und der Kontrolle der Atemwege. Eine unerwartet schnelle Gewichtszunahme, die auf eine Flüssigkeitsretention hindeutet, kann mit Diuretika therapiert werden (EMA 2020, Fachinformation Ayvakyt® 2020).

Avapritinib ist einer derjenigen Arzneistoffe, die das QT-Intervall verlängern, was mit einem erhöhten Risiko ventrikulärer Arrhythmien oder der oftmals tödlich verlaufenden Torsades des pointes verbunden ist. Deshalb sollte die gleichzeitige Anwendung eines weiteren QT-Zeit-verlängernden Arzneimittels nur unter besonderer Vorsicht erfolgen (EMA 2020, Fachinformation Ayvakyt® 2020). Die gleichzeitige Anwendung mit moderaten bis starken CYP3A4-Inhibitoren sollte wegen des erhöhten Risikos für Nebenwirkungen einschließlich der Verlängerung der QT-Zeit und anderer Arrhythmien, vermieden werden. Kann die gleichzeitige Anwendung mit einem als moderat eingestuften CYP3A4-Inhibitor nicht vermieden werden, sollte die Anfangsdosis von Avapritinib von 300 mg auf 100 mg oral einmal täglich reduziert werden. Die Einnahme starker Inhibitoren dieses CYP-Isoenzyms sollte möglichst vermieden werden (EMA 2020, Fachinformation Ayvakyt® 2020).

So wie die gleichzeitige Einnahme des Avapritinibs mit CYP3A4-Inhibitoren zu einer Erhöhung der Plasmaspiegel und damit zu verstärkten Nebenwirkungen führen kann, kann die gleichzeitige Einnahme mit einem starken Induktor des CYP3A4-Enzyms zu verminderten Plasmaspiegeln des Avapritinibs und folglich zu einer verminderten Wirksamkeit führen. Daher sollte die gleichzeitige Einnahme mit moderaten oder starken CYP3A4-Induktoren unterbleiben (EMA 2020, Fachinformation Ayvakyt® 2020).

In-vitro-Studien haben gezeigt, dass Avapritinib nicht nur ein Substrat des CYP3A, sondern auch ein direkter Inhibitor von CYP3A und ein zeitabhängiger CYP3A4-Inhibitor ist. Andererseits ist Avapritinib *in vitro* auch ein CYP3A-Induktor und kann die Plasmaspiegel gleichzeitig verabreichter CYP3A-Substrate verringern. Daher ist besonders bei der gleichzeitigen Verabreichung von Avapritinib und CYP3A-Substraten mit enger therapeutischer Breite Vorsicht geboten (EMA 2020, Fachinformation Ayvakyt® 2020).

Außerdem ist Avapritinib *in vitro* ein Inhibitor zahlreicher Transportsysteme, wie z. B. P-gp (P-Glykoprotein). Auch hier sollte mit Vorsicht therapiert werden (EMA 2020, Fachinformation Ayvakyt® 2020).

Bezüglich der Mutagenität/Kanzerogenität lässt sich feststellen, dass Avapritinib im Ames-Test *in vitro* keine mutagenen Eigenschaften zeigt. Der *In-vitro*-Chromosomenaberrationstest in kultivierten, menschlichen, peripheren Blutlymphozyten fällt dagegen positiv aus, der Rattenknochenmark-Mikronukleus-Test aber negativ. Daher wird Avapritinib als insgesamt nicht genotoxisch eingestuft. Untersuchungen zur Kanzerogenität sind mit Avapritinib nicht durchgeführt worden. Avapritinib zeigt embryotoxische und teratogene Wirkungen (Gewichtsabnahme und Abnahme der Lebensfähigkeit des Fötus sowie Zunahme viszeraler und skelettaler Missbildungen) in einer Studie, die die embryo-fötale Entwicklungstoxizität bei Ratten untersucht hat. Deshalb sollten Frauen im gebärfähigen Alter aufgeklärt werden, dass Avapritinib den Fötus schädigen kann. Der Schwangerschaftsstatus muss bei gebärfähigen Frauen vor Beginn der Behandlung abgeklärt werden. Während der Behandlung von gebärfähigen Frauen müssen diese eine zuverlässige Verhütungsmethode anwenden. Dies gilt bis zu einem Monat nach der letzten Avapritinib-Dosis. Wird eine Frau während der Avapritinib-Therapie trotzdem schwanger, sollte umgehend ein Arzt aufgesucht werden (EMA 2020, Fachinformation Ayvakyt® 2020). Bei schwangeren Frauen liegen nur wenige Erfahrungen für die Anwendung von Avapritinib vor. Tierexperimentelle Studien zeigen eine Reproduktionstoxizität des Avapritinibs. Daher wird die Anwendung von Avapritinib bei Schwangeren und bei gebärfähigen Frauen, die nicht verhüten, auch nicht empfohlen (EMA 2020, Fachinformation Ayvakyt® 2020).

Eine *In-vitro*-Studie zur Phototoxizität mit 3T3-Mausfibroblasten sowie eine Phototoxizitätsstudie an pigmentierten Ratten zeigt, dass die Gefahr einer phototoxischen Reaktion unter Avapritinib nur gering ist (EMA 2020, Fachinformation Ayvakyt® 2020).

6.3. Die Pharmakokinetik des Avapritinibs

Die maximale Konzentration c_{max} und die AUC steigen proportional über den Dosisbereich von 30 mg bis 400 mg einmal täglich an. Dieser Dosisbereich entspricht 0,1- bis 1,33-mal der empfohlenen täglichen 300-mg-Dosis. Für die empfohlene Dosis von 300 mg beträgt die maximale Konzentration c_{max} im Steady-State 813 ng/ml (52 %). Die Fläche-unter-der-Zeit-Konzentrations-Kurve (AUC 0 – 24 h) beträgt 15400 h x ng/ml (48 %.). Steady-State-Konzentrationen werden bei Avapritinib am Tag 15 nach täglicher Einnahme erreicht. Die mediane Akkumulationsrate beträgt 3.1 – 4,6 nach wiederholten Dosen. Avapritinib wird schnell aus dem Gastrointestinaltrakt resorbiert. Die maximale Konzentration c_{max} wird nach einer Zeitspanne von 2,0 – 4,1 h erreicht (Li et al. 2020). Die absolute Bioverfügbarkeit des Avapritinibs ist nicht bestimmt worden (Fachinformation Ayvakyt® 2020). Die gleichzeitige Aufnahme von Nahrungsmitteln hat großen Einfluss auf die Absorption. Die Einnahme des Avapritinibs nach einer fettreichen Mahlzeit (ca. 909 kcal) erhöhte c_{max} und die AUC um 59 % bzw. 27 % im Vergleich zur Einnahme nach nächtlichem Fasten. Dementsprechend erfolgt die Einnahme der Filmtabletten auf nüchternen Magen (mindestens 1 Stunde vor und 2 Stunden nach der Einnahme keine Nahrungszufuhr), um Nebenwirkungen durch zu hohe Plasmaspiegel zu vermeiden (Fachinformation Ayvakyt® 2020). Eine milde bis moderate Leberbeeinträchtigung hat keinen Einfluss auf die pharmakokinetischen Parameter des Avapritinibs (Fachinformation Ayvakyt® 2020). Allerdings ist Avapritinib bei Patienten mit schwerer Leberfunktionsstörung (Child-Pugh Klasse C) nicht untersucht worden, weshalb es bei diesen Patienten nicht

empfohlen wird (Fachinformation Ayvakyt® 2020). Ebenso bleibt die Pharmakokinetik unbeeinflusst bei einer renalen Beeinträchtigung moderater Art (Kreatinin-Clearance = 30 – 89 ml/min nach Cockcroft-Gault). Bei schwerwiegender Beeinträchtigung der Nierenfunktion (Kreatinin-Clearance 15 – 29 ml/min oder einer Nierenerkrankung im Endstadium (Kreatinin-Clearance < 15 ml/min) wurde Avapritinib nicht untersucht. Daher kann die Anwendung von Avapritinib unterhalb einer Kreatinin-Clearance von 30 ml/min nicht empfohlen werden (Fachinformation Ayvakyt® 2020).
In vitro wird Avapritinib zu 98,8 % an Plasmaproteine gebunden. Die Protein-Bindung ist konzentrationsunabhängig. Das scheinbare Verteilungsvolumen V_D beträgt 1200 l (Fachinformation Ayvakyt® 2020). Das hohe scheinbare Verteilungsvolumen deutet trotz der hohen Plasmaeiweißbindung auf eine ausgedehnte Verteilung des Avapritinibs aus dem Plasma ins Gewebe hin (Fachinformation Ayvakyt® 2020). Mit seiner geringen Wasserlöslichkeit von 0,0301 mg/ml als freier Base ist weder die gute Resorption noch die Verteilung in andere Gewebe erklärbar.

Hierfür muss man sich die Säure-Base-Eigenschaften des Avapritinibs genauer anschauen. Grundsätzlich hat der TKI fünf Stickstoff-Atome, die protoniert werden können und stark bis schwach basisch sind. Der Pyrazol-N2 ist eine schwache Base. Das unsubstituierte Pyrazol hat einen pk_S-Wert der korrespondierenden Säure von 2,5. Die Methyl-Gruppe an N1 mit einem leichten +I-Effekt hat keinen großen Einfluss , also wird der pk_S-Wert bei 2 – 3 liegen (Abbildung 6.18). Das bizyklische Pyrroltriazin hat ein tertiäres Amin, das formal zu beiden Ringen gehört. Aufgrund der nichtplanaren Struktur des Bizyklus, der sterisch den Zugang für Protonen erschweren wird, und des elektronenziehenden Stickstoffs in direkter Nachbarschaft, wird die Basizität nicht der eines normalen tertiären Amins entsprechen, sondern vielmehr im Bereich des Pyarazol-N2 liegen. Anschließend folgen zwei basische Stickstoffe, die Teil einer Amidin-Partialstruktur sind (Abbildung 6.18). Amidine sind normalerweise aufgrund der Ladungsverteilung über ein mesomeres System stark basisch. Allerdings muss man auch hier starke Abstriche machen wegen der nichtplanaren Anordnung und der Stickstoff-Atome in Nachbarschaft (ein Pyridin-Ring ist stärker basisch als ein Pyrimidin-Ring), sodass auch diese beiden Amidine eher schwach basischen Charakter besitzen – in etwa so wie das Pyrazol-N2 oder das tertiäre Amin. Bleibt das primäre Amin am chiralen Kohlenstoff-Atom. Hier sind es lediglich zwei elektronenziehende aromatische Systeme, ein Pyrimidin-Ring und ein p-Fluorphenyl-Rest, die die Basizität leicht verringern, sodass dem primären Amin, das auch frei zugänglich ist, der pk_s-Wert von 8,52 (der korrespondierenden Säure) zugeordnet werden kann (Abbildung 6.18). Im Magen, wenn sich die Filmtablette langsam auflöst, wird bei pH = 1 das pentakationische Avapritinib vorliegen, bei dem alle fünf basischen N-Atome protoniert sind. Durch fünf positive Ladungen wird die Löslichkeit entsprechend groß sein und kein Problem darstellen. In den tieferen Abschnitten des Gastrointestinaltraktes, da, wo die Resorption stattfindet und ein neutraler bis schwach basischer pH-Wert vorherrscht, werden die beiden Amidine deprotoniert vorliegen genauso wie das sterisch gehinderte tertiäre Amin und das Pyrazol-N2. In diesen Bereichen wird nur noch das primäre Amin protoniert sein. Bei einem pH-Wert von 8,52 werden 50 % deprotoniert vorliegen und 50 % protoniert. Aber auch bei einem pH-Wert von 7,4 werden mindestens 10 % deprotoniert vorliegen. Diese 10 % ungeladenen freien Avapritinib-Basen weisen eher lipophilen als hydrophilen Charakter auf und können dementsprechend gut durch Membranen diffundieren und resorbiert werden (Abbildung 6.18). Durch den Konzentrationsgradienten und die ständige Verschiebung des Gleichgewichts zwischen protonierter und deprotonierter Form werden immer wieder neu deprotonierte Moleküle im Darmlumen gebildet, die resorbiert werden können.

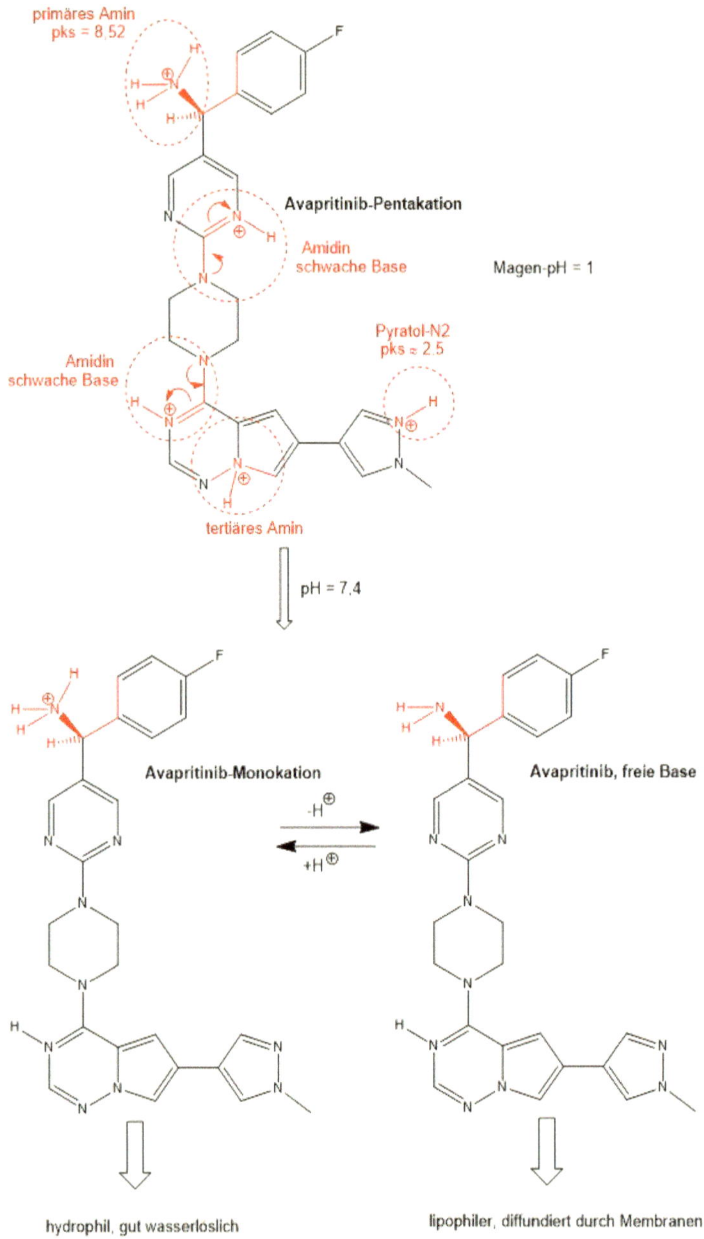
primäres Amin
pks = 8,52
Avapritinib-Pentakation
Amidin
schwache Base
Magen-pH = 1
Pyratol-N2
pks ≈ 2,5
Amidin
schwache Base
tertiäres Amin
pH = 7,4
Avapritinib-Monokation
Avapritinib, freie Base
-H⊕
+H⊕
hydrophil, gut wasserloslich
lipophiler, diffundiert durch Membranen

Abbildung 6.18: Säure-Base-Eigenschaften des Avapritinibs und die Auswirkungen auf Löslichkeit und Resorption.

Avapritinib wird vornehmlich über den Fezes eliminiert. 11 % der so ausgeschiedenen Menge sind unverändertes Avapritinib. Nur zu 18 % erfolgt die Elimination renal. Von dieser Dosis sind 0,23 % unverändertes Avapritinib. Nach der oralen Verabreichung von 300 mg Avapritinib einmal täglich beträgt der Mittelwert der scheinbaren oralen Clearance (CL/F) im Steady-State 19,5 l/h (Fachinformation Ayvakyt® 2020).
Nach Einzeldosen von Avapritinib über den Dosisbereich 30 – 400 mg hinweg beträgt die mediane Plasmaeliminationshalbwertszeit $t_{1/2}$ = 32 – 57 h (Fachinformation Ayvakyt® 2020).
Die oxidative Phase-I-Biotransformation – so zeigen *In-vitro*-Studien – läuft vorwiegend hepatisch über die CYP-Isoformen CYP3A4, CYP3A5 und zu einem geringen Teil auch über CYP2C9 ab. Die *In-vitro*-Studien zeigten eine relative Beteiligung der verschiedenen CYP-Isoenzyme von 15,1 % bei CYP2C9 und von 84,9 % bei CYP3A4/5. Auch eine Phase-II-Glucuronidierung läuft ab. Der Metabolit wird hauptsächlich durch die UDP-Glucuronyltransferase UGT1A3 gebildet. Die primäre Biotransformation besteht aus Oxidation, Glucuronidierung, oxidativer Desaminierung sowie N-Desalkylierung. Mit 49 % ist unverändertes Avapritinib das hauptzirkulierende Molekül im Plasma gefolgt von M690, dem Hydroxy-Glucuronid mit 35 % und M499, dem oxidativ desaminierten Metaboliten, mit 14 % (Fachinformation Ayvakyt® 2020). Avapritinib selbst ist ein direkter Inhibitor von CYP3A und ein zeitabhängiger CYP3A4-Inhibitor in klinisch relevanten Konzentrationen (Fachinformation Ayvakyt® 2020). *In vitro*

werden die CYP-Isoenzyme CYP1A2, CYP2B6, CYP2C8, CYP2C9, CYP2C19und CYP2D6 in klinisch relevanten Konzentrationen nicht gehemmt (Fachinformation Ayvakyt® 2020). *In vitro* hemmt Avapritinib zusätzlich in für die Klinik relevanten Konzentrationen die organischen Anionen-Transporter OATP1B1, OATP1B3, OAT1, OAT3 und die organischen Kationen-Transporter OCT1 und OCT2 nicht. Avapritinib ist *in vitro* allerdings ein Inhibitor des P-gp (P-Glykoproteins), des BCRP (breast cancer resistance protein) und der MATE-Transporter 1 und 2-K (multidrug and toxin extrusion protein). Avapritinib ist ebenso ein Inhibitor für BSEP (bile salt export pump, ABCB11) (Fachinformation Ayvakyt® 2020). Avapritinib ist in klinisch relevanten Konzentrationen kein Substrat des P-gp, des BCRP, der organischen Anionen-Transporter OAT1, OAT3, OATP1B2, OATP1B3, der organischen Kationen-Transporter OCT1 und OCT2, der MATE-Transporter 1 und 2-K sowie des BSEP (Fachinformation Ayvakyt® 2020).

6.4 Avapritinib als potenzieller ABCB1- und ABCG2-Inhibitor und chemosensitivierender Arzneistoff bei MDR.

Die Entwicklung einer „Multi-Drug"-Resistenz (MDR) aufgrund einer Überexpression von ABC-Transportern, deren gemeinsames strukturelles Merkmal eine ATP-bindende Kassette (ATP-binding cassette) ist und die in der Lage sind, Substrate über einen aktiven Transport durch eine Zellmembran in den Extrazellularraum zu transportieren (Viereck et al. 2017). Als Konsequenz der essenziellen Bedeutung des Transportprozesses für jede lebende Zelle existieren mittlerweile zahlreiche Klassifikationen und Einteilungen für Membran-Transport-Proteine verschiedener Organismen (Viereck et al. 2017). Eine kleine Auswahl an Datenbanken für Membran-Transport-Proteine mit dem Fokus auf humane Proteine bietet Tabelle 6.9 (Viereck et al. 2017).

Datenbank	Beschreibung	URL	Proteine in der Datenbank
ChEMBL (Gaulton et al. 2011)	„Large-scale"-Bioaktivitäts-Datenbank für Arzneistoffentwicklung	https://www.ebi.ac.uk/chemblbd/target/browser	Proteine mit Bioaktivitäts-Daten
TCDB (Ren et al. 2007)	Enthält ein Klassifikationsschema für alle Membran-Transport-Proteine in allen lebenden Systemen	www.tcdb.org/	(Ionen-)Kanäle, Transporter, unterstützende Hilfstransport-Proteine

Humane ABC-Transporter (Bingham und Napier 2009)	Allgemeine Informationen über humane ABC-Transporter	www.nutrigene.4t.com/humanabc.htm	ABC-Transporter
Transporter-Substrat-Datenbank (TSdb) (Zhao et al. 2011)	Enthält eine Sammlung an Transporter-Substraten mit Zuordnung zu KEGG-Signalwegen (Kyoto Encyclopedia of Genes and Genomes)	http://tsdb,cbi,pku.edu.cn/home.cgi	Transporter
UCSF-FDA-TRansPortal (Morrissey et al. 2012)	Bietet Indormationen über Transporter, die für den Arzneistoff-Entwicklungs-Prozess von Bedeutung sind	http://bts.ucsf.edu/fdatransportal/	Transporter

Tabelle 6.9: Eine kleine Auswahl an Transporter-Datenbanken (nach Viereck et al. 2017).

Die Mitglieder der ATP-Bindungs-Kassetten-Superfamilie – bisher konnten 49 Mitglieder der humanen ABC-Familie identifiziert werden, die nochmals in sieben Untergruppen ABCA bis ABCG eingeteilt werden – nutzen einen primär aktiven Transportmechanismus, um das Substrat über die Membran zu transportieren (Linton 2007, Davidson und Maloney 2007). Wie der Name bereits impliziert, wird die Energie, die in den Phosphat-Bindungen des ATPs gebunden ist, direkt zur Verfügung gestellt, um Substanzen entgegen eines Konzentrationsgradienten von einer niedrigeren zu einer höheren Konzentration durch Membranen zu transportieren (Abbildung 6.19). Das allgemein bekannte und bestuntersuchte Mitglied dieser Familie ist das P-gp (P-Glykoprotein, ABCB1), das als Efflux-Transporter aktiv Substrate aus der Zelle ausschleust (Abbildung 6.19). Anstelle des Namens P-gp werden auch die Bezeichnungen MDR1 und ABCB1 verwendet. Die Überexpression dieses Proteins in kultivierten Tumorzellen wurde schon frühzeitig in Zusammenhang mit einer erworbenen Resistenz gegen zahlreiche Zytostatika gebracht (Juliano und Ling 1976, Bingham und Napier 2009). Zu den Zytostatika, die mittels ABCB1 aus der Zelle ausgeschleust werden, gehören u. a. die Anthrazykline Doxo- und Daunorubicin, die Taxane um Paclitaxel und Docetaxel, die Epipodophyllotoxine Etoposid und Teniposid, die Vinca-Alkaloide, z. B. Vinblastin und Vincristin, sowie Antibiotika (z. B. Actinomycin D) (Gupta et al. 2019).

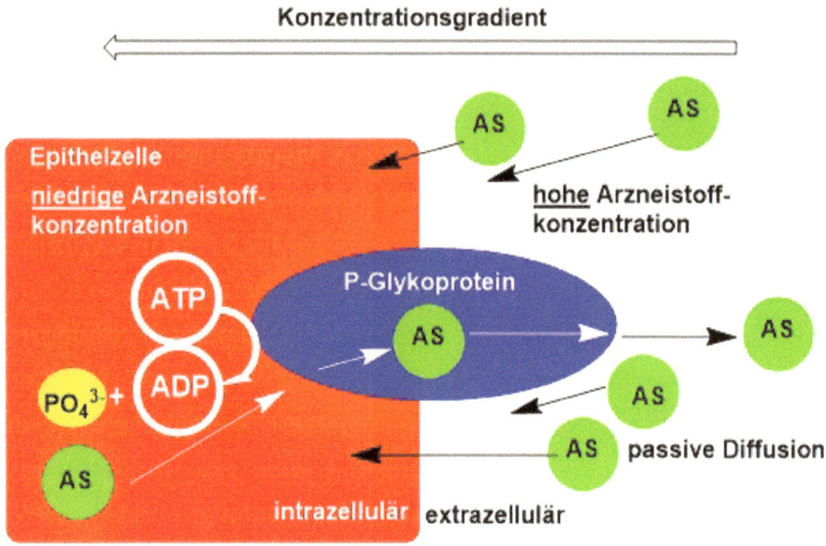

Abbildung 6.19: Primärer aktiver Efflux-Transport von Arzneistoffen (grün, AS) entgegen eines Arzneistoff-Konzentrationsgradienten durch hydrolytische Spaltung der terminalen Phosphat-Gruppe vom ATP.

Seitdem konnte gezeigt werden, dass dieses Efflux-Transportsystem physiologisch in vielen normalen, nichtentarteten Zellen expressiert wird (z. B. im Gastrointestinaltrakt und in der Blut-Hirn-Schranke) und dort eine zentrale Rolle einnimmt, wenn es darum geht, die Absorption aus dem Gastrointestinaltrakt sowie die ZNS-Penetration zahlreicher Arzneistoffe – nicht nur Zytostatika – zu begrenzen (Szákacs et al. 2008). P-gp wird nicht nur im Kolon und im Jejunum auf der apikalen Seite der Darmepithelzellen bzw. an der luminalen Membran der Endothelzellen der Kapillaren der Blut-Hirn-Schranke expressiert, sondern an vielen verschiedenen Blut-Gewebe-Barrieren. Das Protein sitzt

u. a. auch in den Gallenkanälchen zwischen Hepatozyten und auf der apikalen Seite von Endothelzellen in den kleinen Leber- und Pankreaskanälen. In der Niere sitzt es auf der apikalen Seite der Epithelzellen des proximalen Tubulus. Weiterhin findet man P-gp in den Zellen der Blut-Testes-Schranke bzw. der Blut-Plazenta-Schranke (Abbildung 6.19) (Kirschbaum 2008). Die Interaktion eines Arzneistoffs mit P-gp kann zu erheblichen Arzneistoff-Wechselwirkungen führen (Yu 1999). Deshalb ist auch die Testung eines neuen Arzneistoffkandidaten in Zell-basierten *In-vitro*-Assays auf eine P-gp-Hemmung fester Routinebestandteil in der frühen Phase eines Arzneistoffentwicklungs-Programms geworden. Nach P-gp sind eine Reihe weiterer Transporter aus der ABC-Familie entdeckt worden, und es konnte gezeigt werden, dass auch diese wichtige Funktionen bei der Disposition von Arzneistoffen einnehmen. Zwei Beispiele hierfür sind MRP2 (multidrug resistance protein 2, syn.: ABCC2) (Keppler et al. 1997) und das BCRP (breast cancer resistance protein, syn.: ABCG2) (Miyake et al. 1999).

Das membranständige P-Glykoprotein besteht aus 1200 Aminosäuren. Mit den Oligosaccharidketten besitzt es ein Molekulargewicht von ca. 170 kDa. Die nötige Energie zum Substrat-Transport entgegen eines Konzentrationsgradienten bezieht P-gp aus der hydrolytischen Spaltung des ATP (Abbildung 6.19). Typische ABC-Transporter, wie das P-gp, bestehen aus zwei transmembranären Domänen, welche die Membran jeweils sechsfach durchlaufen und durch die unterschiedliche Aminosäure-Sequenz für die Substrat-Spezifität verantwortlich sind (Abbildung 6.20) (Kirschbaum 2008). Die transmembranären Domänen bilden einen Kanal, durch den die Substrate transportiert werden Zwei Nukleotid-

Bindungsstellen an der zytoplasmatischen Seite der Membran enthalten die Walker-A- und B-Motive, die für die Bindung des ATP und dessen Hydrolyse essenziell sind (Abbildung 6.20). Eine zusätzlich vorhandene C-Signatur spielt bei der ATP-Hydrolyse ebenfalls eine Rolle (Stefkova et al. 2004, Deeley et al. 2006, Kirschbaum 2008). Normalerweise liegt bei ABC-Transportern eine dimere Form vor (Abbildung 6.20). Die Domänenabfolge ist bei vielen ABC-Transportproteinen H_2N-TMD-NBD-TMD-NBD-COOH (TMD: transmembranäre Domäne, NBD: Nukleotid-bindende Domäne), wie es beim P-gp der Fall ist (Abbildung 6.20). Allerdings gibt es auch andere Domänenabfolgen. Beispielsweise weist das BCRP (ABCG2) am N-Terminus eine Nukleotid-bindende Domäne und anschließend C-terminal nur eine transmembranäre Domäne auf (NBD-TMD) (Abbildung 6.20). ABCG2 ist daher mit 72 kDa 665 Aminosäuren wesentlich leichter als das ABCB1-Protein (Gupta et al. 2019). Substrate dieses ABC-Transporters sind ebenso wie bei ABCB1 Zytostatika vom Anthrazyklin- und Campthotecin-Typ, Methotrexat, aber auch organische negativ geladene Konjugate und Tyrosinkinase-Inhibitoren (Lemos et al. 2008, Mittapalli et al. 2016).

P-gp (ABCB1)

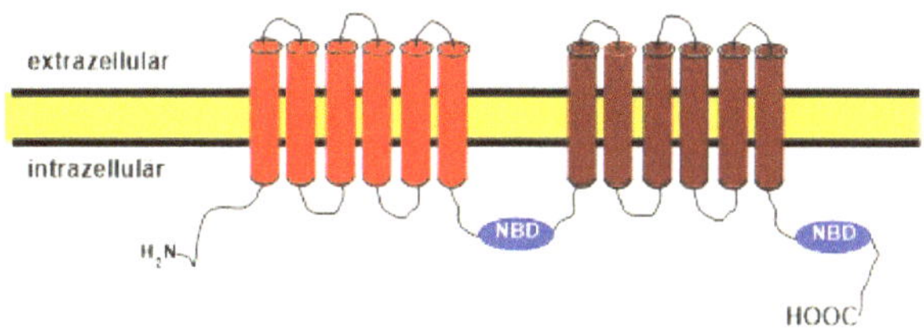

BCRP (ABCBG2)

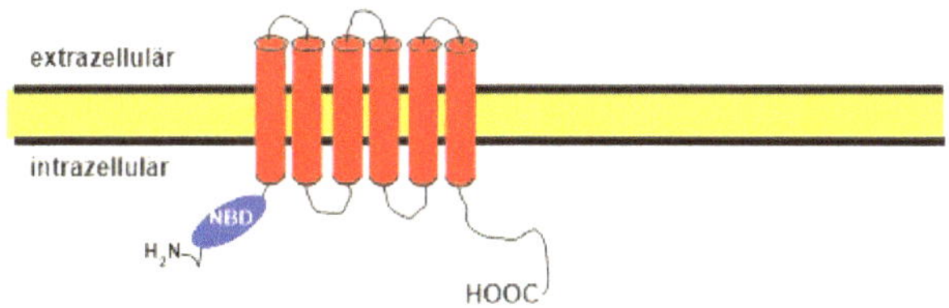

Abbildung 6.20: Schematische Darstellung der Domänenabfolge des P-gp (ABCB1) mit H_2N-TMD-NBD-TMD-NBD-COOH (oben) und des BCRP (ABCG2) mit H_2N-NBD-TMD-COOH) (unten).
NBD: Nukleotid-bindende Domäne; TMD: transmembranäre Domäne; BCRP: breast cancer resistance protein.

In Abbildung 6.21 ist die Kryo-EM-Struktur des humanen, dimeren ABCG2-Proteins dargestellt im Komplex mit einem seiner Inhibitoren Tariquidar (Jackson et al. 2018). Der Inhibitor wird in der zentralen Kavität am Interface des dimeren ABCG2 gebunden. Durch die Bindung blockiert er den Zugang für Substrate und verhindert Konformationsänderungen, die für eine Hydrolyse des ATPs benötigt werden (Jackson et al. 2018).

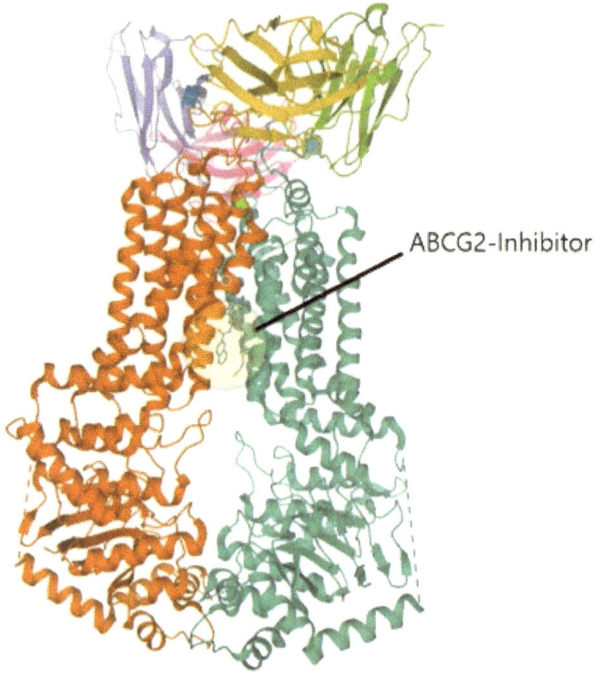
ABCG2-Inhibitor

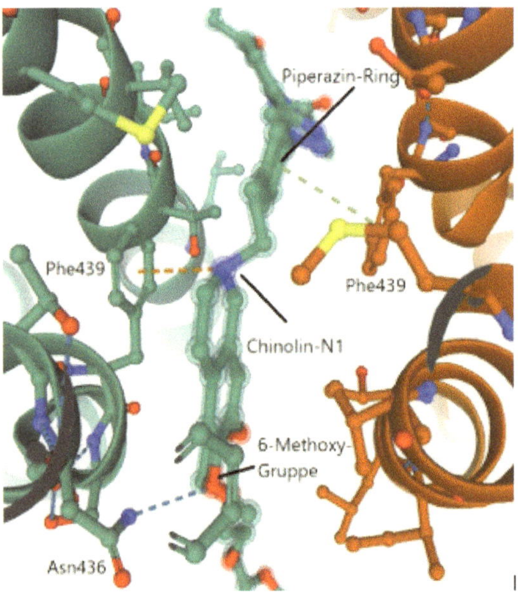
Piperazin-Ring
Phe439
Phe439
Chinolin-N1
6-Methoxy-Gruppe
Asn436

Abbildung 6.21: Kryo-EM-Struktur des humanen, dimeren ABCG2-Efflux-Transporters (oben) und Interaktionen mit dem ABCG2-Inhibitor Tariquidar innerhalb der Bindungskavität (unten) (nach Jackson et al. 2018, PDB-ID: 6FEQ).
Oben: Der Inhibitor bindet in der zentralen Bindungskavität genau an der Schnittstelle zwischen den beiden Monomeren. Durch die Bindung des Tariquidar wird der Zugang für Substrate versperrt. Außerdem sind Konformationsänderungen, die für die ATP-Hydrolyse nötig sind, durch die Fixierung des Tariquidars nicht möglich.
Unten: Ein genaueres Bild auf die Interaktionen des Tariquidars und den Aminosäuren, die die Bindungskavität auskleiden. Der Sauerstoff der 6-Methoxy-Gruppe am Chinolin-Ring des Tariquidars zeigt direkt auf die Amid-Gruppierung der Seitenkette von Asn436 und kann so eine starke H-Brücke zum NH-Rest der Amid-Gruppe ausbilden. Chinolin-N1 ist so positioniert, dass er auf die planare Fläche des Phenyl-Ringes von Phe439 gerichtet ist. Hier sind Stacking-Interaktionen möglich, die einen Großteil der Bindungsaffinität liefern. Das Phe439 des anderen Monomers auf der gegenüberliegenden Seite bildet diese Stacking-Interaktionen mit den Stickstoff-Atomen des Piperazin-Ringes des Tariquidars aus.

Das P-Glykoprotein (P-gp, ABCB1) ist zwar bedeutend für den Efflux von Zytostatika aus den Zellen, ABCB1 wird in normalen, nichtentarteten Zellen aber genauso expressiert wie in malignen Zellen. Die Expression in Tumorzellen ist am höchsten bei Kolonkarzinomen, Pankreaskarzinomen, Mammakarzinomen und Nierenzellkarzinomen – sogar, wenn vorher keine zytotoxische Chemotherapie erfolgt ist (McDevitt und Callaghan 2007). Auch wenn der genaue Zusammenhang zwischen der ABCB1-Expression und dem Ansprechen auf eine Chemotherapie noch unklar ist, sind für einige Tumorarten eine schlechte Prognose und ein besonders schnelles, aggressives Wachstum bei gleichzeitiger ABCB1-Expression bewiesen. Das gilt für den Brustkrebs, für das Neuroblastom, verschiedene Arten von Leukämien und einige Sarkome (McDevitt und Callaghan 2007). Für das Mammakarzinom ergab eine Meta-Analyse von 31 klinischen Studien, dass ABCB1 in 41 % aller Mammakarzinome expressiert wird. Diese Patienten, so die Meta-Analyse, besitzen ein 3-fach geringeres Ansprechen auf eine Chemotherapie (Track et al. 1997).

Das ABCG2-Protein (BCRP) fungiert ebenso wie ABCB1 als Efflux-Transporter für Xenobiotika. Außerdem nimmt das ABCG2-Protein eine wichtige Rolle bei der MDR (multi-drug resistance) gegen Zytostatika, wie z. B. dem Anthrachinon-Derivat Mitoxantron und den Topoisomerase-I-Inhibitoren vom Camptothecin-Typ, ein. Obwohl zuerst isoliert in multiresistenten Krebszellen, impliziert die ABCG2-Expression und -Verteilung in den verschiedenen nichtentarteten Geweben eine gewichtige physiologische Funktion. Zunächst schützt es die Zellen als erste Linie der Verteidigung gegen Umwelttoxine (Horsey et al. 2016). Extensive Studien haben gezeigt, dass beim Menschen die Lokalisation des ABCG2-Proteins eine zentrale Funktion einnimmt, wenn es darum geht, die Absorption im Dünndarm zu begrenzen, die Verteilung von Substraten an der Blut-Hirn- und der Blut-Plazenta-Schranke zu regulieren und die Elimination in Leber und Niere von Arzneistoffen oder Xenobiotika, die ABCG2-Substrate sind, zu erleichtern. Für diese Funktionen muss ein spezifisches ABCG2-Verteilungsprofil in den verschiedenen Geweben vorliegen. Beispielsweise in der Blut-Hirn-Schranke wird ABCG2 mit der höchsten Konzentration auf der luminalen Seite der Gehirn-Endothel-Zellen expressiert. Hier wirkt das Protein als Barriere für eine Arzneistoff-Aufnahme. Tatsächlich limitiert das ABCG2-Protein signifikant die Penetration von Arzneistoffen und Xenobiotika ins ZNS (Zhang et al. 2003, Aronica et al. 2005). Zusätzlich wird ABCG2 in der apikalen Membran der Epithelzellen im Gastrointestinaltrakt expressiert. Dabei finden sich die höchsten Konzentrationen im Duodenum mit einer stetigen Abnahme der Konzentration entlang des Gastrointestinaltraktes bis zum Rektum. ABCG2 verhindert v a. im Duodenum die Resorption oral applizierter Zytostatika und oral aufgenommener Toxine (Gutmann et al. 2005, Horsey et al. 2016). Die höchste Expression des ABCG2-Proteins findet man in der apikalen Membran der plazentalen Syncytiotrophoblasten, wo ABCG2 Arzneistoffe bzw. Xenobiotika vom fötalen Kompartiment fernhält und zurück in die maternale Zirkulation befördert. ABCG2 wird zudem in den Milchdrüsen gefunden, in besonders hohen Konzentrationen während der Laktationsphase. Es konnte gezeigt werden, dass dieser Transporter nicht nur wichtige Vitamine, wie z. B. Riboflavin, aktiv in die Brustmilch transportiert, sondern paradoxerweise auch toxische Arzneistoffe, wie z. B. Topotecan oder Cimetidin (Jonker et al. 2005). Derzeit sind über 200 Transport-Substrate des ABCG2-Proteins identifiziert. Man hat natürlich versucht, Struktur-Wirkungs-Beziehungen zu etablieren. Eine Arbeit zeigt den Einfluss der Substanzpolarität auf den Transport an einigen neuen Camptothecin-Analoga, die effektiver aus den Zellen ausgeschleust werden, je polarer sie sind (Yoshikawa et al. 2004). Ansonsten weiß man sehr wenig darüber, wie und wo genau die Substrate binden. Eine Studie mit radiomarkiertem Daunorubicin, das an den in Insektenzellmembranen (Sf9) expressierten und an einer Position mutierten ABCG2-Transporter bindet, liefert zumindest eine Affinität für Daunorubicin von $K_D \approx$ 100 nM. Das ist aber mit die einzige quantitative Auswertung der Bindungsaffinität eines Substrates für den ABCG2-Transporter (Clark et al. 2006). Relative Affinitäten und Aktivitäten für andere Arzneistoffe (z. B. Mitoxantron, Doxorubicin oder Prazosin), die das markierte Daunorubicin aus seiner Bindung verdrängen, hat man dadurch erhalten. Diese Studie führte aber auch zu der Vorstellung, die von multiplen Arzneistoff-Bindungsstellen innerhalb des ABCG2-Proteins ausgeht und ein komplexes Netzwerk mit zahlreichen allosterischen Interaktionen zeichnet (Clark et al. 2006). Aufgrund fehlender Affinitätsdaten hat man sich den gezielten *In-vitro*-Mutagenese-Studien gewidmet. Die Substitution an Position 482 des Arginins durch Glycin oder Threonin ist ein klassisches Beispiel dafür, wie ein einziger Austausch einer Aminosäure die Substrat-Bindung sowie den Substrat-Transport beeinflussen kann. Diese Mutation führt zur Fähigkeit des ABCG2-Proteins, Daunorubicin und einige andere Xenobiotika zu transportieren. Das mutierte Protein ist außerdem in der Lage, die meisten Wild-Typ-ABCG2-Substrate zu transportieren mit der Ausnahme des Methotrexats (Robey et al. 2003, Ejendal et al. 2006). Bei ABCG2 findet man mehr als 80 „single nucleotide"-Polymorphismen (SNPs), die sich innerhalb der codierenden Gen-Region befinden. Wenn man die Polyspezifität des Transporters bedenkt, ist es unvermeidlich, dass einige Polymorphismen das pharmakokinetische Verhalten von Arzneistoffen beeinflussen. Ein gut dokumentierter Polymorphismus (rs2231142), der Austausch eines Gln an Position 141 durch ein Lysin (Gln141Lys), wird

mit einer erhöhten Prävalenz für Gicht in Zusammenhang gebracht (Woodward et al. 2009). Interessanter ist aber die signifikante Erhöhung der Bioverfügbarkeit des Topotecans und die Verdopplung der Exposition gegenüber dem HMG-CoA-Reduktase-Hemmer Rosuvastatin (Keskitalo et al. 2009, Sissung et al. 2010). Dass eine einzige SNP zu erhöhten Konzentrationen an Arzneistoffen führen kann, entweder durch Hemmung der renalen Elimination von Harnsäure (Woodward et al. 2009) oder der Zunahme der intestinalen Absorption von Rosuvastatin, ist verblüffend und wird ein in Zukunft größer werdendes Forschungsinteresse wecken (Horsey et al. 2016).
ABCG2 ist ursprünglich in 1998 aus einer multiresistenten Brustkrebszelllinie (Mef7) geklont worden und führte dann schnell zur entsprechenden Namensgebung „breast cancer resistance protein“ (BCRP) (Horsey et al. 2016). Aber ist die ABCG2-Expression in bestimmten Tumorzellen tatsächlich ein prognostischer Indikator? Horsey und Mitarbeiter haben nach einer ausführlichen Literaturrecherche feststellen müssen, dass es nur sehr wenige Krebsarten gibt, bei denen die ABCG2-Expression (entweder das translatierte Protein oder die m-RNS) ein unabhängiger prognostischer Indikator für ein schlechtes klinisches Ergebnis ist (Horsey et al. 2016). Für die akute myeloische Leukämie (AML) gibt es tatsächlich ausreichend Evidenz, dass eine ABCG2-Expression eine signifikant schlechtere Prognose für den Patienten zur Folge hat (Damiani et al. 2006, Horsey et al. 2016), sogar nach einer Knochenmarktransplantation (Damiani et al. 2015). Auch bei anderen hämatologischen malignen Erkrankungen ist der Zusammenhang zwischen ABCG2-Expression und schlechterer Prognose bewiesen (Horsey et al. 2016). Einige dieser Studien zu hämatologischen

Erkrankungen waren begleitet von einer Co-Expression anderer MDR-Pumpen, in den meisten Fällen war dies das P-Glykoprotein (ABCB1). Die Expression von zwei ABC-Transportern, ABCB1 und ABCG2, hat Auswirkungen hinsichtlich des Ansprechens auf die Therapie und bedeutet ein höheres Risikopotenzial und eine noch schlechtere Prognose für den Patienten (Benderra et al. 2004, Bartholomae et al. 2016). Für andere Leukämien, wie z. B. der akuten lymphatischen Leukämie (ALL), ist die Evidenzlage weniger überzeugend (Suvannasankha et al. 2004) und für die paediatrische ALL zeigen viele Studien, dass kein Zusammenhang zwischen der ABCG2-Expression und dem Ansprechen auf die Therapie existiert (Sauerbrey et al. 2002).

Für solide Tumoren ist die Beweislage sehr unterschiedlich. Bei vielen Tumorarten sind nur eine oder zwei Studien verfügbar, sodass sich keine Schlussfolgerungen ziehen lassen. Und sogar für das Mammakarzinom ist die Anzahl der verfügbaren Studien niedrig. Trotz der geringen Anzahl an Studien warten diese dann auch noch mit widersprüchlichen Ergebnissen auf (Faneyte et al. 2002, Xiang et al. 2011, Horsey et al. 2016). Für Lungen- und Speiseröhrenkrebs – beide mit schlechten 5-Jahres-Überlebensraten (< 20 %) – entwickelt sich ein Konsens, dass ABCG2 durchaus ein prognostischer Indikator ist. Sowohl beim kleinzelligen (SCLC) als auch beim nichtkleinzelligen (NSCLC) Lungenkarzinom haben zahlreiche Studien gezeigt, dass eine ABCG2-Expression gut mit einem geringeren Gesamtüberleben (OS), mit einem kürzeren progressionsfreien Überleben (PFS) und einem signifikant geringeren Ansprechen auf die Therapie korreliert (Horsey et al. 2016). Merkwürdig wiederum ist, dass dieser Zusammenhang auch für ein Platin-basierte Therapie gilt, obwohl ABCG2 kein Transporter für

Pt-enthaltende Zytostatika (Carboplatin, Cisplatin) ist (Horsey et al. 2016).

Die Efflux-Pumpen ABCB1 und ABCG2 sind – wie erwähnt – häufig an der Ausbildung einer MDR beteiligt oder sogar die hauptverantwortlichen Proteine. Die MDR betrifft besonders oft Zytostatika, die wirkungslos werden. Dementsprechend sind Tumorzellen, die ABCB1 und/oder ABCG2 überexpresssieren, weniger sensitiv gegen viele der zytotoxisch wirksamen Chemotherapeutika und gegen Tyrosinkinase-Inhibitoren (Wu et al. 2019). Bislang ist kein chemosensitivierender Arzneistoff weltweit mit der Indikation „MDR-resistente Zytostatika" zugelassen. Dementsprechend ist es eine Entwicklungsstrategie, nicht nur bei MDR-resistenten Zytostatika, etablierte, bereits für eine andere Indikation zugelassene Arzneistoffe auch bei MDR zu testen. Das ist ein enormer Kosten-, aber auch Zeitaufwand (Tabelle 6.10) (Wu et al. 2019).

Erstgenerationen-ABC-Transporter-Inhitor als chemosensitivierender Arzneistoff	Ursprüngliche Anwendung, für die eine Zulassung vorliegt	ABC-Transporter-Selekivität
(R/S)-Verapamil	u. a. Hypertonie	nicht selektiv wirksam; hemmt u.a. ABCB1, ABCC1 und ABCG2.
Chinin	u. a. Malariaprophylaxe	nicht selektiv wirksam; hemmt u.a. ABCB1, ABCC1 und ABCG2.
Ciclosporin A	Immunsuppressivum, das v. a. nach Organtransplantationen eingesetzt wird	nicht selektiv wirksam; hemmt u.a. ABCB1, ABCC1 und ABCG2.

Tabelle 6.10: Übersicht der Erstgenerationen-ABC-Transporter-Inhibitoren, die nicht selektiv für nur einen Efflux-Transporter sind und die aus anderen Anwendungen bekannt sind („repurposed drugs“).

Ihre Aufgabe sollte es sein, die resistenten Tumorzellen gegenüber einer MDR-resistenten Zytostatika-Therapie zu resensitivieren. Erschwerend bei der Entwicklung eines solchen Arzneistoffs ist der Fakt, dass die ABC-Transporter ABCB1 und ABCG2 in vielen nichtentarteten Geweben expressiert werden und deren Interaktionen mit Arzneistoff-matabolisierenden Enzymen im Gastrointestinaltrakt, der Leber oder Nieren wird möglicherweise in größerem Ausmaß die Pharmakokinetik von Arzneistoffen signifikant beeinflussen. Hinzu kommt, dass viele ABC-Efflux-Transporter, wie z. B. P-gp (ABCB1) und BCRP (ABCG2), eine überlappende

Spezifizität für zahlreiche Zytostatika besitzen. Diese Faktoren erschweren die Suche nach einem Inhibitor der ABC-Efflux-Transporter mit als MDR-durchbrechende Arzneistoffe (Choi und Yu 2014).

Erstgenerationen-ABC-Transporter-Inhibitoren

razemisches Verapamil ⟹ ABCB1-, ABCC1- und ABCG2-Transporter-Inhibitor

Ca^{2+}-Antagonist aus der Reihe der Phenylalkylamine

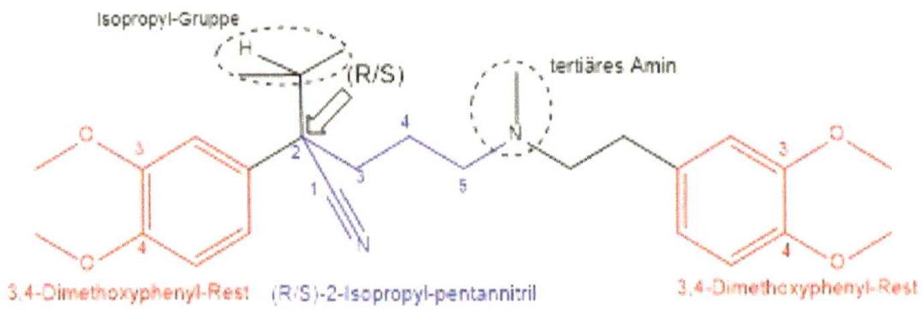

Chinin (1R,3R,4S,8S,9R) ⟹ ABCB1-, ABCC1- und ABCG2-Transporter-Inhibitor

Antiprotozoen-Wirkstoff vom Typ der kationisch-amphiphilen Arylaminoalkohole

Antimalaria-Wirkstoff

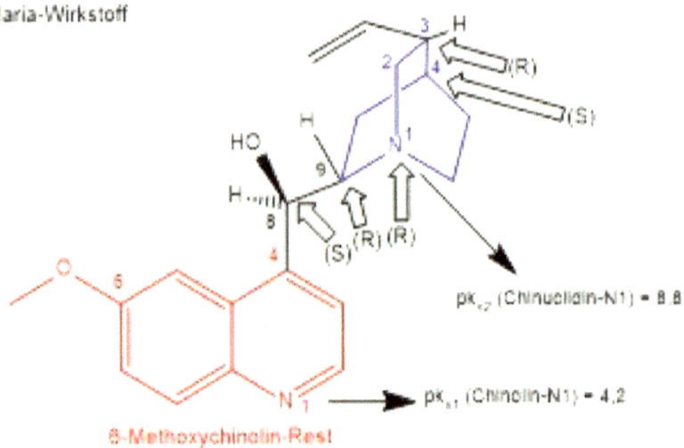

Ciclosporin A ⟹ ABCB1-, ABCC1- und ABCG2-Transporter-Inhibitor

lipophiles , zyklisches Polypeptid mit 11 Aminosäuren

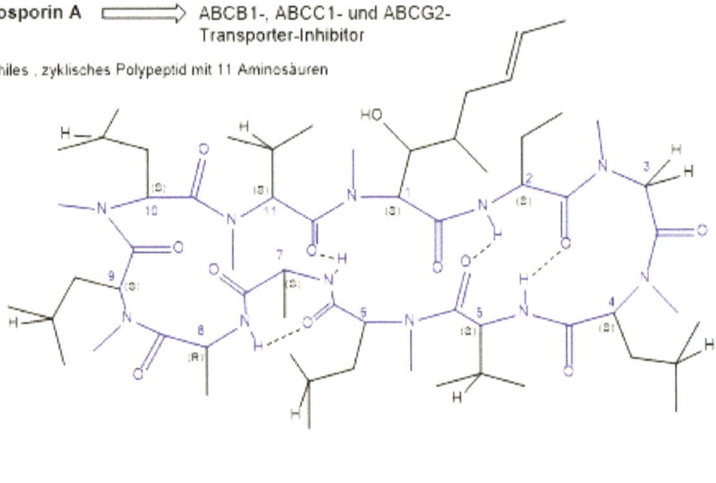

Abbildung 6.22: Erstgenerationen-ABCB1-, ABCC1- und ABCG2-Transporter-Inhibitoren: (R/S)-Verapamil, Chinin und Ciclosporin A.

Vom Verapamil wir das Razemat eingesetzt. Es enthalt jeweils terminal einen Dimethoxyphenyl-Rest (rot). Zusätzlich ist am chiralen C-Atom eine Cyano-Gruppe, sodass Verapamil ein 2-Isopropyl-pentannitril ist (blau). Als Ca^{2+}-Kanal-Blocker gehört es zur Serie der Phenylalkylamine mit einem basischen tertiären Amin.

Das Malariamittel Chinin enthält zwei basische Stickstoff-Heterozyklen, das Methoxychinolin (rot) mit einem basischen N1 und einem pk_{s1}-Wert der korrespondierenden Säure von 4,2. Der überbrückte Chinuclidin-Ring (blau) enthält an Position 1 ein stärker basisches tertiäres Amin mit einem pk_{s2}-Wert von 8,8. Chinin enthält 5 chirale C-Atome mit der absoluten Konfiguration 1R, 3R, 4S, 8S, 9R. Das Malariamittel Chinin hemmt an der Blut-Hirn-Schranke das P-gp. Viele, die ein Malariamittel einnehmen, klagen gerade bei Fernreisen über Durchfall. Nehmen diejenigen dann Chinin, ist der Efflux-Transporter ABCB1 gehemmt. Für den Durchfall wird meist auf Loperamid zurückgegriffen. Loperamid ist ein Opioid und gleichzeitig ein ABCB1-Substrat. Ist der ABCB1-Transporter nicht durch Chinin gehemmt, dringt Loperamid nicht ins ZNS vor und zeigt lediglich die peripheren Wirkungen eines Opioids (Verstopfung). Ist ABCB1 gehemmt, wird Loperamid nicht mehr direkt an der Blut-Hirn-Schranke durch ABCB1 in den entrazellulären Raum transportiert, sondern gelangt durch Diffusion ungehindert ins ZNS. Somit zeigt Loperamid plötzlich für Opioide typische zentrale Wirkungen und aus dem harmlosen Mittel gegen Diarrhoe ist ein stark wirksames Opioid geworden.

Das Immunsuppressivum Ciclosporin A ist ein Naturstoff, der als Stoffwechselprodukt des Pilzes *Tolypocladium inflatum* anfällt. Ciclosporin A ist ein lipophiles Cyclopolypeptid bestehend aus 11 Aminosäuren, von denen 10 (S)-konfiguriert sind und nur das Alanin an Position 8 (R)-konfiguriert ist. Die aliphatischen Seitenketten der Aminosäuren sind lipophil und zeigen nach außen, das Rückgrat des Polypeptids enthält sieben methylierte N-Atome (blau), was wesentlich zur Lipophilie, aber auch zur hohen Stabilität gegenüber Proteasen beiträgt. Die vier nicht methylierten NH-Gruppen stabilisieren die Tertiärstruktur durch H-Brücken mit Backbone-Carbonyl-Gruppen.

Ein Ansatzpunkt, eine ABC-Transporter-kontrollierte MDR-Resistenz zu überwinden, ist die Verwendung von ABC-Efflux-Transporter-Inhibitoren. Die Rationale für die Verwendung von Kombinationen zweier oder sogar mehrerer der ABC-Transporter-Inhibitoren zusammen mit den Zytostatika für ein verbessertes Ansprechen ist klar (Wu et al. 2019). Während die Kombinationstherapien in klinischen Studien einige vielversprechende Resultate zeigen, ist bislang noch kein effektiver MDR-durchbrechender Arzneistoff entwickelt worden (Wu et al. 2019).

Mittlerweile sprechen wir schon von der 3. Generation MDR-durchbrechender, chemosensitivierender Arzneistoffe.

Die kombinierte Anwendung der Erstgenerationen-MDR-Inhibitoren (z. B. Verapamil, Chinin oder Ciclosporin A) (Abbildung 6.22) mit den MDR-Zytostatika (z. B. Mitoxantron, Daunorubicin oder Etoposid) führt zu verstärkten toxischen Nebenwirkungen und zeigt nur sehr begrenzten oder gar keinen klinischen Nutzen

(Szákas et al. 2006). Tatsächlich ist es so, wenn wir von Erstgenerationen-MDR-Inhibitoren sprechen, sind dies alles Arzneistoffe mit eigener Indikation und Anwendung auf einem anderen Therapiefeld, und sie sind nicht speziell als Inhibitoren der ABC-Transporter entwickelt worden (Abbildung 6.22). Viele der Inhibitoren von ABC-Transportern der 1. Generation sind selber Substrate für ABC-Transporter, insbesondere für ABCB1. Daher führt die Applikation hoher Dosen dieser Substanzen unweigerlich zu toxischen Effekten (Wu et al. 2019).

Die 2. Generation der MDR-Inhibitoren ist entwickelt worden, um mögliche primäre Toxizitäten, die man bei den Inhibitoren der 1. Generation beobachtete, zu reduzieren. Während Biricodar (VX-710) und das Ciclosporin-A-Analogon PSC-833 (Valspodar) (Abbildung 6.23) die Funktion von ABCB1 selektiv hemmen, zeigen sie hinsichtlich ihrer Aktivität als MDR-Inhibitoren nur minimale oder keine Effekte. Interessanterweise wirkt Valspodar nicht immunosuppressiv wie sein strukturelles Vorbild Ciclosporin A. Die kombinierte Anwendung einiger MDR-Inhibitoren (z. B. PSC-833) zusammen mit Zytostatika scheint für ALL-Patienten einige Vorteile zu bringen (Kolitz et al. 2004). Die Co-Applikation der MDR-Inhibitoren der 2. Generation induziert jedoch pharmakokinetische Interaktionen. Die kombinierte Anwendung führt zu erhöhter systemischer Exposition gegenüber den co-applizierten Zytostatika durch Veränderungen der Absorption, der Verteilung, des Metabolismus und der Elimination (ADME) dieser Zytostatika. Somit führt diese Kombination wiederum zu erhöhten Toxizitäten aufgrund erhöhter Plasmaspiegel (Wu et al. 2019). Andererseits hat der Zweitgenerationen-MDR-Inhibitor keinen Einfluss auf die

Pharmakokinetik des Doxorubicins (Bramwell et al. 2002). In der Tat wird zusätzlich auch die Chemosensitivität der ABC-Transporter-überexpressierender MDR-Tumorzellen gegen Doxorubicin erhöht (Minderman et al. 2004). Allerdings wird der Nutzen des Doxorubicins und der anderer Zytostatika durch die Co-Administration nicht signifikant erhöht, was eventuell an anderen Mechanismen der MDR abseits der ABC-Transporter-Überexpression liegen kann (Bramwell et al. 2002, Rago et al. 2003).

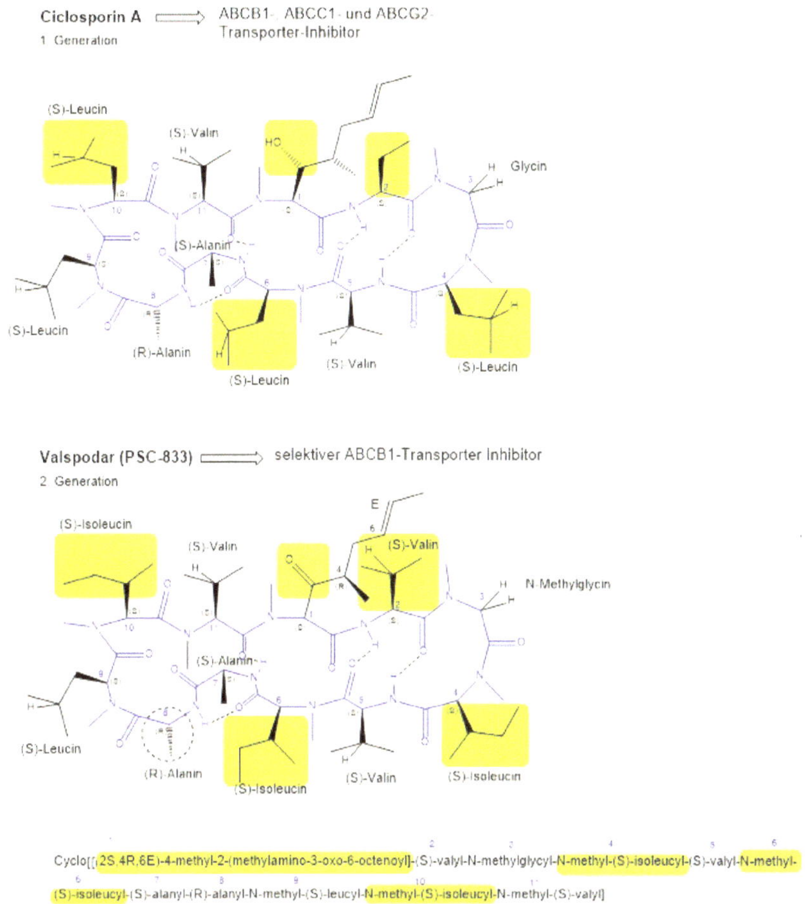

Abbildung 6.23: Struktureller Vergleich des nichtselektiven Erstgenerationen-ABC-Transporter-Inhibitors mit dem selektiven P-gp-Inhibitor Valspodar (PSC-833) der 2. Generation.

Beide zyklischen Polypeptide enthalten 11 aliphatische proteinogene und nichtproteinogene Aminosäuren, deren lipophile Seitenketten mach außen gerichtet sind und die beiden Polypeptide sehr lipophil werden lässt. Beide sind an den Backbone-N-Atomen

7-mal methyliert, was eine große Protease-Stabilität mit sich bringt. Die restlichen vier NH-Gruppen im Backbone sorgen durch vier intramolekulare -NH-O=C-Wasserstoff-Brücken für eine korrekte Faltung und die Aufrechterhaltung der Tertiärstruktur. Beide enthalten an Position 7 einen (S)-Alanin-Rest, an Position 8 einen (R)-Alanin-Rest. Auch diese nichtproteinogene Aminosäure trägt zur Stabilität gegenüber Proteasen bei.
Unterschiede zwischen Ciclosporin A und Valspodar sind gelb unterlegt. In der Regel ist das (S)-Leucin des Ciclosporin A gegen einen (S)-Isoleucin-Rest beim Valspodar ersetzt. Zusätzlich gibt es leichte Veränderungen beim nichtproteinigenen, strukturell auffälligen Aminosäure-Rest an Position 1: Die primäre Hydroxyl-Gruppe an C2 ist beim Valspodar zur Carbonyl-Gruppe oxidiert, sodass das chirale C2 des Ciclosporin A beim Valspodar wegfällt.

Biricolar (VX-710) (Strukturformel Abbildung 6.24) ist neben dem Ciclosporin-Derivat Valspodar ein weiterer Vertreter der Zeitgenerationen-Inhibitoren, der in multiresistenten Tumorzellen chemosensitivierende Aktivität besitzt. Biricodar bindet direkt an P-gp und MDR1 (multi-drug resistance associated protein 1) in Tumorzellen, die diese beiden Efflux-Transporter expressieren. Seine MDR-durchbrechende bzw. modulierende Aktivität scheint durch direkte Bindung an die Transporter P-gp und MDR1 zustande zu kommen. Biricaor stimuliert konzentrationsabhängig dir ATPase-Aktivität von P-gp, was zusätzlich auf eine direkte Interaktion zwischen Biricolar und dem Efflux-Transporter hindeutet. Unklar ist, inwieweit der Zweitgenerationen-Inhibitor als kompetitiver Ligand an den Bindungsstellen der Zytostatika wirkt (Yanagisawa et al. 1999).

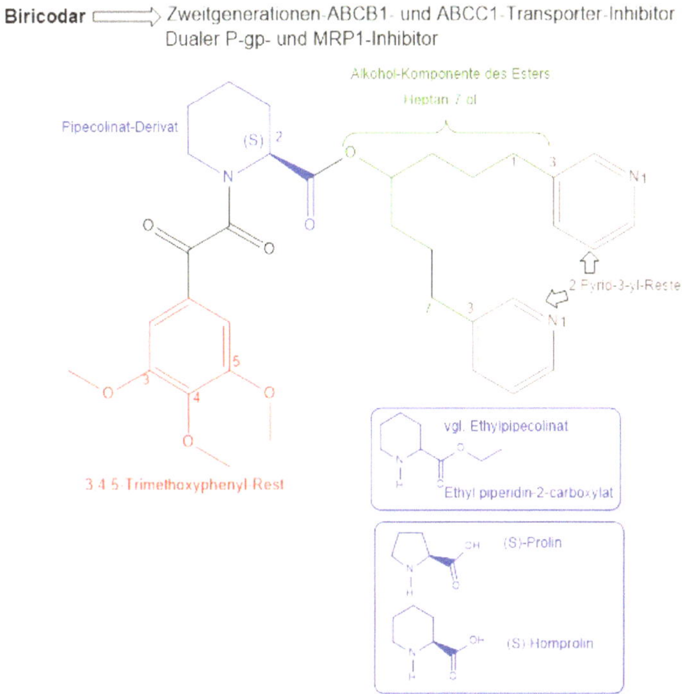

Abbildung 6.24: Strukturformel mit Erläuterung des Zweitgenerationen-Inhibitors Biricodar (VY-710) der beiden ABC-Efflux-Transporter ABCB1 (P-gp) und ABCC1 (MDR1).

Die Drittgenerationen-MDR-Inhibitoren, wie z. B. Laniquidar (R101933), ONT-093 (OC14-093), Zosuquidar (LY335979), Elacridar (GF120918) und Tariquidar (XR9576), besitzen eine hohe spezifische Affinität zum ABCB1-Transpoter und geringe pharmakokinetische Interaktionen wegen einer sehr begrenzten CYP3A-Hemmung (Strukturformeln von Elacridar und Zosuquidar Abbildung 6.25) (Stewart et al. 2000, Guns et al. 2002). Bindungs-

Studien und kinetische Analysen haben gezeigt, dass z. B. Tariqudar die Funktionsfähigkeit des ABCB1-Transporters durch Bindung an eine allosterische Tasche, die abseits von der Substrat-Bindungstasche liegt, stark beeinträchtigt (Safa 2004). Die zwei Bindungstaschen haben unterschiedliche Bedeutung. Sie Substra-Bindungstasche dient sicherlich dem Transport, während die allosterische Bindungstasche eine regulatorische Funktion ausübt (Martin et al. 1999).

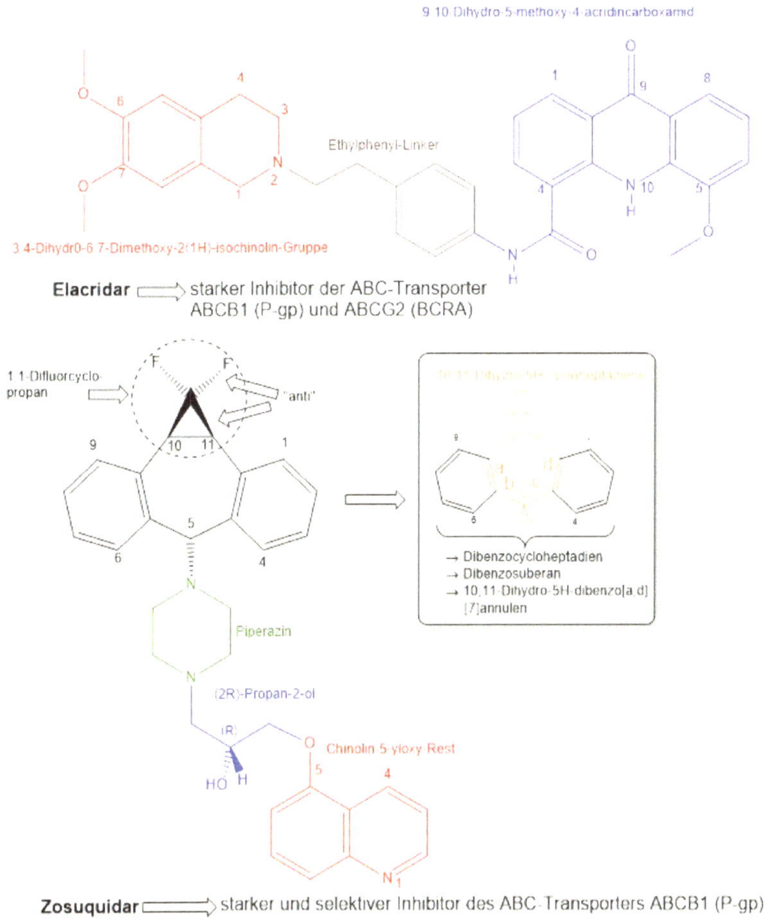

Abbildung 6.25: Beispielhaft die Strukturformeln zweier Drittgenerationen-ABC-Transporter-Inhibitoren: Elacridar, ein starker Inhibitor von ABCB1 (P-gp) und ABCG2 (BCRA), sowie Zosuquidar, ein starker und selektiver ABCB1-Inhibitor.

Codiert wird das P-gp durch das *MDR1*-Gen, das im humanen Chromosomensatz auf Chromosom 7, Bande 7q21.1 lokalisiert ist

(Callen et al. 1987, Kirschbaum 1987). Obwohl *In-vitro*-Studien eine Verbesserung der Chemosensitivität von Tumorzellen durch die MDR-Inhibitoren der 3. Generationen zeigen, sprechen die anschließenden klinischen Prüfungen eine andere Sprache. Die Ergebnisse der Zytostatika werden nicht durch Co-Administration der Drittgenerationen-MDR-Inhibitoren verbessert. Beispielsweise führt die kombinierte Therapie aus Zytostatika plus Zosuquidar nicht zu einer Verlängerung des Gesamtüberlebens bei älteren Patienten mit neu diagnostizierter ALL (Cripe et al. 2010), wenngleich eine effektive Hemmung des ABCB1-Transporters zu keinerlei Toxizitäten führt (Choi und Yu 2014).
Es gibt einige mögliche Gründe für das Scheitern, eine MDR zu durchbrechen, gleich dreier Generationen von ABC-Transporter-Inhibitoren. Da sind die toxischen Nebenwirkungen der Inhibitoren der 1. Generation, die unerwarteten Arzneimittel-Interaktionen der 2. Generation sowie die Möglichkeit anderer Mechanismen der MDR in Tumoren (Choi und Yu 2014).
Ein neuer Ansatz besteht darin, bioabbaubare Polymere zu verwenden, die sowohl die Zytostatika als auch die MDR-Inhibitoren beinhalten. Zumindest hat sich dieser Ansatz in ersten Studien als wirksames und praktisches Mittel erwiesen, um eine MDR zu durchbrechen (Pang et al. 2010). Ebenso rückt die gezielte Ausschaltung bzw. Downregulation von *MDR*-Genen mittels RNS-Interferenz immer mehr in den Fokus (Choi und Yu 2014).

Man weiß zwar seit langer Zeit, dass Avapritinib ein selektiver Inhibitor mutierter Varianten des c-kit-Rezeptors sowie des PDGF-Rezeptors α ist, allerdings ist kürzlich erst die Entdeckung gemacht worden, dass Avapritinib in der Lage ist, eine ABCB1- und eine ABCG2-vermittelte Multi-Drug-Resistenz in Tumorzelllinien zu durchbrechen (Gupta et al. 2019, Wu et al. 2019). Avapritinib selber besitzt nur eine marginale zytotoxische Aktivität. Bei einer Konzentration von 5 µM Avapritinib überleben 80 – 85 % sowohl sensitiver als auch resistenter Zellen (Gupta et al. 2019). Dabei ist es so, dass die Expression auf Genebene durch Avapritinib nicht beeinflusst wird. Auch induziert der Tyrosinkinase-Hemmer keine Translokation der beiden ABC-Transporter von der Zellmembran ins Zytoplasma der Zelle. Die Konzentration der ABCB1- und ABCG2-Transportproteine in der Zellmembran wird durch Avapritinib nicht beeinflusst (Gupta et al. 2019). Anders sieht es mit der ATPase-Aktivität aus. In einem entsprechenden ATPase-Assay in Gegenwart unterschiedlicher Konzentrationen an Avapritinib (0 – 40 µM) steigert der TKI die ATPase-Aktivität des ABCB1-Transporters um das 2,3-fache und die des ABCG2-Transporters um das 1,7-fache des Basalwertes. 50 % der maximalen ATPase-Stimulation werden für den ABCB1-Transporter bei einer Avapritinib-Konzentration von 2,7 µM und für den ABCG2-Transporter bei einer Konzentration des TKIs von 1,5 µM erreicht (Gupta et al. 2019).

Der sensitivierende Effekt auf die resistenten Tumorzellen, die entweder den ABCB1- oder den ABCG2-Transporter in ihrer Membran expressieren, ist durch die Testungen von Gupta und Mitarbeitern plausibel und nachvollziehbar. Avapritinib in einer Konzentration von 1 oder 5 µM resensitivieren ABCB1- oder ABCG2-überexpressierende Zellen für ihre Zytostatika-Substrate. Mit Avapritinib zeigen die ABCB1-Substrate Paclitaxel und Doxorubicin signifikant niedrigere IC_{50}-Werte in ABCB1-überexpressierenden Zellen. Dasselbe gilt für ABCG2 und seine

Substrate Mitoxantron und SN-38. Ihre IC_{50}-Werte in ABCG2-überexpressierenden Zellen sind sehr hoch, was auf eine geringe Wirksamkeit deutet. In Gegenwart von 1 bzw. 5 µM Avapritinib liegen sie signifikant niedriger. Paclitaxel zeigt in der ABCB1-überexpressierenden Zelllinie SW620/AD300 einen IC_{50}-Wert von 22,86 µM, in normalen SW620-Zelllinien einen IC_{50}-Wert von 0,07 µM. Dieser Wert ändert sich nicht nach Zugabe von 1 und 5 µM Avapritinib. 22,86 µM zu 0,07 µM: Das ergibt einen Resistenzquotienten von 326,57. In den ABCB1-überexpressierenden SW620/AD300-Zelllinien stellt Avapritinib die Sensitivität der ABCB1-Substrate Paclitaxel und Doxorubicin wieder her. Das zeigen die deutlich niedrigeren IC_{50}-Werte nach Zugabe von 1 µM bzw. 5 µM Avapritinib (IC_{50} (Paclitaxel in SW620/AD300) = 4,22 µM bzw. IC_{50} (Paclitaxel in SW620/AD300) = 0,68 µM). Doxorubicin – ebenfalls ein ABCB1-Substrat – zeigt in den ABCB1-überexpressierenden SW620/AD300-Zelllinien einen IC_{50}-Wert von 18,01 µM. In den normalen SW620-Zelllinien ist Doxorubicin mit einem IC_{50}-Wert von 0,09 µM viel wirksamer. Der Resistenzquotient beträgt 18,01 µM/0,09 µM = 200, 12. Nach Zugabe von 1 µM Avapritinib sinkt der IC_{50}-Wert auf 4,18 µM mit einem Resistenzquotienten von lediglich 46,45. Die Resistenz ist geringer geworden, es kommt zu einer Wiederherstellung der Sensitivität. Nach Zugabe von 5 µM Doxorubicin (IC_{50} = 0,23 µM, Resitenzquotient 2,56) sinkt die Resistenz weiter und die Sensitivität nimmt weiter zu (Tabellen 6.11 und 6.12) (Gupta et al. 2019). Die Aufhebung der ABCB1-vermittelten MDR ist auf Avapritinib zurückzuführen.

ABCB1-Substrat Paclitaxel + x µM Avapritinib	IC_{50}		Resistenzquotient
	SW620-Zelllinie	SW620/AD300-Zelllinie	
Paclitaxel + 0 µM Avapritinib	0,07 µM	22,86 µM	326,57
Paclitaxel + 1 µM Avapritinib	0,07 µM	4,22 µM	60,28
Paclitaxel + 5 µM Avapritinib	0,08 µM	0,68 µM	9,71

Tabelle 6.11: Avapritinib durchbricht die ABCB1-vermittelte Multi-Drug-Resistenz (MDR) beim ABCB1-Substrat Paclitaxel (nach Gupta et al. 2019).

ABCB1-Substrat Doxorubicin + x µM Avapritinib	IC_{50}		Resistenzquotient
	SW620-Zelllinie	SW620/AD300-Zelllinie	
Doxorubicin + 0 µM Avapritinib	0,09 µM	18,01 µM	200,12
Doxorubicin + 1 µM Avapritinib	0,08 µM	4,18 µM	46,45
Doxorubicin + 5 µM Avapritinib	0,09 µM	0,23 µM	2,56

Tabelle 6.12: Avapritinib durchbricht die ABCB1-vermittelte Multi-Drug-Resistenz (MDR) beim ABCB1-Substrat Doxorubicin (nach Gupta et al. 2019).

Entsprechende Ergebnisse liefert Avapritinib für den ABCG2-Efflux-Transporter. Als typische Substrate verwendeten Gupta et al. das Anthrachinon Mitoxantron und das Campthotecin-Analogon SN-38 (Gupta et al. 2019). Der ABCG2-Efflux-Transporter kommt in verschiedenen Varianten vor (Robey et al.

2003, Zhang et al. 2018). Die humanen, embryonalen Nierenzelllinien HEK293/pcDNA3.1 und die humanen, nichtkleinzelligen Lungenkarzinom-Zelllinien NCI-H460 expressieren keinen ABCG2-Transporter. Die mit dem entsprechenden Gen transfizierten Zelllinien NCI-H460/MX20 sind Mitoxantron-resistent. Ebenso wurde die Zelllinie HEK293/pcDNA3.1 mit dementsprechenden nichtmutierten Gen, das für den Wild-Typ-ABCG2-Transporter codiert, transfiziert (HEK293/ABCG2-Arg482). Aber auch die in Codon 482 mutierten Varianten Arg482Gly und Arg482Thr wurden hergestellt (HEK293/ABCG2-ARG482Gly und HEK293/Arg482The) (Gupta et al. 2019). Auch hier wurde Avapritinib zu den entsprechenden ABCG2-Substraten in nichtoxischen und nicht zytotoxischen Konzentrationen von 1 und 5 μM zum Ansatz dazugegeben. Die Ergebnisse von Gupta und seinen Mitarbeitern zeigen, dass Avapritinib konzentrationsabhängig entsprechend zur Testung mit dem ABCB1-Transporter die IC_{50}-Werte (Konzentration, bei der ein halbmaximaler wachstumshemmender Effekt erzielt wird) für die ABCG2-Substrate Mitoxantron und SN-38 in den embryonalen humanen Nierenzelllinien HEK293/pcFNA3.1, die den Wild-Typ-ABCG2-Transporter expressieren, sowie in den beiden substituierten Varianten des ABCG2-Proteins HEK293/Arg482Gly bzw. Arg482Thr deutlich senkt. Kleinere IC_{50}-Konzentration entsprechen einem größeren wachstumshemmenden Effekt. Zusätzlich sensitivieren Avapritinib-Konzentrationen von 1 und 5 μM die MDR-resistenten Zelllinien NCI-460/MX20. Allerdings führt Avapritinib zu keiner Veränderung der IC_{50}-Wertefür Mitoxantron und SN-38 in den parentalen NCI-460-Zelllinien, die den ABCG2-Transporter nicht überexpressieren (Tabellen 6.13 und 6.14) (Gupta et al. 2019).

ABCG2-Substrat Mitoxantron + x μM Avapritinib	IC_{50}				Resistenz-quotient
	1) HEK293/ pcGNA3.1 (keine ABCG2-Expression)	**2)** HEK293/ ABCG2-Arg482-Zelllinie (Wild-Typ)	**3)** HEK293/ ABCG2-Arg482Gly-Zelllinie (mutiert)	**4)** HEK293/ ABCG2-Arg482Thr-Zelllinie (mutiert)	
Mitoxantron + 0 μM Avapritinib	34,32 μM	498,38 μM	983,51 μM	671,11 μM	2) 14,55 3) 28,66 4) 19,55
Mitoxantron + 1 μM Avapritinib	38,92 μM	197,64 μM	391,71 μM	304,4 μM	2) 5,08 3) 10,06 4) 7,82
Mitoxantron + 5 μM Avapritinib	32,95 μM	43,95 μM	53,25 μM	29,82 μM	2) 1,33 3) 1,62 4) 0,91

Tabelle 6.13: Avapritinib durchbricht die ABCG2-vermittelte Multi-Drug-Resistenz beim ABCG2-Substrat Mitoxantron (nach Gupta et al. 2019).

Avapritinib führt sowohl bei 1 μM als auch bei 5 μM zu einer konzentrationsabhängigen Senkung der IC_{50}-Werte des Mitoxantrons in der Wild-Typ-Zelllinie HEK293/ABCG2-Arg482. Aber auch bei den an Position 482 substituierten, d. h. mutierten Zelllinien HEK293/ABCG2-Arg482Gly und HEK293/ABCG2-Arg482Thr werden bei Anwesenheit von Avapritinib die IC_{50}-Werte von Mitoxantron deutlich gesenkt . In Gegenwart von Avapritinib wird die Multi-Drug-Resistenz durchbrochen. Der Resistenzquotient (Fold Resistance) wird kleiner. Die Resistenz gegenüber Mitoxantron nimmt ab.

Zusätzlich sensitiviert Avapritinib die Multi-Drug-resistenten NCI-H460/MX20 Tabelle 6.14). Allerdings zeigt der Zusatz von Avapritinib keinen Effekt auf, d. h. keine Verringerung der IC_{50}-Werte des Mitoxantrons in den parentalen NCI-H460-Zelllinien, die den ABCG2-Efflux-Transporter nicht überexprimieren (Tabelle 6.14)

ABCG2-Substrat Mitoxantron + x µM Avapritinib	IC_{50}		Resistenzquotient
	NCI-H460-Zelllinie	NCI-H460/MX20-Zelllinie	
Mitoxantron + 0 µM Avapritinib	0,38 µM	49,8 µM	131,05
Mitoxantron + 1 µM Avapritinib	0,36 µM	17,92 µM	49,78
Mitoxantron + 5 µM Avapritinib	0,37 µM	1,92 µM	5,19

Tabelle 6.14: Avapritinib führt zu einer konzentrationsabhängigen Sensitivierung der Multi-Drug-resistenten NCI-H460/MX20-Zelllinien. Die Resistenz gegenüber Mitoxantron nimmt deutlich ab, der Resistenzquotient sinkt von 131,05 (keine Zugabe von Avapritinib) auf 5,19 (Zugabe von 5 µM Avapritinib) (nach Gupta et al. 2019).

Avapritinib sensitiviert ABCB1- oder ABCG2-überexpressierende Zellen. Der TKI fördert die Akkumulation der entsprechenden Substrate. Die Inkubation der SW620/AD300-Zellen mit 1 oder 5 µM des TKI verstärkt die intrazelluläre Akkumulation des Paclitaxels entsprechend zu den parentalen SW620-Zellen. Dagegen führt Avapritinib zu einer signifikant höheren Mitoxantron-Akkumulation in NCI-H460/MX20 als in den nichtresistenten parentalen Zellen NCI-H460 (Gupta et al. 2019). Zurückzuführen ist die gesteigerte Akkumulation auf eine Hemmung der ABC-Transporter ABCB1 und ABCG2. Avapritinib hemmt den Efflux von Pacltaxel über ABCB1 und den Efflux von Mitoxantron über ABCG2. Ohne Avapritinib verbleibt wesentlich weniger Paclitaxel bzw. Mitoxantron innerhalb der Zelle (Gupta et al. 2019). Zum selben Ergebnis kamen auch Wu und Mitarbeiter. Avapritinib beeinflusst die Transportfunktion der ABC-Transporter ABCB1 und ABCG2 (Wu et al. 2019). Zunächst zeigten sie, dass Avapritinib keinen nachweisbaren Effekt auf eine Akkumulation von Calcein oder Pheophorbid A hat, die als Fluoreszenz-Substrate von ABCB1 und ABCG2 bekannt sind, in Arzneistoff-sensitiven humanen Ovarialkarzinom-Zellen vom Typ OVCAR-8, in humanen Kolonkarzinom-Zellen vom Typ S1 oder parentalen HEK293-Zellen. Dagegen führt der Zusatz von 20 µM Avapritinib zu einer deutlich erhöhten Akkumulation in ABCB1-überexpressierenden humanen Ovarialkarzinom-Zellen vom Typ NCI-ADR-Res von fluoreszierendem Calcein, das ein Produkt eines nichtfluoreszierenden ABCB1-Substrats, dem Calcein-Acetoxmethylester, ist (Hollo et al 1994). Wu et al. kamen zu demselben Ergebnis wie Gupta et al. (Gupta et al. 2019, Wu et al. 2019). Auch in HEK293-Zellen, transfiziert mit humanem ABCB1, die entweder als HEK293/ABCB1- oder als MDR19-HEK293-Zellen bezeichnet werden, akkumulierte Calcein unter 20 µM Avapritinib. Auf dieselbe Weise sorgten die 20 µM Avapritinib für eine deutlich erhöhte Akkumulation von Pheophorbid A, einer fluoreszierenden Substanz, die als ABCG2-Substrat bekannt ist (Robey et al. 2004), in der humanen ABCG2-überexpressierenden Kolonkarzinom-Zelllinie S1-M1-80 sowie in HEK293-Zelllinien, die mit ABCG2 transfiziert sind (HEK293/ABCG2) (Wu et al. 2019). Ebenso zeigten Wu und Mitarbeiter, dass Avapritinib auch in wesentlich niedrigeren, nichttoxischen Konzentrationen von 0,1 – 1 µM ohne die Proliferation von Arzneistoff-sensitiven parentalen Zellen zu beeinflussen, in der Lage ist, ABCB1-überexpressierende NCI-ADR-RES-Zelllinien wieder zu sensitivieren (Wu et al. 2019). Zusätzlich erhöht Avapritinib eine Arzneistoff-induzierte Apoptose in Krebszellen, die ABCB1 oder ABCG2 überexpressieren. Bekannte Apoptose-Induktoren sind z. B. Colchicin oder Topotecan (Riordan und Ling 1979, Scheffler et al. 2000). Der Effekt von Avapritinib auf MDR-Krebszelllinien wurde nach 48 Stunden ausgewertet. Arzneistoff-sensitive KB-3-1-Zelllinien und Arzneistoff-resistente KB-V1-Zelllinien wurden hierfür genutzt. Der Zusatz von 0,5 µM Colchicin erhöhte signifikant die Apoptoseanzahl in KB-3-1-Zelllinien vom Basalwert 5 % auf ungefähr 66 %. Wie erwartet hat Colchicin keinen Einfluss auf die Arzneistoff-resistenten KB-V1-Zelllinien, wo sich die Apoptosevorgänge von ungefähr 9 % auf 11 % nach Zusatz von Colchicin erhöhen. Allerdings erhöht der Zusatz von 2 µM Avapritinib zum Colchicin in KB-V1-Zelllinien die Apoptoserate signifikant. Ausgehend vom Baslawert 9 % führt der Zusatz des TKI zu einer Apoptoserate von 52 % (Wu et al. 2019).

Die beiden Arbeitsgruppen um Wu und Gupta haben zusätzlich Molekular-Modeling-Studien, insbesondere Docking-Studien, durchgeführt, um genauere Einsicht in die Bindungscharakteristik des Avapritinibs an die beiden ABC-Efflux-Transporter zu erlangen (Gupta et al. 2019, Wu et al. 2019).

Wu und seine Mitarbeiter verwendeten für die Struktur des ABCG2-Efflux-Transporters die Kryo-elektronenmikroskopische Aufnahme von Taylor et al. (PDB-ID: 5JN3) (Taylor et al. 2017). Ihre Ergebnisse zeigen, dass Avapritinib in der zentralen, hydrophoben Substrat-Bindungsstelle andockt. Die Substrat-Bindungsstelle ist nach innen gerichtet und mündet in einem Translokationsweg, der direkt zwischen den beiden monomeren ABCG2-Proteinen liegt. Die Substrat-Bindungsstelle liegt zentral zwischen den beiden transmembranären Domänen in der Membran.

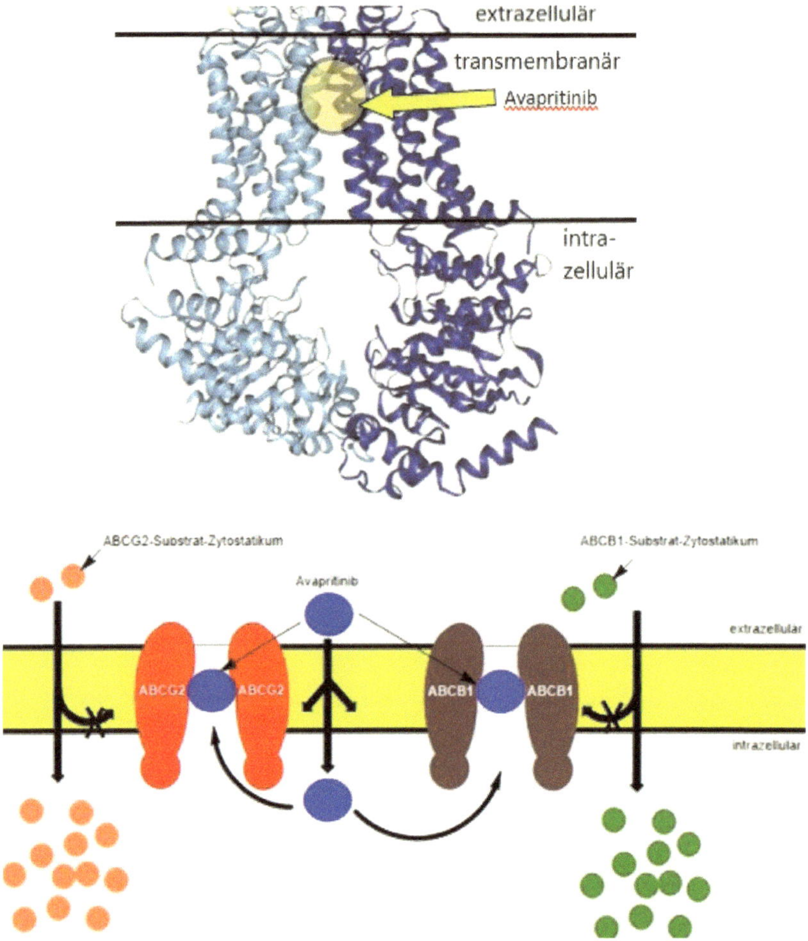

Abbildung 6.26: Bindung des Avapritinibs an den ABCG2-Multi-Drug-Efflux-Transporter (nach Wu et al. 2019, PDB-ID: 5NJ3, oben) und schematische Darstellung der Konsequenzen dieser Bindung des Avapritinibs an die Substrat-Bindungsstelle des ABCG2-Transporters (nach Wu et al. 2019, unten).

Avapritinib bindet exakt zentral zwischen den beiden Monomeren des ABCG2-Multi-Drug-Efflux-Transporters in der Substrat-

Bindungsstelle. Dadurch können die Zytostatika-Substrate nicht mehr an ihre Bindungsstelle des ABCG2 andocken, da diese durch Avapritinib besetzt ist. Die Bindungsstelle der Substrate mündet in einen hydrophoben Weg aus der Zelle heraus. Durch die Fixierung des Avapritinibs ist dieser Weg für die ABCG2-Substrate sterisch auch blockiert. Es kommt zu einer Akkumulation im Zytosol der Zelle. Derselbe Mechanismus wird nach Wu et al. durch Molekular-Modeling-Studien auch für den ABCB1-Multi-Drug-Efflux-Transporter postuliert (Wu et al. 2019).

Auch Gupta und Mitarbeiter bedienten sich des Molekular-Dockings. Für das ABCB1-Protein verwendeten sie ein ABCB1-Protein der Maus (PDB-ID: 4MiM) von Aller und Mitarbeitern (Aller et al. 2009). Auch bei ihnen bindet die beste Docking-Position des Avapritinibs in derselben Art und Weise wie bei Wu et al. (Abbildung 6.26). (Wu et al. 2019). Die Kern-Struktur des Avapritinibs wird hauptsächlich durch Interaktionen mit Aminosäuren einer schmalen, hydrophoben Kavität innerhalb der Membran exakt zwischen den transmembranären Domänen der einzelnen Monomere fixiert, sodass der transmembranäre Efflux-Weg bei Avapritinib-Bindung sterisch blockiert ist. Auch Avapritinib nutzt analog zu Wu et al. in diesem Modell die Substrat-Bindundungsstelle des ABCB1-Proteins (Gupta et al. 2019, Wu et al. 2019). Die hydrophobe Kavität, die mittels der transmembranären Domänen gebildet wird, ist aufgebaut aus den Aminosäure-Resten Met68, Met69, Phe72, , Tyr118, Phe202, , Ile 206, Tyr307, , Tyr310, Phe336, Phe343, Phe728, , Phe732, , Tyr953, Phe957, Leu975, Phe978 und Phe983. Die auffälligste Interaktion ist die des Ethanmmonium-Ions des Avapritinibs mit den Aminosäuren

Gln725, Tyr310 und Phe728 des Proteins. Das vormals primäre Amin ist in der Struktur protoniert und bildet drei-H-Brücken zu den drei Aminosäuren aus (Abb. 6.27). Das Amonium-Ion ist darüber hinaus noch an Π-Kation-Interaktionen mit Tyr310 und Phe728 und deren aromatischen Ringen beteiligt. Eine weitere H-Brücke wird zwischen dem Seitenketten-OH des Ser979 und dem N4′ des 1,2,4-Triazin-Ringes, der Teil des bizyklischen Systems ist, beobachtet. Die Ausbildung eines Charge-Transfer-Komplexes (Π-Π-Stacking-Interaktionen) kann zwischen dem Phenyl-Ring des Phe303 und dem elektronenarmen (p-Fluor-Substituent und Ammonium-Kation mit positiver Ladung benachbart) p-Fluorphenyl-Ring des Avapritinibs beobachtet werden (Abbildung 6.27) (Gupta et al. 2019).

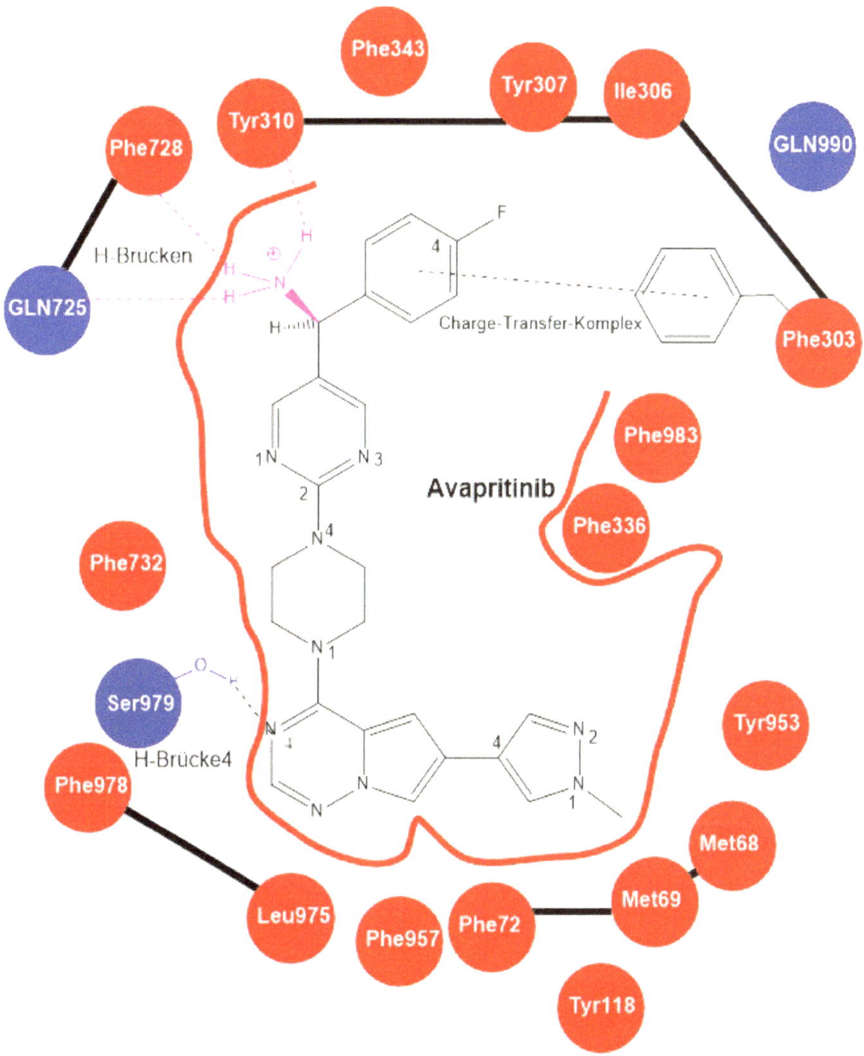

Abbildung 6.27: Zweidimensionale Avapritinib (Ligand)-ABC1B1 (human)-Interaktionen (nach Gupta et al-.2019).

Die Aminosäuren mit einem Abstand von 3 Å sind als runde Kreise gezeichnet. Eine blaue Farbe indiziert eine Aminosäure mit polarer Seitenkette, eine rote Farbe indiziert hydrophobe Aminosäuren. Nur polare Interaktionen oder Aromat-Aromat-Wechselwirkungen sind eingezeichnet, keine unpolaren, hydrophoben Wechselwirkungen.

Damit haben zwei Arbeitsgruppen unabhängig voneinander gezeigt, dass Avapritinib Multi-Drug-resistente Krebszellen resensitivieren und deren Resistenz gegenüber den entsprechenden Zytostatika deutlich verringern kann: Ursächlich hierfür ist eine Blockade des ABCB1- (P-gp-) und des ABCG2- (BCRP-) Efflux-Transporters, den Krebszellen häufig überexpressieren. Es ist durchaus vorstellbar, dass es in Zukunft, gerade auch weil Avapritinib selber ein Zytostatikum ist, Kombinationen mit anderen zytotoxischen Zytostatika gibt. Allerdings gibt es viele Substanzen aus anderen Indikationen, wie z. B. Verapamil, die ungefähr denselben resensitivierenden Effekt auf Krebszellen haben. Ein Vorteil des Avapritinibs könnte hier in dem relativ sicheren pharmakokinetischen Profil liegen, das erst ab Konzentrationen größer als 5 μM gehäuft toxische Nebenwirkungen verursacht.

6.5. Avapritinib bei systemischer Mastozytose

Der einzige Arzneistoff, der bislang eine Zulassung für verschiedene Typen der systemischen Mastozytose hat, ist der Multikinase-Inhibitor Midostaurin (Rydapt®), der in 2017 auf den deutschen Arzneimittelmarkt kam (Fachinformation Rydapt®2018). Midostaurin ist zugelassen als Monotherapie bei erwachsenen Patienten mit aggressiver systemischer Mastozytose (ASM), bei systemischer Mastozytose mit assoziierter hämatologischer Neoplasie (SM-AHN) und bei Mastzellleukämie (Fachinformation Rydapt®2018). Midostaurin hemmt multiple Rezeptor-Tyrosinkinasen, darunter die beiden Kinasen Flt3 und c-kit einschließlich der Asp816Val-mutierten c-kit-Variante. Das ist insofern wichtig, da 95 % der im Erwachsenenalter auftretenden systemischen Mastozytosen die aktivierende c-kit-Variante c-kit(Asp816Val) besitzen, die den c-kit-Rezeptor dahin gehend verändert, dass herkömmliche Tyrosinkinase-Inhibitoren unwirksam sind. Bei systemischen Mastozytosen, die bereits im Kindesalter beginnen, sind es immer 40 % der Patienten, die c-kit(Asp816Val)-positiv sind.

	Akute myeloische Leukämie	Systemische Mastozytosen
Indikationen	Nur in Kombination mit Daunorubicin/ Cytarabin in der Induktionsphase und anschließend Cytarabin in der Konsolidierungsphase für Erwachsene mit neu diagnostizierter AML sowie nachgewiesener FLT3-Mutation.	Für Erwachsene mit aggressiver systemischer Mastozytose (ASM), systemischer Mastozytose, die mit einer klonalen, nicht der Mastzellreihe zuzuord-

		nenden hämatologischen Erkrankung assoziiert ist und Mastzellleukämie (MCL).
Dosierung/Dosierungsintervall/ Anwendung/ Dauer der Anwendung	50 mg Midostaurin (2 Kps.) 2-mal täglich im Abstand von 12 h mit dem Essen an den Tagen 8 bis 21 eines jeden Zyklus während der Induktions- und Konsolidierungsphase (insgesamt bis zu 6 Zyklen) gefolgt von bis zu 12 Zyklen kontinuierlicher Gabe des Midostaurins an allen Tagen des 28-tägigen Zyklus 2-mal täglich 50 mg.	100 mg Midostaurin (4 Kps.) 2-mal täglich im Abstand von 12 h mit dem Essen. Die Therapie wird bis zur Progression oder bis zum Auftreten inakzeptabler Nebenwirkungen fortgeführt.
Wirkmechanismus	Als Multikinase-Inhibitor hemmt Midostaurin auch die Rezeptor-Tyrosinkinase FLT3, ebenso mutierte Varianten der FLT3 wie z.B. FLT3-ITDs. FLT3 liegt bei etwa einem Drittel aller de novo AML-Patienten mit nomalem Karyotyp in mutierter Form konstitutiv aktiviert vor	Als Multikinase-Inhibitor hemmt Midostaurin auch die Rezeptor-Tyrosinkinase KIT, deren Ligand SCF wichtige Wachstumssignale mittels KIT für Mastzellen ins Zellinnere überträgt. Midostaurin hemmt auch die mutierten KIT-Varianten, insbesondere KIT-D816V, die bei > 80 % aller Patienten mit systemischer Mastozytose gefunden wird.

Tabelle 6.15: Übersicht über Midostaurin-Indikationen und die dazugehörigen Dosierungen, die Dosierungsintervalle, die Anwendungen, die Dauer der Anwendung und den Wirkmechanismus.

Außerdem werden durch das Staurosporin-Derivat weitere Rezeptor-Tyrosinkinasen gehemmt. Der PDGF-Rezeptor gehört dazu genauso wie der VEGF-Rezeptor 2. Zudem werden Mitglieder der Serin/Threonin-spezifischen Kinasefamilie PKC (Proteinkinase C). In Tabelle 6.15 sind Indikationen, Dosierungen und Dosierungsintervalle, die Anwendung und der Wirkmechanismus angegeben. Mt einem clogP-Wert > 5 ist Midostaurin sehr lipophil. Dementsprechend gering ist die Wasserlöslichkeit (< 0,001 mg/ml). Um eine perorale Applikation zu ermöglichen, muss eine adäquate Auflösung im Gastointestinaltrakt erreicht werden. Dies geschieht durch Solubilisierung. Rydapt® enthält das Staurosporin-Derivat als Mikroemulsion solubilisiert, die in Weichkapseln enthalten ist. So besitzt Midostaurin in Form der Mikroemulsion eine schnelle und hohe Resorptionsrate von mehr als 90 %. Die Zeit bis zum Erreichen maximaler Plasmaspiegel t_{max} beträgt etwa 1 bis 3 Stunden (Wang et al. 2008, He et al. 2017, Fachinformation Rydapt® 2018). Eine sehr hohe Resorptionsrate bei eher moderater peroraler Bioverfügbarkeit deutet auf einen hohen First-pass-Effekt hin. Midostaurin wird durch hepatische Oxidationsreaktionn mittels des CYP3A4-Isoenzymszu zwei wirksamen Hauptmetaboliten biotransformiert: dem 3'-O-Demethylmidostaurin (CGP62221) und dem 7-Hydroxylmidostaurin (CGP52421) (Abbildung 6.28). Die Halbwertszeit $t_{1/2}$ des Midostaurins beträgt etwa 21 Stunden, die des 3'-O-Demethylmetaboliten ca. 32 Stunden

und die des an Position 7 hydroxylierten Metaboliten 482 Stunden. *In-vitro*-Untersuchungen zur Inhibition der Flt3-Tyrosinkinase zeigen, dass der 3'-O-Demethyl-Metabolit ungefähr dieselbe inhibitorische Aktivität besitzt wie Midostaurin. Der 7-Hydroxy-Metabolit weist gegenüber dem Midostaurin eine etwa 10-fach schwächere Flt3-inhibitorische Aktivität auf. Die langen Halbwertszeiten in Kontext mit den pharmakologischen Aktivitäten lassen den Schluss zu, dass ein Großteil der Midostaurin-Wirkung auf die Metaboliten zurückzuführen ist (He et al. 2017).
Die Elimination des Midostaurins bzw. seiner Metaboliten verläuft fast ausschließlich über den Fezes (ca. 95 %) und nur zu einem geringen Teil (ca. 5 %) renal (He et al. 2017, Fachinformation Rydapt® 2018).

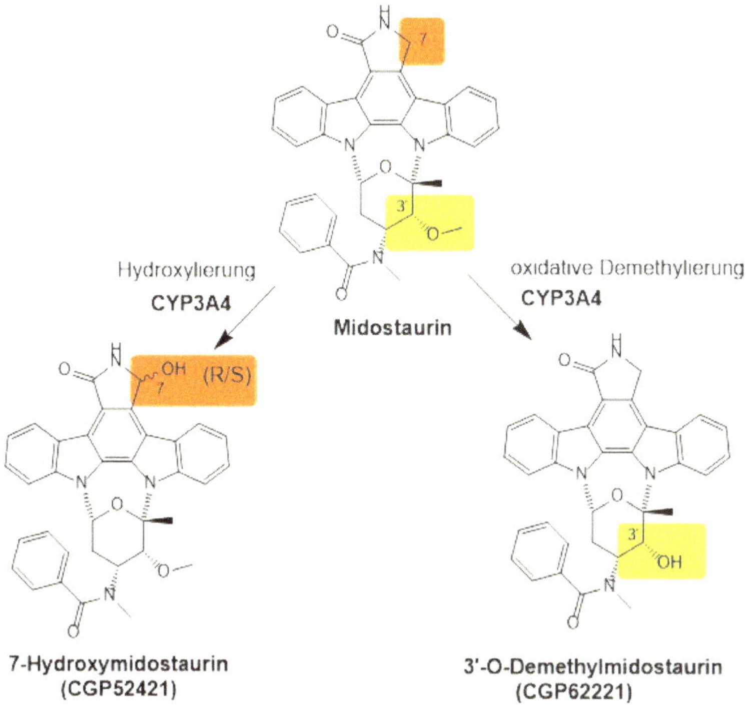

Abbildung 6.28: Bildung der bioaktiven Hauptmetaboliten des Midostaurins über das hepatische CYP3A4-Isoenzym.

Midostaurin induziert oder inhibiert das CYP3A4-Isoenzym nicht. Dennoch ist die Substanz ein sensitives CYP3A4-Substrat, deren Pharmakokinetik durch die gleichzeitige Verabreichung eines starken CYP3A4-Induktors oder -Inhibitors deutlich beeinflusst wird. Dementsprechend sollte eine solche Kombination möglichst vermieden werden. Beispiele für starke Induktoren sind die Antiepileptika Phenytoin und Carbamazepin oder das Ansamycin-Antibiotikum Rifampicin. Sie führen zu einer Verringerung der Plasmakonzentrationen des Midostaurins und seiner Metaboliten.

Im Extremfall sinken die Plasmakonzentrationen unter die minimale therapeutische Konzentration ab und Midostaurin zeigt keine Wirkung mehr. Beispiele für starke Inhibitoren des CYP3A4-Enzyms, die zu einer Erhöhung der Plasmakonzentrationen des Midostaurins und seiner Metaboliten und damit eventuell zu vermehrten toxischen Nebenwirkungen führen, sind die Azol-Antimykotika Itraconazol und Ketoconazol, das Makrolid-Antibiotikum Clarithromycin sowie zahlreiche antiviral wirksame Substanzen (z. B. Boceprevir, Ritonavir, Elvitegravir (Dutreix et al. 2013, Fachinformation Rydapt®2018).

Staurosporin ist ein Indolocarbazol-Alkaloid, das erstmals 1977 aus einer Streptomyces-Art isoliert werden konnte (Omura et al. 1977). Midostaurin ist das semisynthetische N'-Benzoyl-Derivat des Staurosporins. Staurosporin war eine der ersten Verbindungen, deren Potenzial als Proteinkinase-Inhibitor erkannt wurde. Insbesondere gegen die Proteinkinase C (PKC) weist Staurosporin eine starke inhibitorische, aber wenig selektive Aktivität auf. 1989 wurde erstmals Midostaurin synthetisiert. Im Vergleich zu Staurosporin weist Midostaurin eine etwas schwächere inhibitorische Aktivität gegenüber der PKC auf, ist dafür aber selektiver wirksam (Tamaoki et al. 1986, Meyer et al. 1989Omura et al. 1995).

Bereits in 2002 konnte für Midostaurin eine stark inhibitorische Wirkung auf mutierte Varianten der Flt3-Tyrosinkinase nachgewiesen werden. Auch die synergistischen Effekte einer Kombination des Midostaurins mit zytotoxischen Chemotherapeutika sind bereits seit Mitte der 2000er Jahre bekannt (Weisberg et al. 2002, Monnerat et al. 2004). Bislang ist Midostaurin das einzige Staurosporin-Derivat, das eine Zulassung hat. Interessanterweise sind viele andere Indolocarbazole, die statt des Lactams ein Maeimid und statt des zweifach über beide Indol-Stickstoffe glykosidisch gebundenen Zuckers nur über einen Indol-Stickstoff N-glykosidisch gebunden sind, beispielsweise Rebeccamycin, keine Proteinkinase-Inhibitoren, sondern sie entfalten ihre antiproliferative Wirkung über eine Topoisomerase-I-Hemmung. Das liegt bei dem koplanaren, wahrscheinlich zur DNS-Interkalation befähigten Indolocarbazol-Chromophor eigentlich auch näher als eine Proteinkinase-Hemmung.

Wie bereits erwähnt, wird Staurosporin zu den Indolo[2,3-a]carbazol-Alkaloiden gezählt. Alternativ werden die Alkaloide vom Staurosporin-Typ auch als Bisindole bezeichnet, da der Ausgangspunkt für die Biosynthese zwei Tryptophan-Moleküle mit zwei Indol-Partialstrukturen ist. (Ryan und Drennan 2009). Da es sich bei den Bisindolen in der Regel um 6-Ring-Systeme mit einem zusätzlichen Pyrrol-Heterozyklus handelt und nicht, wie der Name Indolocarbazol suggeriert, um 5-Ring-Systeme, ist die exakte Bezeichnung der gemeinsamen Ring-Struktur der Bisindole sicherlich die als Indolo[2,3-a]pyrrolo[3,4-c]carbazol. Die Nummerierung erfolgt in der Regel wie in Abbildung 6.29 unter A) angegeben. Gerade für Staurosporin-Derivate wird manchmal auch eine abweichende Nummerierung wie in Abbildung 6.29 unter B) verwendet. Die beiden vormaligen Indol-Stickstoffe dienen als Glykosylierungsstellen für Zucker-Moleküle. Indolo[2,3-a]pyrrolo[3,4-c]carbazol stellt das Staurosporin-Aglykon dar, das in der Fachliteratur als K252c bezeichnet wird und selber nur ein schwacher PKC-Inhibitor ist. Der Zucker mit Tetrahydropyran-Struktur und basischer Methylamino-Substitution an C4‘ ist über seine C-Atome C2‘ und C6‘ mit den beiden Indol-Stickstoff-Atomen N12 und N13 verbunden, sodass vier chirale C-Atome entstehen. Die absolute Konfiguration des Staurosporin-Moleküls ist durch Kristallstruktur-Analyse aufgeklärt worden. Staurosporin besitzt die absolute Konfiguration (2'S,3'R,4'R, 6'R) (Abbildung 6.29 unten) (Funato et al. 1994, Omura et al. 1995).

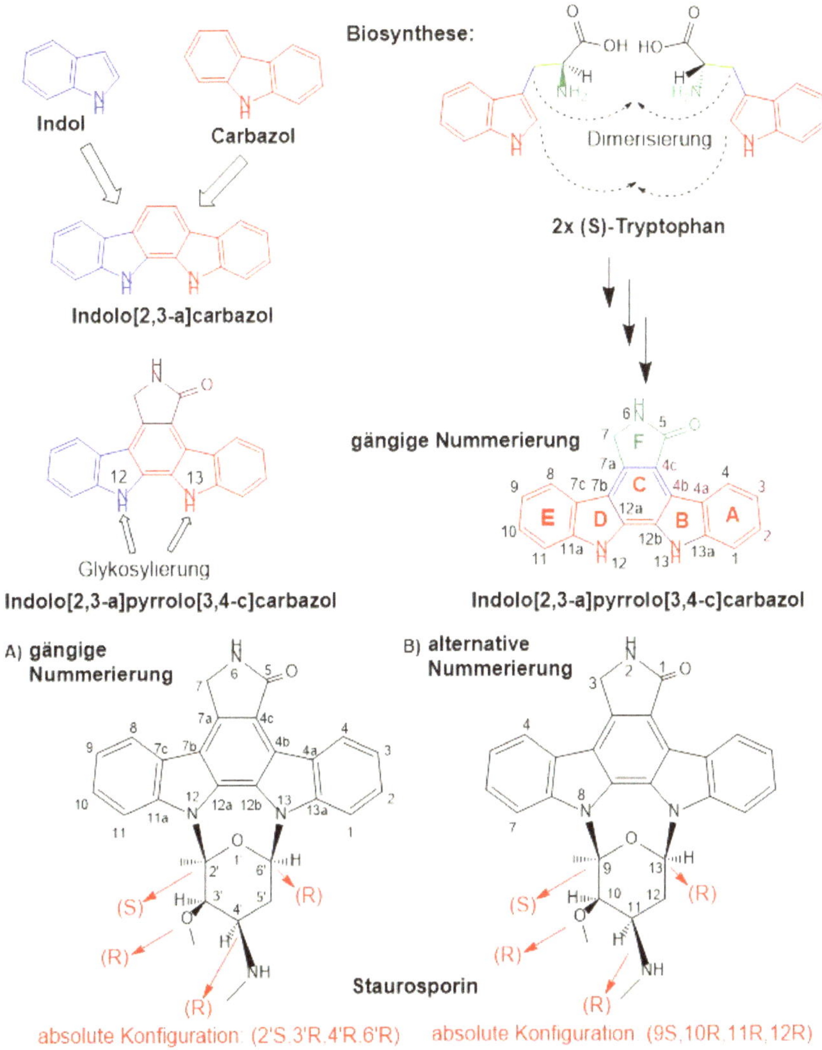

Abbildung 6.29: Herleitung und struktureller Aufbau der Indolocarbazol-Alkaloide und Staurosporin-Derivate.

Es existieren durchaus unterschiedliche Meinungen dazu, welche Konformation der Tetrahydropyran-Ring bevorzugt einnimmt, insbesondere dazu, welches die biologisch aktive Konformation des Staurosporins im katalytischen Zentrum der Kinasen ist. Eine Kristallstruktur des Staurosporins zeigt den Tetrahydropyran-Ring in der für ihn günstigen Sessel-Konformation (Abbildung 6.30). (Furusaki et al. 1978, Furusaki et al. 1982). Eine Kristallstruktur des quartären Trimethylammonium-Derivats des Staurosporins zeigt den Tetrahydropyran-Ring in Boot-Konformation. Durch die räumlich anspruchsvolle Trimethylammonium-Gruppe ist die Boot-Konformation des Tetrahydropyrans günstiger als die Sesselkonformation, da weniger störende sterische Interaktionen mit dem fast koplanaren Indolopyrrolocarbazol-Aglykon auftreten, Die biologisch aktive Konformation scheint auch eher die Boot- als die Sesselkonformation zu sein (Funato et al. 1994, Omura et al. 1995, Toledo und Lydon 1997).

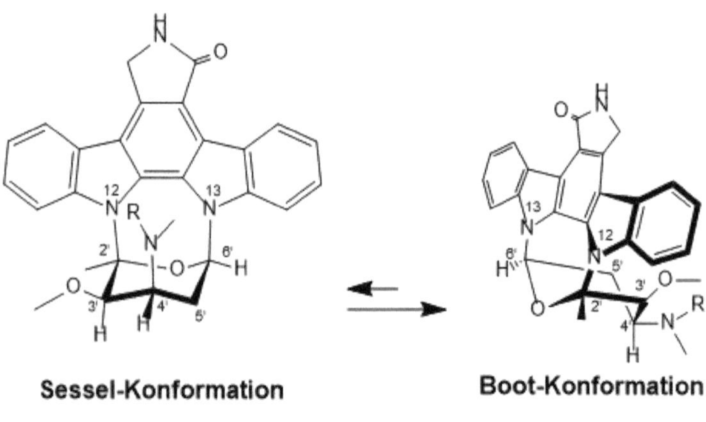

Abbildung 6.30: Zwei unterschiedliche Konformationen des Zuckerparts der Staurosporine.

Staurosporin und das N#-Benzoyl-Derivat Midostaurin sind wie die meisten anderen Proteinkinase-Inhibitoren ATP-kompetitive Inhibitoren, d. h. sie konkurrieren mit ATP um dessen Bindungsstelle im katalytischen Zentrum der Kinase. Wie Avapritinib gehören die Staurosporin-Analoga zu den eher selten vorkommenden Ty-I-Inhibitoren, da sie – anders als z. B. Imatinib – an die aktive Konformation der Kinase binden, in der das DFG-Motiv (Asp-Phe-Gly) innerhalb der Aktivierungsschleife die DFG-in-Konformation einnimmt. Insbesondere der voluminöse Phenylalanin-Rest (Phe) ragt aus der Bindungstasche heraus und nicht hinein und versperrt sie dadurch wie in der DFG-out-Konformation (Ke et al. 2015).

Kristallstrukturen verschiedener Proteinkinasen mit Staurosporin gebunden in der ATP-Tasche sowie Molekular-Modeling-Studien haben dazu beigetragen, den Bindungsmodus des Staurosporins aufzuklären (Furet et al. 1995, Toledo und Lydon 1997, Zhou et al. 2006, Gani und Engh 2010). Vom Midostaurin gibt es noch keine Kristallstrukturen, die den Bindungsmodus abbilden. Durch die verfügbaren Staurosporin-Kinase-Komplexe und zusätzliche Molekular-Modeling-Studien scheint aber klar zu sein, dass Miidostaurin in ähnlicher Weise wie Staurosporin in der ATP-Tasche andockt (Gani und Engh 2010, Ke et al. 2015). Dennoch ist der zusätzliche aromatische Rest am Amin beim Midostaurin zu beachten. Der Benzoyl-Substituent des Midostaurins macht aus dem sekundären, basischen und daher auch bei physiologischem pH-Wert protoniert vorliegenden Amin (pk_S = 9,55) des Staurosporins ein durch die Carbonyl-Gruppe nichtbasisches Amid, das nicht mehr protoniert werden kann (Abbildung 6.31).

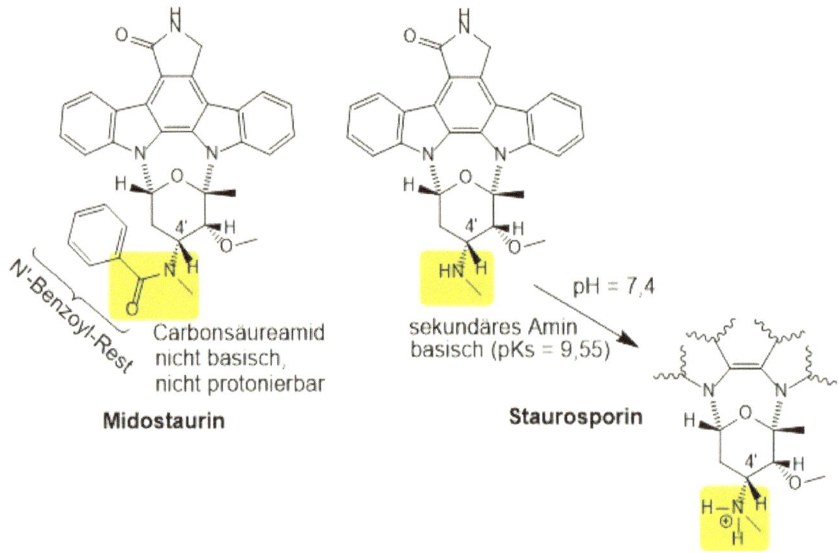

Abbildung 6.31: Strukturunterschiede und Unterschiede im Säure-Base-Verhalten bei Staurosporin und seinem semisynthetischen N'-Benzoyl-Derivat Midostaurin.

Die sehr hydrophobe Oberfläche des Staurosporins ergänzt sich hervorragend mit der großen, hydrophoben Oberfläche der ATP-Bindungstasche, sodass viele van-der-Waals-Bindungen mit lipophilen Aminosäure-Seitenketten möglich sind. Das Indolocarbazol-Pharmakophor wird dabei durch die Aminosäure-Reste von vorne und hinten eingebettet wie in einem Sandwich. Die Lactam-Gruppe des Pyrrol-Rings innerhalb des Staurosporins imitiert den Aminopyrimidin-Ring des Adienins mit seinen H-Brücken-Bindungen zu Carbonyl-Sauerstoff und Amid-Stickstoff des Enzym-Rückgrats. Das Indolocarbazol-Pharmakophor ist dabei koplanar zum Adenin ausgerichtet. Der Staurosporin-Zucker überlappt mit der Ribose des ATPs. Der Tetrahydropyran-Ring liegt in der Boot-Konformation vor, das sekundäre Amin an C4′ bildet eine H-Brücke zu einem Carbonyl-Sauerstoff aus (Abbildung 6.32).

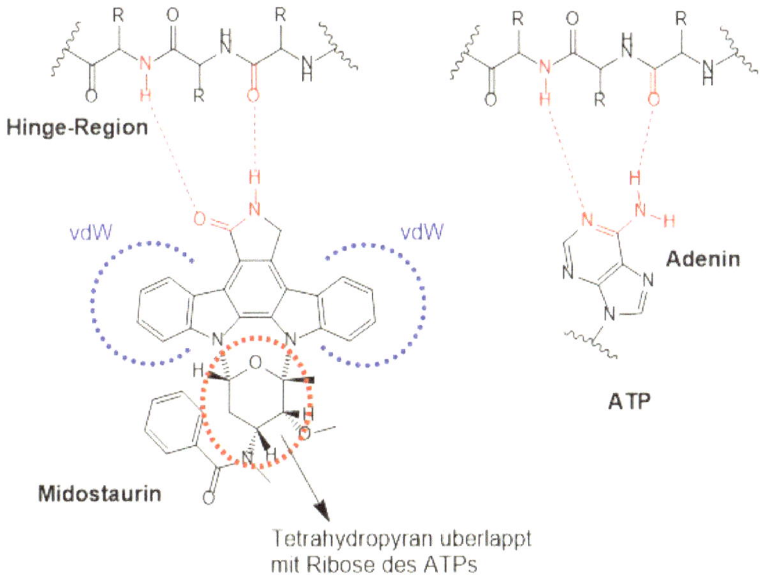

Abbildung 6.32: Stabilisierende Bindungen des Midostaurins in der ATP-Bindungstasche (nach Gani und Engh 2010, Ke et al. 2015).

Die Mastozytose ist eine sehr seltene kolnale Erkrankung der hämatopoetischen Stammzelle (Horny et al. 2008) mit einer geschätzten Inzidenz von weniger als 10 Neuerkrankungen pro 1 Million Einwohner innerhalb eines Jahres. In den allermeisten Fällen handelt es sich um eine erworbene Erkrankung, auch wenn seltene Fälle einer familiären Mastozytose beschrieben wurden

(Arock et al. 2015). Die Mastozytose ist gekennzeichnet durch eine Vermehrung der Mastzellen in verschiedenen Geweben. Am häufigsten sind Haut und Knochenmark betroffen. Egal, welche Kategorie einer Mastozytose vorliegt, das Knochenmark ist bei nahezu allen Patienten betroffen (Horny et al. 1985, Horny et a. 2001). Die Mastzellen können aber auch in andere Gewebe und Organe infiltrieren, insbesondere Milz, Leber, Gastrintestinaltrakt und Lymphknoten, und dort die Mastzell-typischen Mediatoren Histamin, Heparin, Tryptase, verschiedene Zytokine wie Interleukine und Tumornekrosefaktoren, Leukotriene und Prostaglandine freisetzen. Durch den von Erkrankung zu Erkrankung unterschiedlichen Befall, d. h. durch die unterschiedlich infiltrierten Organsysteme, ist die Mastozytose eine sehr heterogene Erkrankung, die klinische Präsentation und Systematik umfasst ein breites Spektrum, die je nach beteiligtem Organsystem unterschiedlichste klinische Symptome hervorruft (Horny et al. 2008). Dieses Spektrum an Symptomatiken reicht von der häufigsten, prognostisch günstigen kutanen Mastozytose bis hin zu der sehr seltenen tödlich verlaufenden Mastzellleukämie. Da die Symptomatik der Mastozytose zum Teil unspezifisch ist und anderen Erkrankungen ähnelt, fällt es schwer, sie als die auslösende Grunderkrankung zu erkennen. Grundsätzlich findet sich bei den verschiedenen Formen der Mastozytose eine primäre klonale Vermehrung von Mastzellen (Horny et al. 2008). Patienten mit Mastozytose bieten ein vielfältiges, klinisches Erscheinungsbild, das jedoch abgesehen von den charakteristischen makulopapulösen pigmentierten Hautveränderungen der Urticaria pigmentosa zunächst nicht auf diese Erkrankung schließen lässt. Zusätzlich zu Symptomen wie Pruritus, Quaddeln und Anaphylaxien kommt es häufig zu unspezifischen Symptomen wie Kopfschmerzen, Schwindel oder einer gastrintestinalen Problematik, die auf vermehrte, überschießende Mastzellmediatoren zurückzuführen sind (Horny et al. 2008). Eine Diagnose über eine Mastozytose sollte allerdings nur entsprechend der WHO-Kriterien gestellt werden. Bis vor kurzem galt noch die Leitlinie „Mastozytose“ der DDG, die insbesondere die Einteilung der Matozytose in sieben verschiedene Hauptkategorien übernommen hat, die u. a. diagnostische Merkmale und entsprechend der jeweiligen Kategorie auch Prognosen enthielt (Vardiman et al. 2009, Hartmann et al. 2009).

Über die letzte Dekade hinweg sind substanzielle Fortschritte hinsichtlich der Pathogenese, der Evolution und der Komplexität von Mastzell-Neoplasien gemacht worden (Valent et al. 2017). Insbesondere sind neue diagnostische und prognostische Parameter, neue angreifbare Target-Strukturen mit nachgewiesenem klinischen Impact identifiziert worden. Einige dieser neuen Marker, molekularen Targets und therapeutischen Ansätze sind validiert und in die klinische Praxis umgesetzt worden (Valent et al. 2017). Zur gleichen Zeit, in 2017, ist die Klassifikation der Mastozytose durch die World Health Organization (WHO) auf den neuesten Stand gebracht worden. Als Ergebnis sind u. a. spezifischere Therapien für prognostische Untergruppen von Patienten entwickelt worden. Neue Therapieformen nutzen neu zugelassene oder sich noch in der Zulassung befindliche Arzneistoffe wie Midostaurin und Avapritinib, die Target-spezifisch in diesem Fall den c-kit Rezeptor angreifen. Auch andere relevante Targets innerhalb der neoplastischen Mastzellen sind identifiziert worden mit ersten Arzneistoffen, die – meist am Beginn der klinischen Prüfung – selektiv gegen diese Targets gerichtet sind (Valent et al. 2017). Auf

der Basis der neu erarbeiteten Kriterien der WHO in 2016 entstand endlich eine neue Leitlinie (Stand der Leitlinie: März 2000). Herausgeber der Leitlinie ist die Deutsche Gesellschaft für Hämatologie und Medizinische Onkologie e.V (DGHO) (Leitlinie Mastozytose, systemische 2020).
Das einfache Konzept der WHO sieht die Einteilung in zwei der wesentlichen Subkategorien vor: die indolente systemische Mastozytose sowie die fortgeschrittene systemische Mastozytose (AdvSM). Die indolente Subkategorie ist weniger organinvasiv und hat keinen oder nur einen geringen Einfluss auf das Überleben. Dagegen ist die fortgeschrittene systemische Mastozytose organinfiltrierend und umfasst drei Varianten: 1) die aggressive systemische Mastozytose (ASM), 2) die systemische Mastozytose mit assoziierter Neoplasie (SM-AHN) und die Mastzellleukämie (MCL) (Leitlinie Mastozytose, systemische 2020). Am häufigsten ist die SM-AHN-Variante mit 60 – 80 % der fortgeschrittenen systemischen Mastozytosen (AdvSM). Die Begleitneoplasie ist in über 95 % der Fälle myeloischen Ursprungs, z. B. ein myelodysplastisches Syndrom (MDS), eine myeloproliferative Neoplasie (MPN), eine myelodysplastische/myeloproliferative Neoplasie (MDS/MPN) oder am häufigsten eine chronische myelomonozytäre Leukämie (CMML) (Lezlinie Mastozytose, systemische 2020). Das mediane Überleben der Patienten mit fortgeschrittener systemischer Mastozytose beträgt für die ASM 4 Jahre, für die SH-AHN 2 – 3 Jahre und für die MCL 0,5 – 1,5 Jahre (Leitlinie Mastozytose, systemische 2020). Es sind keine genauen Zahlen zur Inzidenz und Prävalenz vorhanden. Bei der ISM geht man von einer Inzidenz von 1:100000, bei der AdvSM von einer Inzidenz von etwa 1 – 2:1 Million Einwohner aus. Bei der AdvSM sind Männer häufiger als

Frauen betroffen. Bei Erwachsenen manifestiert sich die ISM am häufigsten zwischen dem 20. und 40. Lebensjahr, die AdvSM zwischen dem 60. Und 70. Lebensjahr (Hartmann und Henz 2001, Brockow 2014).
Die Pathogenese fokussiert sich auf die Mastzellen, die den Stammzellfaktor-Rezeptor c-kit auf ihrer Oberfläche expressieren. Ligand des c-kit-Rezeptors ist der Stammzellfaktor (SCF). Der SCF ist für Differenzierung und Wachstum ein bedeutender hämatopoetischer Wachstumsfaktor. Der SCF fördert speziell die Differenzierung der Mastzellen. Eine aktivierende Mutation im *KIT*-Gen (Asp816Val, D816V), das für den c-kit-Rezeptor codiert, ist bei bis zu 85 % der Patienten mit systemischer Mastozytose nachweisbar und führt zu einer SCF-unabhängigen c-kit-Aktivierung. Eine Vielzahl von Reizen (Allergene, Nahrungsmittel, -bestandteile, Infektionen, Medikamente, physikalische Stimuli, Insektizide) können zu einer unkontrollierten Freisetzung von Mastzellmediatoren führen (vgl. oben). Diese Mastzellmediatoren führen zu bestimmten klinischen Symptomen, welche oftmals wiederkehrend und lästig, aber vom klinischen Bild eher mild und leicht beherrschbar sind. Im Einzelfall können sie allerdings zum Mastzellaktivierungssyndrom führen (MCAS)mit lebensbedrohlichen Zuständen, wie z. B. einem anaphylaktischen Schock. Typische Symptome, die in der 2020er Leitlinie aufgeführt werden, sind Urtikaria, Pruritus, Übelkeit, Diarrhoe, Kopfschmerzen, Flush und Hypotonie bis hin zum Kreislaufschock. Im Gegensatz zu den Mediator-vermittelten Symptomen kommt es bei der AdvSModtmals zu einer direkten Beeinträchtigung der Organfunktion durch eine Infiltration von Mastzellen und teilweise auch durch die dadurch induzierte Inflammation (Akin 2014).

Die *KIT*(Asp816Val)-Mutation ist bei den meisten Patienten mit ISM und SSM und bei vielen Patienten mit AdvSM ohne AHN in den Mastzellen nachweisbar. Die quantitative *KIT*(Asp816Val)-Mutationslast korreliert gut mit der Mastzelllast im Knochenmark. Bei der AdvSM, insbesondere bei der SM-AHN und der SSM, ist die Substitution der Asparaginsäure durch ein Valin in den Mastzellen, aber auch in Nicht-Mastzell-Fraktionen (z. B. myeloische Vorläuferzellen, Monozyten, Eosinophilen) nachweisbar. In diesen Fällen ist die *KIT*(Asp816Val)-Mutation immer auch im peripheren Blut nachweisbar (Leitlinie Mastozytose, systemische 2020). Bei bis zu 80 % der Patienten mit AdvSM sind neben der *KIT*(Asp816Val)-Mutation zusätzliche somatische Mutationen nachweisbar. Die häufigsten Gene, in denen eine solche Mutation zu finden ist, sind *TET2, SRSF2, ASXL1, RUNX1, JAK2, CBL, NIKRAS, EZH2, IDH1/2* und *SFB3*. Der Nachweis mindestens einer Mutation im *SRSF2-, ASXL1-, RUNX1*-Gen-Panel hat einen deutlichen Einfluss auf Phänotyp, Therapieansprechen, Progression und Prognose. Die somatische Mutation ist in der Evolution der Krankheit ein eher frühes, die *KIT*(816V)-Mutation ein ehr spätes Ereignis von multimutierten AdvSM-Patienten (Jawhar et al. 2016, Jawhar et al. 2017, Naumann et al. 2018).

Bei der iSM stehen die Mastzellausschüttung und die durch sie verursachten Symptome im Vordergrund. Bei der fortgeschrittenen systemischen Mastozytose (AdvSM) dagegen stehen die Organinfiltration der Mastzellen (Organomegalie) und die charakteristischerweise auftretenden Organdysfunktionen im Vordergrund (Leitlinie Mastozytose, systemische 2020). In Tabelle 6.16 sind die wichtigsten Symptome die Organe betreffend bei AdvSM aufgeführt.

Organ	Symptome
Knochenmark	Anämien, Thrombozytopenie, Neutropenie
Milz/Leber	Splenomegalie mit/ohne Hypersplenismus, Hepatomegalie mit/ohne gesteigerte Leberwerte (v. a Alkalische Phosphatase (AP), unter Umständen Bilirubin. Selten ALAT und ASAT), Hypoalbuminämie, Aszites
Gstrointestinaltrakt	Malabsorption mit Hypoalbuninämie, Gewichtsverlust, Ulcus ventriculi und duodeni, Darmperforation (selten)
Lymphknoten	Lymphadenopathie (v. a. abdominell, retroperitoneal)
Knochen	Häufig Osteosklerose, Osteopenie oder Osteoporose eher selten, sehr selten große Osteolysen mit pathologischen Frakturen

Tabelle 6.16: Charakteristische Organsymptomatik der AdvSM nach Leitlinie 2020 (Leitlinie Mastozytose, systemische 2020).

Aufgrund des heterogenen Phänotyps muss bei der AdvSM mit einer hohen Dunkelziffer gerechnet werden. Für eine entsprechende Diagnose und ein Staging müssen neben Blutbildern auch bestimmte Laborparameter zutreffen, wie z. B. die Tryptase-Bestimmung. Die Tryptase-Bestimmung (Normwert < 11,4 µg/l) ist sehr spezifisch. Ein Tryptase-Wert > 20 µg/l ist ein diagnostisches Minor-Kriterium, aber normale Tryptase-Werte schließen das Vorliegen einer SM nicht aus. Neben bildgebenden Verfahren, wie z. B. der Osteodensitometrie, einer Abdomen- und Lymphknotensonographie und gegebenenfalls CT/MRT bei Verdacht auf Osteolysen, sind auch molekulargenetische Verfahren obligatorisch. Aus dem Knochenmark und dem peripheren Blut muss eine *KIT*(Asp816Val)-Mutationsanalyse (qualitativ und quantitativ) erfolgen. Bei *KIT*(ASP816Val)-negativen Patienten sollte eine Sequenzierung des *KIT*-Gens erfolgen. Eine erweiterte Mutationsanalyse (myeloisches NGS-Panel) hat bei Verdacht auf SSM, AdvSM und Mastzellsarkom zu erfolgen. Dazu gehört auch eine konventionelle Zytogenetik, v. a. bei Verdacht auf AHN (Leitlinie Mastozytose, systemische 2020).

Mindestens 80 – 90 % der Patienten haben eine Mutation im *KIT*-Gen. Davon sind allein mehr als 95 % auf die Substitution der Asparaginsäure an Position 816 gegen ein Valin (*KIT*(ASP816Val)) zurückzuführen. Weniger als 5 % der KIT-Mutationen betreffen zum einen auch die Position 816 in der Aktivierungsschleife der Kinase-Domäne. Die Substitution der Asparaginsäure gegen Tyrosin, Histidin oder Phenylalanin (*KIT*(Asp816Tyr/His/Phe)), die Position 815 mit der Mutation *KIT*(Asp815Lys), die Position 522 mit der Mutation *KIT*(Phe522Cys), die Position 560 mit der Mutation *KIT*(Val560Gly) und die Position 820 mit der Mutation *KIT*(Asp820Gly). Neben der qualitativen Bestimmung (Minor-Kriterium) ist die quantitative Bestimmung der Mutationslast für die Diagnose, die Prognose und als Verlaufsparameter unter interventioneller oder zytoreduktiven Therapie von großer Bedeutung (Leitlinie Mastozytose, systemische 2020).

In Tabelle 6.17 ist die Einteilung der Mastozytosen nach der aktuellen WHO-Klassifikation aus dem Jahr 2016 dargestellt.

Mastozytosen nach WHO 2016	Subtypen
Kutane Mastzytose (CM)	•Makulopapulöse CM (= Urticaria pigmentosa (UP)) •Kutanes Mastozytom
Systemische Mastozytose (SM)	•Indolente systemische Mastozytose (ISM) •Smoldering Systemische Mastozyto-

fortgeschrittene systemische Mastozytosen (AdvSM)	se (SSM) •SM mit assoziierter hämatologischer Neoplasie (SM-AHN) •Aggressive systemische Mastozytose (ASM) •Mastzell-Leukämie (MCL)
Mastzell-Sarkom	

Tabelle 6.17: WHO-Einteilung der Mastozytosen aus dem Jahr 2016 (nach Leitlinie Mastozytosen, systemische 2020).

Im klinischen Alltag hat sich für die aggressive systemische Mastozytose (ASM), für die systemische Mastozytose mit assoziierter hämatologischer Neoplasie (SM-AHN) und für die Mastzell-Leukämie (MCL) der Oberbegriff der fortgeschrittenen systemischen Mastozytose (AdvSM) bewährt. Tabelle 6.18 führt die Subtypen der systemischen Mastozytosen nach WHO aus dem 2016 auf.

systemische Mastozytose (SM)	Charakteristik
Indolente systemische Mastozytose (ISM)	•häufigste Variante der SM (65 % der Fälle) •Infiltration in Knochenmark (bis zu 30 %) •häufig kutane Manifestation
Smoldering systemische Mastozytose (SSM)	•Knochenmark-Infiltration > 30 % und basale Serum-Tryptase > 200 µg/l •Organomegalie (Leber, Milz, Lymphknoten)ohne Funktionseinschränkung •deutliche Zeichen einer Dysplasie und/oder einer Myeloproliferation, ohne dass die Kriterien für ein MDS oder ein MPN erfüllt sind

	→ Nachweis von mindestens 2 der 3 Charakteristiken
Aggressive systemische Mastozytose (ASM)	Ausgeprägte Organinfiltration durch Mastzellen mit daraus resultierendem Organschaden bis zur Organdestruktion. •Zytopenien (Neutropenie, Thrombozytopenie) •Hepatomegalie mit Funktionsstörung und Aszites •Palpable Splengomegalie mit symptomatischem Hypersplenismus •Malabsorption mit Hypoalbuminämie und Gewichtsverlust •skelettale Läsionen: große Osteolysen mit pathologischen Frakturen •lebensbedrohlicher Organschaden in anderen Organsystemen durch lokale Matzell-Infiltration → Nachweis von mindestens 1 Charakteristikum
Systemische Mastozytose mit assoziierter hämatologischer Neoplasie (SM-AHN)	• > 80 % der Patienten mit AdvSM •AHN n bis zu 95 % myeloischen Ursprungs •bei jedem Patienten muss sowohl die SM-Komponente als auch die AHN-Komponente nach WHO-Kriterien diagnostiziert werden •im Verlauf entwickeln viele Patienten eine sekundäre MCL oder AML
Mastzell-Leukämie (MCL)	•Nachweis von ≥ 20 % Mastzellen im Knochenmark-Ausstrich außerhalb der Bröckel •die MCL kann begleitet sein von einer AHN •es sollten primäre und sekundäre MCL (Progression aus anderen Subtypen unterschieden werden

	•Unterscheidung zwischen aleukämischer (häufiger) und leukämischer MCL

Tabelle 6.18: Subtypen der systemischen Mastozytose nach WHO-Klassifikation aus dem Jahr 2016 (Leitlinie Mastozytose, systemische 2020).

Die mediane Lebenserwartung der Patienten mit fortgeschrittener systemischer Mastozytose (AdvSM) beträgt Monate bis wenige Jahre. Die schlechteste Prognose weisen Patienten mit Mastzell-Leukämie (MCL) und AHN auf.
Die Basistherapie bei fortgeschrittener systemischer Mastozytose (AdvSM) besteht aus der Gabe von Histamin-H_1- und H_2-Antagonisten. Dazu kommt bei ausgeprägter Osteopenie oder Osteoporose ein Bisphosphonat. Sollte zusätzlich ein Vitamin-D-Mangel vorliegen, erfolgt eine Substitution mit Vitamin D_3 plus evtl. Vitamin K_2. Diese Basistherapie kann den Symptomen entsprechend oder Patienten-individuell erweitert werden. Zusätzlich zu den H_1-Antagonisten kommen Mastzellstabilisatoren wie Cromoglicinsäure, Leukotrien-Antagonisten wie Montelukast, Glucokorticoide wie Prednisolon oder der humanisierte rekombinant hergestellte monoklonale Antikörper Omalizumab, der bei schwerem allergischem Asthma bzw. bei Urticaria indiziert ist, in Frage. Omalizumab ist ein Anti-IgE-Antikörper, der selektiv IgE bindet und damit eine IgE-vermittelte allergische Reaktion abmildert. Zusätzlich zu den H_2-Antagonisten können Protonenpumpenhemmer wie Omeprazol oder Pantoprazol gegeben werden. Bei einer Bisphosphonat-resisten Osteopathie kann ein RANKL-Inhibitor gegeben werden. Der vollhumane rekombinante monoklonale Antikörper Denosumab ist solche ein Rank-Ligand-

Inhibitor, der selektiv an den Liganden der RANK-Rezeptoren bindet. Bei therapierefraktären Knochenschmerzen oder Osteoporose oder einer refraktären gastrointestinalen Sympromatik kann auch Interferon-α gegeben werden. Zusätzlich zur Basistherapie und zur Erweiterung der Basistherapie gibt es die Möglichkeit einer zielgerichteten und zytoreduktiven Therapie. Bislang konnte bei der häufigsten Mutation *KIT*(Asp816Val) nur Midostaurin gegeben werden. Insbesondere bei hoher *KIT*(Asp816Val)-Mutationslast, z. B. ≥ 5 – 10 % im peripheren Blut plus Nachweis einer AdvSM sollte Midostaurin ins Therapiemanagement gegebenenfalls additiv eingebaut werden. Die Ansprechrate liegt bei 60 % für die drei Untertypen der fortgeschrittenen systemischen Mastozytose (AdvSM) und kann mitunter über mehrere Monate oder sogar Jahre anhalten. Daneben werden aber auch primäre Resistenzen oder eine frühe Progression beobachtet. Im Langzeitverlauf scheint eine Verbesserung des Überlebens verknüpft mit der Abwesenheit von pathogenetisch relevanten, somatischen Zusatzmutationen (beispielsweise *SRSF2, ASXL1, RUNX1*), dem konventionellen Ansprechen auf die Therapie und einer mehr als 25-%-igen Reduktion der KIT(Asp816Val)-Mutationslast nach 6 Monaten (Gotlib et al. 2016, DeAngelo et al. 2018, Leitlinie Mastozytose, systemische 2020). Die initiale Dosis ist zweimal 100 mg/Tag (in Kapseln zu 25 mg). In Abhängigkeit vom Alter, zusätzlichen Comorbiditäten und dem Allgemeinzustand des Patienten kann initial unter Umständen auch mit zweimal täglich 50 mg begonnen und im weiteren Verlauf die Dosis entsprechend der Verträglichkeit angepasst werden (Fachinformation Rydapt® 2018). Viele Patienten berichten über starke Übelkeit, die eine regelmäßige Einnahme eines 5-HT_3-Antagonisten wie Ondansetron nötig

macht. Bei sehr starker Übelkeit und schlechtem Allgemeinzustand können aber auch Glukocorticoide (Prednisolon oder Dexamethason) systemisch gegeben werden. Ziel ist es, die Dosis der Corticoide stetig zu senken, um sie dann ganz abzusetzen (Leitlinie Mastozytose, systemische 2020).
Zweite Wahl war bisher Imatinib im Off-label-Gebrauch, allerdings nur bei *KIT*(Asp816Val)-negativen Patienten, da diese Mutation eine ausgeprägte primäre Imatinib-Resistenz vermittelt. Nilotinib und Dasatinib zeigen in Phase-II-Studien keine objektiven Remissionen, sondern lediglich Symptomverbesserungen.
Bei mäßigem Fortschritt kann Cladribin off-label als Monotherapeutikum in Betracht gezogen werden, bei rasch fortschreitendem Verlauf kann auch eine Cladribin-haltige Polychemotherapie wie bei einer AML versucht werden. Letzte Möglichkeit ist die allogene Stammzelltransplantation, die so vorgenommen und therapiert wird, als läge keine systemische Mastozytose vor (Leitlinie Mastozytose, systemische 2020).
Avapritinib ist bereits zugelassen zur Therapie fortgeschrittener gastrointestinaler Stromatumoren (GIST) mit nachgewiesener Asp842Val-Mutation im *PDGFRA*-Gen. Diese Mutation im Aktivierungsloop entspricht exakt der Mutation im *KIT*-Gen, wo die Aminosäure-Substitution an der korresponierenden Position 816 des translatierten Proteins innerhalb des Aktivierungsloops erfolgt. Da Avapritinib *in vitro* sowohl gegen die mutierte PDGFRA(Asp846Val)-Variante als auch gegen die mutierte c-kit(Asp816Val)-Variante kleinere IC_{50}-Werte als Midostaurin aufweist, verspricht man sich viel vom Einsatz des neuen TKIs bei AdvSM. Avapritinib ist *in vitro* etwa zehnmal stärker wirksam als Midostaurin. Da die meisten der Patienten mit AdvSM eine

Asp816Val-Mutation im Aktivierungsloop der Kinase aufweisen, die c-kit-Tyrosinkinase auf diese Weise konstitutiv, Ligand-unabhängig aktiviert wird, nimmt man heute stark an, dass es sich hierbei um eine sogenannte „Driver"-Mutation der Erkrankung handelt, die für die massive Proliferation und Akkumulation der Mastzellen verantwortlich ist. Tatsächlich gibt es Tyrosinkinase-Hemmer, wie z. B. Midostaurin, die diese mutierte Variante des Virus erfassen. Die Erfolge sind auch, wie oben beschrieben, gut, allerdings hemmen diese TKIs auch noch andere Kinasen, was natürlich zu unerwünschten Nebenwirkungen führt, Beim Midostaurin ist es die nicht zu ertragende Übelkeit, die der Großteil der Patienten erfährt. Solche Nebenwirkungen sind natürlich dosislimitierend im klinischen Alltag, die es nicht zulassen, durch höhere Dosen eine komplette Stilllegung des *KIT*(Asp816Val)-Gens *in vivo* zu erzielen (Evans et al. 2014). Bislang konnte trotz Midostaurin eine selektive Inhibition der „Driver"-Mutation bei der systemischen Mastozytose nicht erreicht werden. Allerdings steht mit Avapritinib der nächste TKI kurz vor der Zulassung bei AdvSM. Avapritinib unterbricht mit starker Aktivität die onkogene Signalweiterleitung. Dies ist sowohl durch Messung der Autophosphorylierung von c-kit(Asp816Val) als auch durch Messung der Phosphorylierung nachgeschalteter Signalmoleküle wie Akt und Stat3 in der humanen Mastzell-Leukämie-Zelllinie HMC1.2 gezeigt worden (Evans et al. 2014). *In vitro* hemmt Avapritinib die Proliferation der Mastzellen und induziert den apoptotischen Zelltod in Mastozytom-Zelllinien (P815) der Maus. *In vivo* wird Avapritinib gut vertragen, ist oral bioverfügbar und erreicht eine dosisabhängige Wachstumshemmung des Tumors in einem P815-Maus-Xenograft-Modell. Die Wachstumshemmung des Tumors korre-

liert mit der Hemmung der c-kit-Autophosphorylierung (Evans et al. 2014). Die Behandlung von Mäusen mit systemischer Erkrankung führt zu einer dosis-abhängigen Hemmung der Krankheitsprogression einhergehend mit einer 3-fachen Zunahme der Überlebenszeit (Dosis 30 mg/kg). Da das Kinomprofil des Avapritinibs wesentlich selektiver als das des Midostaurins ist, wird es *in vivo* gut vertragen ohne Auswirkungen auf das Körpergewicht (Evans et al. 2014).
Die klinische Entwicklung des Avapritinibs ist in 2015 für die Indikation GIST eingeleitet worden (NAVIGATOR- (ClinicalTrials.gov: NCT02508532) und VOYAGER-Studie (ClinicalTrials.gov: NCT03465722)) und nur ein Jahr später, in 2016, für die Indikation AdvSm (EXPLORER-Studie (ClinicalTrials.gov: NCT02561988). Außerdem ist eine retrospektive Kohortenstudie angelaufen, die den Effekt des Avapritinibs bei AdvSM gegen die bestmögliche verfügbare Therapie zum Zeitpunkt der Studie vergleicht (ClinicalTrials.gov: NCT04695431). Auch für die Indikationen SSM und indolente SM wird mit der PIONEER-Studie eine Zulassung vorbereitet (Gilreath et al. 2019). Erste Ergebnisse der EXPLORER-Studie, einer Phase-I-Studie bei AdvSM. Insgesamt 52 erwachsene Patienten mit AdvSM (ASM: 25 Patienten, SM-AHN: 15 Patienten, MCL: 5 Patienten, SSM: 2 Patienten und 5 Patienten, bei denen die abschließende Diagnose noch ausstand). Die Studie bestand aus 2 Teilen: Teil 1 war der Dosis-Eskalations-Teil mit einem 3 + 3-Design mit 32 Patienten und Dosierungen zwischen 30 und 400 mg oral einmal täglich. Teil 2 war der Dosis-Expansions-Teil. Avrapritinib mit 300 mg einmal täglich (n = 20). Einschlusskriterien waren eine gesicherte Diagnose AdvSM, mindestens 1 C-Finding, ≥ 18 Jahre alt, und ECOG-Leistungsstatus ≤3. 88 % der Patienten

(n = 46) besaßen eine *KIT*-Mutation, davon 45 Patienten mit der *KIT*(Asp816Val)- und 1 Patient mit der *KIT*(Asp816Tyr)-Mutation. Sechs Patienten besaßen das nichtmutierte Wild-Typ-*KIT*(Asp816)-Gen (Deininger et al. 2018). Von den 32 Patienten innerhalb des Dosis-Eskalations-Teils hatten die meisten weitere Mutationen in *TET2* (n = 17) *DNMTA* (n = 9), *ASXL1* (n =7), *SRSF2* (n = 6), und *GATA* (n = 6) (DeAngelo et al. 2017). Während der Dosis-Eskalationsphase entwickelten die meisten Patienten einen ersten Hinweis auf ein Ansprechen auf die Therapie zu Beginn des dritten Zyklus (nach acht Wochen) mit einer medianen Zeit bis zum ersten oder sogar mehr C-Findings von 35 Tagen (Gilreath et al. 2019). Bei allen Dosierungen bemerkte man eine schnelle Reduktion der Mastzellen und der *KIT*(Asp816Val)-Mutationslast, Von den 12 Patienten mit Hautmanifestation und einer Urticaria pigmentosa, bemerkten 10 eine Verringerung ihrer Hautläsionen. Über die gesamte Studie hinweg war eine mittlere Gewichtszunahme von 5 kg mit einer Zunahme des Serumalbumins von 0,5 mg/dl zu verzeichnen. Die Verringerung der Mastzellen und der *KIT*-Mutationslast waren dauerhaft mit einer anhaltenden Krankheitskontrolle bei sieben Patienten, die Avapritinib für mehr als ein Jahr nahmen. Zwei der drei MCL-Patienten waren Midostaurin-refraktär zu Beginn. Sie zeigten einen signifikanten Rückgang an Mastzellen. Zwei ASM-Patienten mit einer Unverträglichkeit gegenüber Midostaurin blieben bei Avapritinib für fünf Monate oder länger (DeAngelo et al. 2017). Insgesamt zeigte Avapritinib eine antineoplastische Aktivität bei allen AdvSM-Untertypen und eine mediane Gesamtansprechrate (ORR) von 83 % mit meist dauerhaftem Ansprechen. Avapritinib führte zu einem Rückgang der Mastzellen im Knochenmark von mehr als 50 % bei 33 % der

Patienten (n = 12/36), zu einer Verringerung der Serum-Tryptase von auf weniger als 20 µg/i bei 66 % der Patienten (n =24/36) und zu nichtdetektierbaren Mastzellen im Knochenmark bei 58 % der Patienten (n = 21/26). Des weiteren konnte ein Rückgang der Splengomegalie und der *KIT*(Asp816Val)-Mutationslast unabhängig davon, ob vorher bereits therapiert wurde, verzeichnet werden (Gilreath et al. 2019).
In der frühen Phase, als Avapritinib gegen AdvSM in Dosierungen von 30 mg bis 400 mg täglich getestet wurde, lagen die meisten Nebenwirkungen bei Grad 1 oder Grad 2 und Avapritinib wurde generell gut vertragen. Die häufigsten Nebenwirkungen waren Ödeme, periorbital (n = 13, 43 %) oder peripher (n = 8, 27 %), Diarrhoe , Fatigue und Anämie (jeweils n = 8, 27 %), Kopfschmerzen (n = 7, 23 %), Thrombozytopenie und Übelkeit (jeweils n = 6, 20 %). Eine Grad-3-Neutropenie (oder höher) konnte bei vier Patienten festgestellt werden (13 %) und eine Grad-3-Anämie sowie Grad-3-periorbitale Ödeme (oder höher) konnten bei zwei Patienten festgestellt werden (7 %). Ein Update lieferte der Diosis-Eskalations-Teil der Studie bei einer Avapritinib-Dosis von 300 mg täglich. 50 von 52 Patienten (96 %) berichteten über unerwünschte Wirkungen. Therapie-bedingte unerwünschte Wirkungen des Grades 3 oder höher traten bei 28 Patienten (54 %) auf. Die unerwünschten Wirkungen umfassten eine Aszites (10 %, 4 % Grad 3 oder 4), Pleuraerguss (10 %) und eine kognitive Beeinträchtigung (13 Patienten, 1 Patient Grad 3 oder 4). 10 Patienten unterbrachen die Therapie, 6 dieser 10 mussten wegen eines Avapritinib-bedingten unerwünschten Effektes die Therapie unterbrechen (Aszites n = 4, Enzephalopathie n = 1, konfuser Zustand n = 1). Wichtig ist zu erwähnen, dass Avapritinib eine geringere Häufig-

keit an Übelkeit hervorruft als Midostaurin (37 % vs 79 %). Allerdings kann es bei höheren Dosierungen die kognitiven Fähigkeiten beeinflussen, insbesondere das Kurzzeitgedächtnis. Der Mechanismus hierfür ist noch ungeklärt.

Literatur:

Akin, C. J Allergy Clin Immunol Pract 2014, 2, 257, e1. Doi: 10.1038/j.jaip.2014.03.007

Aller, S.G. et al. Science 2009, 323, 1718

DeAngelo, D.J. et al. Blood 2017, 130(Suppl 1), 2

DeAngelo, D.J. et al. Leukemia 2018, 32, 470, doi: 10.1038/leu.2017.234

Antonescu, C.R. et al. Clin Cancer Res 2003, 9, 3329

Antonescu, C.R. et al. Clin Cancer Res 2005, 11, 4182

Arock, M. et al. Leukemia 2015, 29, 1223

Aronica, E. et al. Epilepsia 2005, 46, 849

Azam, M. et al. Nat Struct Mol Biol 2008, 15, 1109

Banks, E. et al. Sci Transl Med 2020, 12, eaaz2481

Bartholomae, S. et al. Pediatr. Blood Cancer 2016, 63, 242

Bauer, S. und Joensuu, H. Drugs 2015, 75, 1323

Ben-Ami, E. et al. Ann Oncol 2016, 27, 1794

Benderra, Z. et al. Clin Cancer Res 2004, 10, 7896

Bingham, M. und Napier, S. Top Med Chem 2009, 4, 1, doi: 10.1007/7355_2009-029

Bramwell, V.H. et al. J Am Assoc Cancer Res 2002, 8, 383

Branford, S. et al. Blood 2002, 99, 3472

Brockow, , K. Allergy Clin North Am 2014, 34, 283, doi: 10.1016//j.iac.2014.01.003

Bruce, I. et al. Bioorg Med Chem Lett 2012, 22, 5445

Callen, D.F.et al. Hum Genet 1987, 77, 142

Cassier, P.A. et al. Clin Cancer Res 2012, 18, 4458

Choi, M.Y. und Kipps, T.J. Cancer J 2012, 18, 404

Choi, Y.H und Yu, A.-M. Curr Pharm Des 2014, 20, 793

Clark, R. et al. Br J Pharmacol 2006, 149, 506

Cohen, N.A. et al. Cancer Res 2015, 75, 2061, doi: 10.1158/0008-5472.CAN-14-2564

Corless, C.L. et al. J Clin Oncol 2005, 23, 5357, doi: 10.1200/JCO.2005.14.068

Cripe, L.D. et al. Blood 2010, 1, 4077

Daenen, S. et al. et al. Leuk Res 2004, 28, 1057

Damiani, D. et al. Haematologica 2006, 91, 825

Damiani, D. et al. Am JHematol 2015, 90, 784

Danilov, A.V. Clin Ther 2013, 35, 1258

Dar, A.C. und Shokat, K.M. Annu Rev Biochem 2011, 80, 769

Davidson, A.L. und Maloney, P.C. Trends Microbiol 2007, 15, 448

Deeley, R.G. et al. Physiol Rev 2006, 86, 849

Deininger, M.V. et al. 2018, EHA Annual Meeting, Abstract PF612

Demetri, G.D. et al. N Engl J Med 2002, 347, 472

Demetri, G.D. et al. Lancet 2006, 368, 1329

Demetri, G.D. et al. The Lancet 2013, 381, 295

McDevitt, C.A. und Callaghan, R. Pharmacol Ther 2007, 113, 429

Dutreix, C. et al. Cancer Chemother Pharmacol 2013, 72, 1223

Ejendal, K.F. et al. Protein Sci 2006, 15, 1597

EMA (European Medicines Agency) 2020, EMA/424166/2020 Ayvakyt (Avapritinib) – Übersicht über Aykavyt und warum es in der EU zugelassen ist

Evans, E.K. et al. Blood 2014, 124, 3217, doi: 10.1182/blood.V124.21.3217.3217

Evans, E.K. et al. Sci Transl Med 2017, 9, doi: 10.1126/scitranslmed.aao1690

Fachinformation Ayvakyt® 2020, Blueprint Medicines (Netherlands) B.V.

Fachinformation Cabometyx® 2020, Ipsen Pharma
Fachinformation Cometriq® 2020, Ipsen Pharma
Fachinformation Piqray® 2020, Novartis Europharm Limited
Fachinformation Rydapt® 2017, Novartis Pharmaceuticals Corporation
Fachinformation Rydapt® 2018, Novartis Europharm Limited
Fachinformation Sprycel® 2019, Bristol-Myers Squibb Pharma EEIG.
Fachinformation Zydrlig® 2020, Gilead Sciences Ireland UC
Faneyte, I.F. et al. Clin Cancer Res 2002, 8, 1068
Farag, S. et al. Curr Treat Options in Oncol 2020, 21, 55, doi: 10.1007/s11864-020-00754-8
Funato, N. et al. Tetrahedron Lett 1994, 35, 1251
Furet, P. et al. Bioorg Med Chem Lett 2013, 23, 3741, doi: 10.1016/j.bmcl.2013.05.007
Furusaki, A. et al. J Chem Soc Chem Commun 1978, 1978, 800
Furusaki, A. et al. Bull Chem Soc Jpn 1982, 55, 3681
Gajiwala, K.S. et al. Proc Natl Acad Sci USA 2009, 106, 1542
Gani, O.A. und Engh, R.A. Nat Prod Rep 2010, 27, 489
Garcia-Montero, A.C. et al. Blood 2006, 108, 2366, doi: 10.1182/blood-2006-04-015545
Gardino, A.K. et al. Mol Cell Oncol 2018, 5, e1435183, doi: 10.1080/23723556.2018.1435183
Garner, A.P. et al. Clin Cancer Res 2014, 20, 5745
Gaulton, A. et al. Nucleic Acids Res 2011, 40(D1), D1100
Gebreyohannes, Y.K. et al. Mol Cancer Ther 2016, 15, 2845, doi: 10.1158/1535-7163.MCT-16-0224
Gelderblom, H. et al. Br J Cancer 2020
Gerspacher, M. et al. Bioorg Med Chem Lett 2015, 25, 3582

Gilreath, J.A. et al. Clin Pharmacol Adv Appl2019, 11, 77
Gotlib, J. et al. N Engl J Med 2016, 374, 2530, doi: 10.1056/NEJMoa1513098
Green, L.S. et al. Biochem 1996, 35, 14413
Guns, E.S. et al. Drug Metab Pharmacokinet 2002, 27, 1
Guo, T. et al. Clin Cancer Res 2007, 13, 4874
Gupta, P. et al. J Mol Clin Med 2019, 2, 69, doi: 10.31083/j.jmcm.2019.03.0301
Gutmann, H. et al. Biochem Pharmacol 2005, 70, 695
Hartmann, K. und Hen, B.M. Br J Dermatol 2000,1, 144, 682, doi: 10.1046/j.1365-2144.2001.04123.x
Hartmann, K. et al. Leitlinie Mastozytose 2008, Deutsche Gesellschaft für Dermatologie (DDG), Erstellungsdatum 09/2008
Hawthorne, T. et al. Int J Clin Pharmacol 2008, 46, 236
He, H. et al. Drug Metab Disp 2017, 45, 540
Heinrich, M.C. et al. Science 2003, 299, 708
Heinrich, M.C. et al. J Clin Oncol 2006, 24, 4764
Heinrich, M.C. et al. Clin Cancer Res 2012, 18, 4375
Heinrich, M.C. et al. Lancet Oncol 2020, 21, 935, doi: 10.1016/S1470-2045(20)30269-2
Heldin, C.-K. Cell Commun Signaling 2013, 11, 97
Herman, S.E. und Johnson, A.J. Clin Cancer Res 2012, 18, 4013
Hirota, S. et al. Science 1998, 279, 577
Hollo, Z. et al. Biochimica et biophysica acta 1994, 1191, 384
Horny, H.-P. et al. Hum Pathol 1985, 16, 808
Horny, H.-P. und Valent, P. Leuk Res 2001, 25, 543
Horny, H.-P. et al. Dtsch Ärztebl 2008, 105, 686, doi: 10. 3238/arztebl.2008.0686

Horsey, A.J. et al. Biochem Soc Trans 2016, 44, 824, doi: 10.1042/BST20160014

Indio, V. et al. Int J Mol Sci 2018, 19, 732, doi: 10.3390/ijms19030732

Jackson, S.M. et al. Nat Struct Mol Biol 2018, 25, 333, doi: 10.1038/s41594-018-0049-1

Jawhar, M. et al. Blood 2017, 130, 137, doi: 10.1182/blood-2017—01-764423

Jawhar, M. et al. J Clin Oncol 2019, 37, 2846, doi: 10.1200/JCO.19.00640

Jayson, G.C. et al. J Clin Oncol 2005, 23, 973

Jonker, J.W. et al. Nat Med 2005, 11, 127

Juliano, R.L. und Ling, V. Biochim Biophys Acta 1976, 455, 152

Kang, Y.-K. et al. Lancet Oncol 2013, 14, 1175, doi: 10.1016/S1470-2045(13)70453-4

Ke, Y.-Y. et al. Sci Rep 2015, 5, 11702

Keppler, D. et al. Adv Enzym Regul 1997, 37, 321

Keskitalo, J.E. et al. Clin Pharmacol Ther 2009, 86, 197

Kettle, J.G. et al. J Med Chem 2018, 61, 8797

Kirschbaum, K.M. In: P-Glykoprotein – Funktionelle Bedeutung für Wirkungen und Nebenwirkungen von Antipsychotika 2008, VDM-Verlag Dr. Müller

Klug, L.R. et al. Pharmacology & Therapeutics 2018, 191, 123, doi: 10.1016/j.pharmthera.2018.06.016

Kolitz, J.F. et al. J Clin Oncol 2004, 22, 4290

Krishnamurty, R. und Maly, D.J. ACS Chem Biol 2011, 5, 121

Kyte, J. und Doolittle, R.F. J Mol Biol 1982, 157, 105

Leitlinie Mastozytose, systemische – Empfehlungen der Fachgesellschaft zur Diagnostik und Therapie hämatologischer und onkologischer Erkrankungen 2020, DGHO, Onkopedia Leitlinien
Lemos, C. et al. Br J Cancer, 2008, 98, 857
Lewis, N.L. et al. J Clin Oncol 2009, 27, 5262
Li, J. et al. J Clin Oncol 2020, 38, nr. 15 suppl, doi: 10.1200/jco.2020.3815_suppl.e23526
Liang, L. et al. Biochem Biophys Res Commun2016, 477, 667
Liang, J. et al. Int J Biol Sci 2013, 9, 435
Liegl, B. et al. J Pathol 2008, 216, 64
Linton, K.J. Physiology 2007, 22, 122
List, A.F. Blood 2001, 28, 3212
van Looy, T. et al. Clin Cancer Res 2014, 20, 6071, doi: 10.1158/1078.0432.CCR-14-1823
Martin, C. et al. Br J Pharmacol 1999, 128, 403
Meyer, T. et al. Int J Cancer 1989, 43, 581
Michael, M. et al. Br J Cancer 2010, 103, 1554
Miller, M.S. Biomolecules 2019, 9, 82, doi:10.3390/biom9030082
Minderman, H. et al. Clin Cancer Res 2004, 10, 1826
Mittapalli, R.K. et al. Mol Cancer Ther 2016, 15, 819
Miyake, K. et al. Cancer Res 1999, 59, 8
Mol, C.D. et al. J Biol Chem 2004, 279, 31655
Monnerat, C. et al. Ann Oncol 2004, 15, 316
Morrissey, K.M. et al. Clin Pharmacol Ther 2012, 92, 545
Muralidhara, C. et al. Cancer Res 2012, 72, (8 Suppl), 3683, doi: 10.1158/1538-7445.AM2012-3683
Neumann, N. et al. Genes Chromosomes Cancer 2018, 57, 252, doi: 10.1002/gcc.22526

Nokihara, H. et al. Ann Oncol 2013, 24, ix48, doi: 10.1093/annonc/mdt459.75
Omura, S. et al. J Antibiot 1977, 30, 275
Omura, S. et al. J Antibiot 1995, 48, 535
Pang, Z. et al. Molekular pharmaceutics 2010, 7, 1995
Rago, R.P. et al. Cancer Chemotherap Pharmacol 2003, 51, 297
Ren, Q. et al. Nucleic Acids Res 2007, 35 (Database), D274
Riordan, J.R. und Ling, V. J Biol Chem 1979, 254, 12701
Robey, R.W. et al. Br J Cancer 2003, 89, 1971
Robey, R.W. et al. Cancer Res 2004, 64, 1242
Roskoski, R. Jr. Pharmacol Res 2016, 103, 26
Rubin, B.P. et al. Cancer Res 2001, 61, 8119
Ryan, S.R. und Drennan, C.L. Chem Biol 2009, 16, 351
Safa, A.R. Curr Med Chem Anticancer Agents 2004, 4,1
Sauerbrey, A. et al. Br J Haematol 2002, 118, 147
Scheffler, G.L. et al. Cancer Res 2000, 60, 2589
Schindler, T. et al. Science 2000, 289, 1938
Serrano, C. et al. Clin Cancer Res 2019:clincanres.2150.2019, doi: 10.1158/1078-0432.ccr-19-2150
Shen, J. et al. Biochem Biophys Res Commun 2007, 357, 1142
Shen, J. et al. Neoplasia 2009, 11, 594
Sissung, T.M. et al. Mol Biotechnol 2010, 44, 152
Smith, B.D. et al. Cancer Cell 2019, 35, 738, doi: 10.1016/j.ccell.2019.04.006
Stefkova, J. et al. Physiol Res 2004, 53, 235
Stewart, A. et al. Clin Cancer Res 2000, 6, 4186
Suvannasankha, A. et al. Br J Haematol 2004, 127, 392
Szákacs, G. et al. Nat Rev Drug Discov 2006, 5, 219
Szákacs, G. et al. Drug Discov Today 2008, 13, 379

Taguchi, T. et al. Lab Invest 2002, 82, 663

Tamaoki, T. et al. Biochem Biophys Res Commun 1986, 135, 397

Taylor,N.M.I. et al. Nature 2017, 546, 504, doi: 10.1038/nature22345

Toledo, L.M. und Lydon, N.B. Structure 1997, 5, 1551

Track, B.J. et al. J Natl Cancer Inst 1997, 89, 917

Urban, D. et al. Lancet Oncol 2014, 15, e2, doi:10.1016/S1470-2045(13)70531-X

Vaishampayan, U.N. Core Evidence 2014, 9, 61

Valent, P. et al. Blood 2017, 129, 1420, doi: 10.1182/blood-2016-09-731893

Vardiman, J.W. et al. Blood 2009, , 114, 937

Viereck, M. et al. In: Transporters as Drug Targets 2017, 70, Eds. Mannhold, R., Folkers, G. und Buschmann, H., Chapter I

Wang, Y, et al. J Clin Pharmacol 2008, 48, 763

Wang, X. et al. Acta Pharmacol Sinica 2015, 36, 1170, doi: 10.1038/aps.2015.71

Wardelmann, E. et al. Int J Cancer 2003, 106, 887

Warmuth, M. et al. Curr Opin Oncol 2007, 19, 55

Weisberg, E. et al. Cancer Cell 2002, 1, 433

Winger, B.A. et al. Cancer Res 2019, 79, 4283, doi: 10.1158/0008-5472.CAN-18-3139

Woodward, O.M. et al. Proc Natl Acad Sci USA 2009, 106, 10338

Wu, C.-P. rt al. Mol Pharm 2019, 16, 3040, doi: 10.1021/acs.molpharmaceut.9b00274

Xiang, L. et al. Diagn Pathol 2011, 6, 90

Yakes, F.M. et al. Mol Cancer Ther 2011, 10, 2298, doi: 10.1158/1535-7163.MCT-11-0264

Yanagisawa, T. et al. Br J Cancer 1999, 80, 1190

Yip, D. et al. J Clin Oncol 2019, 37, 11023
Yoshikawa, M. et al. Int J Cancer 2004, 110, 921
Yu, D.K. J Clin Pharmacol 1999, 39, 1203
Yun, C.H. et al. Proc Natl Acad Sci USA 2008, 105, 2070
Zhang, W. et al. FASEB J 2003, 17, 2085
Zhang, G.N. et al. Cancer Lett 2018, 424, 19
Zhao, M. et al. Sci China Life Sci 2011, 54, 60
Zhou, T.J. et al. Acta Biochim Biophys Sin 2006, 38. 385